本书介绍

随着老年人年龄的增长，身体活动量和运动强度会逐渐减少，目前大部分的老年人运动不足，没有养成规律运动习惯，导致体适能和身体功能逐渐下降。

老化是很复杂的过程，受到生活方式、疾病、环境和遗传等因素的交互影响。近年来，"健康变老"或"有质量的长寿"是经常被提起的概念，而且越来越为大家所重视。

有鉴于此，本书邀请平时关注老年人体适能和健身活动推广的体育运动和医疗卫生工作者共同编写了本书。本书提供了改善老年人体适能的运动处方，包括心肺功能、肌肉适能、柔韧度、体重控制及平衡的运动处方，也包括许多慢性疾病的运动指导和处方，如代谢症候群、乳腺癌、退化性膝关节炎、椎间盘突出症、骨质疏松症、老年抑郁症、精神分裂症、阿尔茨海默症患者等症状或疾病。

希望能借助本书的宣传和推广，让更多的老年人养成健康生活方式、运动习惯，健康而有质量地长寿，让自己安度晚年，进而减轻家庭及社会的负担。

老年及特殊人群
健康运动处方

原　著　李淑芳　王秀华　温蕙甄 等

修　编　郭　伟　秦宇红　赵　岳

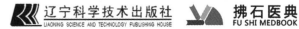 辽宁科学技术出版社
LIAONING SCIENCE AND TECHNOLOGY PUBLISHING HOUSE

 拂石医典
FU SHI MEDBOOK

图书在版编目（CIP）数据

老年及特殊人群健康运动处方/李淑芳等原著；郭伟，秦宇红，赵岳修编．--沈阳：辽宁科学技术出版社,2020.1

ISBN 978-7-5591-1414-3

Ⅰ.①老… Ⅱ.①李… ②郭… ③秦… ④赵… Ⅲ.①运动疗法 Ⅳ.①R454

中国版本图书馆CIP数据核字（2019）第255026号

本书经台湾华杏出版股份有限公司授权出版。非经书面同意，不得以任何形式重制、转载。

出版发行：辽宁科学技术出版社
　　　　　北京拂石医典图书有限公司
地　　址：北京海淀区车公庄西路华通大厦B座15层
联系电话：010-57262361/024-23284376
E-mail：fushimedbook@163.com
印 刷 者：中煤（北京）印务有限公司
经 销 者：各地新华书店

幅面尺寸：170mm×230mm
字　　数：326千字　　　　　印　　张：25.25
出版时间：2020年1月第1版　　印刷时间：2020年1月第1次印刷

责任编辑：李俊卿　　　　　　责任校对：梁晓洁
封面设计：潇　潇　　　　　　封面制作：潇　潇
版式设计：天地鹏博　　　　　责任印制：丁　艾

如有质量问题，请速与印务部联系　　联系电话：010-57262361

定　　价：69.00元

修编委员会

修　　编　郭　伟　秦宇红　赵　岳

修编委员会（按照姓氏拼音为序）

曹　娟　陈娜娜　陈　新　郭陈希　郭冬娜　郭　浩

郝建杰　黄黎明　贾大海　李凤杰　梁明珠　马剹芳

单志刚　石　冰　田振玮　王玉红　王凤平　王　辉

王　静　王立鹤　王明轩　徐　玢　徐芝君　闫敏敏

曾　梅　张　达　张　亮

李淑芳

- 美国麻州春田大学体育博士
- 国立中正大学运动竞技学系教授
- 国立中正大学体适能与身体活动实验室负责人
- 美国运动医学会体适能教练证照

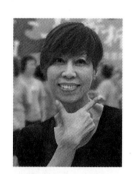

王秀华

- 国立体育大学体育研究所运动生理学组博士
- 国立中正大学运动竞技学系副教授
- 国立中正大学体适能与健康促进实验室共同主持人
- 国立中正大学高龄运动健康促进研究基地共同主持人

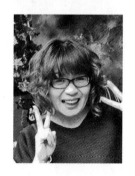

温蕙甄

- 国立台湾师范大学体育学博士
- 慈济大学体育教学中心副教授
- European Journal of Sports Science审查委员
- 花莲慈济医院运动医学中心副研究员
- 曾任花莲县政府高龄友善城市推动委员会委员

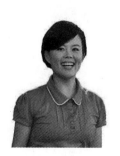

蔡健仪

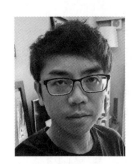

- 国立成功大学高阶管理硕士在职专班EMBA（进修中）
- 国立成功大学医学工程研究所硕士
- 中山医学大学物理治疗系学士
- 财团法人自行车暨健康科技工业研究发展中心健康促进应用部主任
- 健康促进管理师及物理治疗师证照

林玉琼

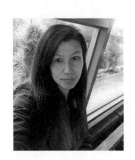

- 国立台湾师范大学体育学博士
- 国立中正大学体育中心兼任助理教授

王顺正

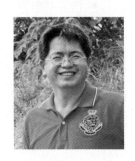

- 国立台湾师范大学体育研究所运动科学组博士
- 国立中正大学运动竞技学系教授
- 运动科学信息网（运动生理学网站）主持人
- 曾任国立中正大学运动与休闲教育研究所所长、运动竞技学系主任
- 曾任台湾运动生理暨体能学会理事长

李佳伦

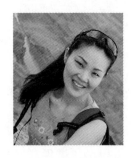

- 国立体育大学竞技与教练科学研究所体育学博士
- 国立台湾师范大学体育研究所硕士
- 国立中山大学通识教育中心运动与健康教育组专任教授

丁文琴

- 国立台湾师范大学体育学系博士
- 国立嘉义大学体育与健康休闲学系副教授

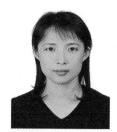

钱桂玉

- 国立体育大学体育研究所运动生化营养组博士
- 国立体育学院运动科学研究所硕士
- 国立体育大学运动科学研究所副教授

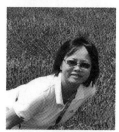

李丽晶

- 国立台湾师范大学体育学系博士
- 美国麻州春田大学硕士
- 台北市立大学休闲运动管理学系暨硕士班副教授
- 中华民国有氧体能运动协会秘书长

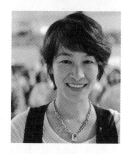

游慧宜

- 国立嘉义大学体育与健康休闲研究所硕士
- 国立阳明医学院医学系学士
- 嘉义基督教医院新陈代谢科及糖尿病中心主任／医师
- 曾任台中荣民总医院内科住院医师、新陈代谢科总医师

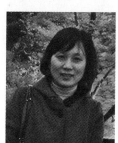

成和正

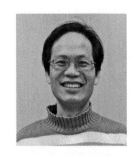

- 国立台湾师范大学体育学博士
- 台南应用科技大学养生休闲管理学程主任
- 曾任国立嘉义大学教授兼师培中心主任
- 曾任国立嘉义大学体育室主任

陈凯华

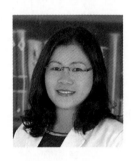

- 国立阳明大学医学系学士
- 嘉义长庚纪念医院康复科主治医师
- 中华民国医用超音波学会专业医师
- 台湾老年医学会专科医师
- 曾任嘉义长庚纪念医院康复科第三届主任

叶家菱

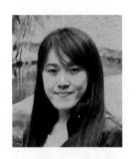

- 国立中正大学运动与休闲教育研究所硕士
- 财团法人自行车暨健康科技工业研究发展中心健康促进管理师

刘淑燕

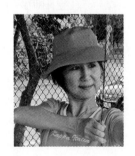

- 美国明尼苏达大学体育学博士
- 国立中正大学运动竞技学系教授
- 亚太运动心理学会执行理事
- 2018年亚运运科心理服务组委员
- 曾任台湾运动心理学会理事长
- 曾任国立中正大学学务长、运动与休闲教育研究所所长、体育中心主任

曾沈连魁

- 国立体育大学体育研究所运动教育学博士
- 国立中正大学运动竞技学系教授

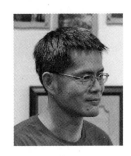

（作者按写作章节顺序排列）

我国已于1999年步入联合国定义的老龄化社会。目前我国65岁以上的老年人口数已达到1.5亿，占全国人口总数的10.92%。随着人民生活水平和医疗卫生服务水平的逐步提高，人口平均寿命也在逐步增加，未来我国也会成为超老龄社会。老年疾病预防与管理已成为社会和每个家庭都关注的共同问题。

西方医学之父希波克拉底曾说过："食物与运动任何一种缺乏，身体都会生病。若是我们能让每个人都有充分的营养和运动，而且恰到好处（不多也不少），我们就找到了最妥当（安全）的健康之道。"远古时代，身体活动本是人类祖先赖以维持生存的本能，人需要外出打猎、鱼牧、农耕，方能果腹、生存。由于人类的文明进步，我们不再需要为食物而奔波，日晒雨淋；然而，我们却因为静态生活而罹患上了许许多多现代文明病。越来越多的研究显示，各种老年疾病，包括身体的、心理的、神经退行性的，都和体能活动有关；运动不只能促进心肺功能、降低心脑血管疾病风险，也可以维持足够的肌力，减缓人体退化、衰弱，减少跌倒以及代谢异常的发生率。

因为老年人大多有各种关节、肌肉和骨骼问题，行动迟缓不便，在运动中也容易受伤，因此协助老年人进行适当的运动应有别于年轻人，这是一个专门的研究领域。本书编写和修编团队根据老年人及特殊人群的身体状况，着重提供改善老年人体适能的运动处方，包括心肺功能、肌肉功能、柔韧度、体重控制及平衡的运动处方，也包括许多慢性疾病的运动指导与处方，如代谢症候群、乳腺癌、退行性膝关节炎、椎间盘突出症、骨质疏松症、老年抑郁症、精神分裂症、阿尔茨海默症等疾病。

本书内容全面而直观，理论实践与操作图解并重，内容包括高龄及特殊人群运动处方的科学理论基础，从医疗、运动心理、运动康复处方和执行策略加以说明。全书共分为三部分，第一部分为高龄及特殊人群的运动策略；第二部分为老年人体适能运动处方的科学基础；第三部分为特殊人群的运动处方。适合一般从事临床医生、老年医学工作者、健康管理师、社区医生及社区运动教练阅读，受教育程度高且运动素质比较好的老年人也可从本书中得到许多重要的信息。

"健康且长寿"是我们每一个人的期盼，也是一个友善型老龄社会的努力方向。健康离不开良好的生活方式、运动习惯和营养饮食，本书重点关注适合老年人的运动处方这个话题，那么从现在开始，跟着我们一起学习适合自己的健康运动处方吧。

修编委员会

2019年11月

目　录

本书导读

    我国老年人慢性病患病率很高，而且老年及特殊人群的运动需求常被忽略，是导致其身体运动欠缺或不足的主要原因；适当、安全有效的身体活动，或运动处方及运动指导原则，对老年及特殊人群的康复治疗与体能需求来说是不可或缺的。本书目的在于为老年及特殊人群提供运动处方，尤其着重于提供慢性病、幼儿及儿童的运动处方、课程设计、运动指导原则及运动康复执行策略。

    本书的出版可为医疗康复系统、老年健身运动与特殊人群健身运动提供专业参考，让老年运动参与者和特殊人群都可以享受规律身体运动所带来的治疗及健康益处。本书通过整理过去慢性病运动处方与特殊人群运动处方实证研究文献，结合运动医学专家、各种慢性病医师及有实际丰富运动指导经验的体适能教练的多年从业经验，为老年及特殊人群提供安全有效的运动处方指引。以下为本书的导读，包括撰写本书的背景与动机、目标、本书的特色、重要性及贡献、阅读对象及章节内容介绍等。

本书出版的背景

    随着医学科技的进步，人们的平均寿命逐渐延长。根据国家统计局的统计数据，2017年中国13.90亿人口中，60岁及以上的老人2.41亿人，占总人口比例为17.3%；65岁及以上人口数为1.58亿人，占比11.4%。世界卫生组织预测，到2050年，中国将有35%的人口超过60岁，成为世界上老龄化最严重的国家之一。

老年人口的急剧增加，使得其健康问题日渐受到重视。随着年龄的增长，老年人身体功能逐渐下降，易出现肌肉力量减少，肌肉、肌腱柔韧度变差，心肺功能降低，脊髓神经细胞数目减少，神经传导速度降低，体脂肪增加及活动量减少等问题，进而导致体能降低。

统计显示，大多数老年人都会罹患一种甚至于多种慢性疾病。研究发现，中老年人常见的慢性疾病为：高血压、高血脂、糖尿病、心血管疾病、脑卒中、癌症或恶性肿瘤、慢性肺疾病等。此外，肌肉骨骼疾病（关节炎、骨质疏松）及阿尔茨海默症（Alzheimer's Disease，AD）也好发于老年人群。慢性病使老年人群健康生活质量下降，进而影响日常生活的正常功能、睡眠质量、社交生活等等，甚至会导致抑郁症状的产生。

慢性病致病原因多数和个人生活方式有关，缺少规律身体运动是主要原因之一。Hautier与Bonnefoy（2007）认为，老年人维持适当的身体活动，可以减少骨质疏松及心肺疾病的死亡率，预防癌症，并达到延长寿命的目的。相关研究亦显示，从事规律运动的老年人，其身体生理系统与组织、体适能与心肺功能、免疫系统、内分泌系统、认知功能及生活质量等均有明显的改善。除此之外，对于慢性病的预防、治疗及康复也有裨益。

规律运动不仅对健康老年人群有益，对于患有慢性病如心肺疾病、高血压及糖尿病的老年人的康复治疗也有成效，且更为重要。建议有慢性疾病或身体虚弱的老年人从事抗阻运动，以增进其步态、平衡能力及整体的功能性体适能。当然运动课程设计也有一些注意事项，以保证老年人运动时的安全性与有效性。

美国运动医学会（American College of Sport Medicine，ACSM）与美国心脏协会（American Heart Association，AHA）及公共卫生、行为科学、流行病学、运动科学、医学及老年学的科学家与专家学者，针对患有慢性疾病且有就医需求的老年人提供了一个慢性疾病预防及治疗性的综合建议，对患有一种或以上慢性疾病的老年人，其身体活动的目标应设定为有效及安全地针对治疗疾病为主，再配合预防及治疗性的综合建议。因此，为患有各项慢性疾病的老年人提供安全有效的运动处方非常重要且刻不容缓。

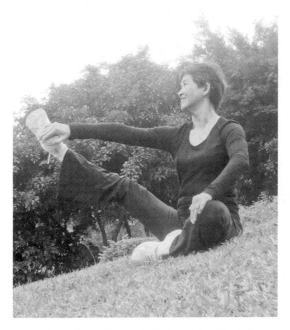

规律运动对老年人及慢性病患者好处相当多

本书的作者均为运动医学专业、高龄研究中心及医疗界各种慢性病的医师，本书主要内容涉及运动指导原则和运动康复的执行策略。

本书目标

撰写本书的目的是针对不同的老年人、特殊人群与运动教练提供适当的运动处方参考，辅以课程设计、运动指导原则及运动康复的执行策略，着重于糖尿病、乳腺癌、退化性膝关节炎、退化性椎间盘突出症／慢性腰痛、骨质疏松症、老年抑郁症、精神分裂症、阿尔茨海默症、幼儿及儿童的运动处方。希望在专业医师及相关专业人士的共同努力下，能完成一本较为完整的运动处方参考书籍，以指导老年人或有疾病的老年人及特殊人群安全、有效地进行运动；帮助运动教练能了解如何适当的调整老年人及特殊人群的运动处方及运动模式。

本书特色

★ 老年及特殊人群运动处方的专业教科书

本书介绍了各种主要慢性病的运动处方，并根据不同疾病患者的特殊需求，进一步细分为老年人及特殊人群运动处方。本书的出版可以为医疗康复机构、老年健身运动与特殊人群健身运动提供专业参考。

★ 组织各领域专家共同编著

本书参编作者为由体适能运动及身体活动专家学者、教学医院慢性病医师、老年研究中心教授、有实际丰富运动指导经验的运动教练等专家学者，他们共同编撰了本书的目标、大纲及主要内容，以确保所制定的体适能运动处方与运动指导原则符合医疗康复相关的安全有效原则。

★ 内容多元全面，学术理论与操作图解并重

本书的内容包括老年人及特殊人群运动处方的科学基础，从医疗、运动心理、运动康复处方及实施策略几个方面介绍了老年人的一般运动处方，包括老年人的心肺功能、肌肉适能训练、柔韧度、体重控制及防止跌

倒，还包括最适合老年人群的水中健身运动处方及锻炼方法等。

★ 为慢性病患者提供综合性、专属的疾病知识及运动处方

每一章节都包括每一种慢性病的概况（患者或对象的特殊性）、一般的医疗方法、运动康复处方及运动训练的效果、运动指导原则及运动时的特别安全考虑与注意事项。

本书的重要性及贡献

希望本书能为不同健康状况的老年人及特殊人群的健康促进提供帮助。从学术的观点上，本书由体育运动专家、学者结合专业医疗人士、实际一线体适能教练与运动教练合著，以"运动预防医学"的概念针对不同健康程度的人群所拟订，具有相当的实用性，期待能有效地把老年人与特殊人群身体运动的研究及理论重点化为有意义、有效的实践方针与原则；希望身为运动教育家、身体活动教练、老年运动参与者及特殊人群运动参与者能够参考本书，成功掌握身体运动课程设计、实施策略、教学的知识与技巧，并且能满足其运动需求及提升从事身体活动的满意度；最后，期许共同努力提升老年人与特殊人群的身体活动，及专业运动教练的专业水平与能力，进而达成增进老年人及特殊人群的健康生活质量的期望。

通过本书所提出的运动处方与运动模式，可以有效促进其身心健康状况，且本书所述及的老年人运动处方指导，对于实际运动指导者具有相当的参考价值，使其能实际并有效地修改自我指导方针，从中获得有关健康促进的完整信息，达到运动者居家自我健康照护、运动教练实施安全、有效的课程设计的目的，进而提升民众以身体活动作为预防或治疗慢性病、针对自我健康状况选择合适的运动处方的认知。

阅读对象

本书可增进大众对各种慢性疾病、特殊人群运动处方的认知，学习如

何安全有效地指导老年运动参与者和特殊慢性病患者从事适当而正确的运动，以改善患者的健康状况。本书的阅读对象包括老龄教育学、体育运动与休闲相关科系的硕士生与大学生、体育老师、有氧教练、团体及个人运动教练及运动医疗康复专业人员等。

章节内容介绍

本书为"老年人及特殊人群的运动处方"的教科书，共分为三部分。

★ 第一部分　"老年人及特殊人群的运动策略"

第1章是高龄运动促进健康的模式与策略，介绍以社区老年人运动介入为主线的健康促进模式建构内容，以及合乎社区老年人的功能性体适能检测、运动介入的实施策略。健身运动课程领导者和体适能专业人员（如私人教练、体适能运动指导者）对身体活动参与者具有强大的社会影响力，因此第2章介绍老年人个人运动与团体运动的指导原则；同时作者也分享了成功推展老年人积极老龄化团体运动促进的实务经验。无论教练从事个人运动指导或团体运动，都应把老年人的安全放在首位。第3章简要说明老年人运动指导危机管理与安全评估。第4章提供老年人体适能与运动科技创新研发趋势，目的在于探讨现有信息与通讯技术（Information and Communication Technology，ICT）与老龄健康促进服务的结合方式。

★ 第二部分　"老年人体适能运动处方的科学基础"

第5章针对老年人的心肺适能训练，第6章提供老年人的肌肉适能训练，第7章强调老年人的柔韧度训练。以上章节分别以其体适能的要素说明该项要素的训练效果、训练原则、课程安排及教学实施步骤等。第8章为老年人体重控制的运动与营养处方，作者详尽介绍老龄化对老年人身体组成的影响、老年人体重减轻的评估、影响老年人肌肉量的因素，最后说明老年人增加肌肉的营养与运动处方上的搭配方法及策略。第9章建立预防老年人跌倒的运动处方，作者对跌倒的发生原因与危险因素（包括机能衰弱、平衡及功能失调）、运动对预防跌倒的作用及效果、防跌倒的运动处方及课程与课程设计（肌力、平衡及走路）都有深入的讨论。第10章老年人群的水中适能运动，作者详细介绍老年人水中适能运动的安全考虑、教学要领、老年人水中运动训练原则，同时提供给读者课程范例及注意事项。第11章介绍了老年人的太极拳和五禽戏运动处方。

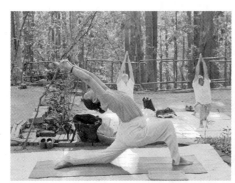
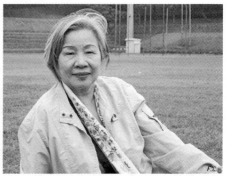
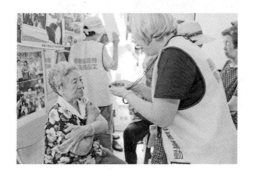

⭐ 第三部分　"特殊人群的运动处方"

　　每一章皆系统性地针对慢性病症状的概况（或对象的特殊性）、一般的治疗方法、运动训练的效果、运动康复处方、运动指导原则及特殊考虑事项等，其中包括代谢症候群／糖尿病、乳腺癌、退化性膝关节炎、退化性椎间盘突出症／慢性下背痛、骨质疏松症、老年抑郁症、精神分裂症、阿尔茨海默症的运动处方。本书极具特色之处，是着墨于幼儿及儿童的运动处方的内容、儿童运动处方指导的实施策略及安全注意事项；同时作者对于提升儿童运动的动机也有详尽的说明。

　　附录则是慢性病预防或康复的功能性体适能课程范例图片，包括热身有氧运动，增加关节活动范围的热身伸展运动，平衡、协调与敏捷运动，增加骨骼肌功能的肌力运动，退化性椎间盘突出症与下背痛的运动康复动作。

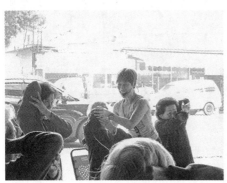 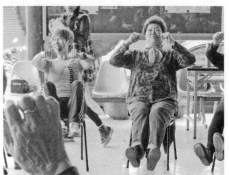

参考文献

［1］国家发展委员会（2016）·中华民国人口推计（105 至 150 年）·台北市：国家发展委员会。

［2］卫生福利部国民健康署（2015）·民国 100 年台湾地区中老年身心社会生活状况长期追踪（第 7 次）调查·取自 https://www.hpa.gov.tw/Pages/Detail.aspx?nodeid=368&pid=1282.

［3］Hautier, C., & Bonnefoy, M. (2007). Training for older adults. Annales de readaptation et de medicine physique, 50, 475–479.

［4］Nelson, M. E., Rejeski, W. J., Blair, S. N., Duncan, P. W., Judge, J. O., King, A. C.,... CastanedaA–Sceppa, C. (2007). Physical activity and public health in older adults：Recommendation from the American College of Sports Medicine and the American Heart Association. Medicine and Science in Sports and Exercise, 39(8), 1435–1445.

[5] Prohaska, T. R. I., & Peters. K. E. (2007). Physical activity and cognitive functioning: translating research to practice with a public health approach. Alzheimer's & Dementia, 3(2 Suppl), S58—S64.

[6] Shephard, R. J. (1997). Aging, physical activity, and health. Champaign, IL:Human Kinetics.

[7] Spirduso, W. W. (1995). Physical dimensions of aging. Champaign, IL: Human Kinetics.

第一部分

老年人及特殊人群的运动策略

第一章

老年人运动促进健康的
模式与策略

　　人口快速老龄化是全球各国人口结构变迁的普遍现象，大部分老年人认为随着老年所带来的老化、失能、慢性疾病及衰弱，继而丧失生活功能是必然趋势。他们对自己老化、运动及体能缺乏认知及充满刻板的负面想法，这样的状况对老年人的生理、心理、认知及其生活质量造成重大的威胁及伤害，同时也为家庭、社会及国家带来沉重的医疗、经济和心理上的负担。因此，应针对老年人所伴随的健康问题及早提出有效的应对措施。

　　阻碍老年人参与运动、积极老化活动的最主要因素包括：自觉身体状态、资源不足（如场地、器材、设备、花费等）、没有时间或存在家庭羁绊等。其他原因包括路途太远交通不便、缺乏相关诱因、场地难觅、缺乏同伴一起参加、行动不安全、缺乏稳定经费来源、资源欠整合、专职工作人员少、志愿者人力不足、城乡差异等，均导致老年人参与意愿不高。

　　想要有效建立小区老年人规律运动的习惯，推行各种运动健康促进方案，引入适合老年人的健康老化、功能性体适能评估及身体活动处方的专业知识与指导程序运动势在必行。然而，行为改变对任何年龄段的人群来说都不容易，老年人的生活模式固定，指导其以正确运动获得良好的健康生活状态更是困难。因此，以运动为健康促进的主轴，建立一套适用于台湾小区老年人的全面性健康促进，乃是刻不容缓的任务。

为了达到可持续性经营的小区自主运动模式，本文运用流行病学行为模式，通过文献探讨及笔者近年在小区推广老年运动的经验，分析及搜索当前各种老龄社会健康促进的运动推展模式；并聚焦于一个跨领域、长期监督指导的老年人运动促进健康模式的策略，以作为持续推动积极老龄化之参考。

第一节　老年人运动促进健康的政策与策略

政府机构十分重视人口老龄化问题，也在积极努力改善老年人健康生活。中华人民共和国国务院于2016年颁发《"十三五"卫生与健康规划》，以推动积极老龄化的政策与方案；其中一项重点是深入开展全民健康教育和健康促进活动及增强人民体质。2017年国家卫生计生委、国家发展改革委等13部委联合颁发《"十三五"健康老龄化规划》推出一项主要任务：推进老年健康促进与教育工作，提升老年人健康素养。即健全老年人身边的体育健身组织，丰富老年人身边的体育健身活动，支持老年人身边的体育健身赛事，建设老年人身边的体育健身设施，加强老年人身边的体育健身指导，弘扬老年人身边的健康文化。开展老年健康保健知识进社区、进家庭活动，针对老年人特点，开发老年健康教育教材，积极宣传适宜老年人的中医养生保健方法，加强老年人自救互救卫生应急技能训练。

2017年体育总局等12部门颁布的《关于进一步加强新形势下老年人体育工作的意见》为老年人运动促进健康提出了方案。

一、建立健全老年人体育组织网络

建立健全老年人体育组织网络是加强老年人体育工作的重要前提和关键环节。要以"重在基层，面向全体"为工作方针，鼓励发展多种类型的老年人体育组织，满足老年人的不同健身需要。要鼓励、支持老年人体育组织自上而下延伸，县以上地区都要在民政部门依法登记成立老年人体育协会，在街道和乡镇普遍建立老年人基层文化体育组织，在城乡社区广泛建立老年人健身活动站点和体育健身团队，逐步形成并完善老年人体育组织网络。要加强对老年人体育组织的服务和引导，按照政社分开、管办分离的原则，切实帮助解决人、财、物和科学健身指导等方面的问题，提供办公和开展体育健身活动保障，保持人员队伍的稳定和活力，使老年人体育组织有人想事、管事、做事。

老年人体育协会是为老年人体育健身提供服务的社会团体，是党和政府联系老年人的桥梁和纽带，是实现老年人公共体育服务职能的得力助手。要引导、支持各级老年人体协加强自身建设，健全工作机构，规范退（离）休领导干部在老年人体协兼职行为，聘用熟悉体育工作、组织协调能力较强的人员从事日常事务，不断提高老年人体协"自我发展、自我管理、自我服务、自律规范"的能力，增强吸引力、凝聚力，始终保持生机与活力。

老年人体育工作始终与社区体育工作、农村体育工作紧密联系、相辅相成，体育部门要结合城乡社区老年人体育组织建设，充分发挥老年人和其他年龄人群体育健身的良性互动作用，街道办事处和乡镇政府要依托社区体育活动中心（站）、体育俱乐部、乡镇（街道）综合文化站等建立为老年人体育健身服务的基层文化体育组织。街道办事处和乡镇政府要通过对老年人体育健身活动站点和体育健身团队进行备案和以奖代补等形式予以扶持，使其成为老年人身边体育健身、文化娱乐的重要组织。

要加强老年人体育工作骨干队伍建设。有计划、有针对性地培训建立服务老年人的社会体育教练等志愿者队伍，不断提高其思想道德素质和服务能力，并充实到各级各类老年人体育组织；要加强老年人体育健身项目教练员、裁判员队伍建设，并对符合条件的颁发资格证书；要规范并加快培养服务老年人的职业社会体育教练等从业人员，鼓励街道、乡镇聘用体育专业人才从事老年人体育健身服务工作，并与其他涉老组织在人员上统筹安排。

二、加强适合老年人体育健身的场地设施建设和使用

体育健身场地设施是老年人开展体育健身活动的必要条件和重要保障。要根据《公共文化体育设施条例》，将适合老年人体育健身的场地设施纳入体育健身圈建设内容，不断健全适合老年人体育健身的场地设施设计和施工规范以及技术要求等标准；要按照均衡配置、规模适当、功能优先、经济适用、节能环保的原则，根据当地经济发展状况、老年人数量和分布、地域特点以及体育健身习惯等因素，将适合老年人体育健身的场地设施建设纳入规划，因地制宜地与其他服务老年人的场地设施建设项目统筹安排。

要拓宽适合老年人体育健身的场地设施建设和运行管理的投融资渠道，将适合老年人体育健身的基本公共体育场地设施建设列入各级政府财政预算和投资计划。集中使用的彩票公益金支持体育事业专项资金要充分考虑老年人体育健身的需求，并加大对经济欠发达地区的支持力度；使用彩票公益金建设的"全民健身工程"要统筹考虑老年人体育健身功能，配置老年人喜爱、适用面广、便捷实用、健身效果显著的体育器材；要充分利用现有公共设施，在公园、广场、绿地及城市空置场所等建设适合老年人体育健身的场地设施，为老年人提供广场舞活动场地，做好电源、夜间照明等基础配套设施，有条件的配置移动音箱等器材设备；要盘活存量资源，改造旧厂房、仓库、老旧商业设施等用于老年人体育健身，对现有公共体育健身场地设施进行无障碍或者适老性改造，有条件的乡镇（街道）综合文化站要建设室外体育健身场地，配备适合老年人开展文体活动的器材和设备；要鼓励、支持企事业单位、社会组织、个人捐赠和赞助，要鼓励政府和社会资本通过ＰＰＰ模式，积极兴办适合老年人体育健身的场地设施。

通过财政补助、政府购买服务等方式，支持公共和民办体育场地设施免费或低收费向老年人开放，并不断健全运营管理和服务标准体系，规范服务项目和服务流程，提高服务水平，并按照国家有关规定，争取对适合老年人体育健身的非营利性场地设施减免费用；要整合资源，加强社区公共体育场地设施与社区综合服务设施及社区卫生、文化、养老等社区专项服务设施的功能衔接，提高使用率，发挥综合效益。机关、企事业单位和社会团体内部的体育场地设施要为老年人参加体育健身活动提供便利和服务。公园、广场、绿地等公共场所要为老年人体育健身活动站点和体育健身团队开展活动创造条件。已有的老年人体育健身活动场地设施不得擅自改变用途，并加强管理和维护，确保其功能完好、使用安全，不被侵占、破坏。

三、广泛开展老年人体育健身活动

体育部门要支持、指导老年人体育组织利用全民健身日、节假日、纪念日、庆典日，按照"经常自愿、重在参与、就地就近、小型多样、文体结合、科学文明、有益健康"的原则，因时、因人、因地制宜地动员、组织老年人举办社区运动会、家庭运动会、楼群运动会等活动，开展体育表演展示交流，突出参与性、健身性、娱乐性、趣味性和多样性，不断创新活动方式，打造具有地方特色的老年人品牌活动，引导老年人选择一项活动、加入一个团队、享受一种快乐、收获一份健康，推动老年人经常性体育健身活动广泛深入地开展，使老年人体育健身活动常态化。

要积极为老年人开展体育赛事活动提供服务保障，并通过市场机制引入社会力量承办赛事；要定期举办全国性和区域性老年人体育健身活动，并逐步形成传统和制度，使之成为具有示范性的全民健身活动；要积极引导老年人健康、文明、有序地开展广场舞活动，将广场舞纳入文化、体育部门的重要工作内容，采取划片指导、结对帮扶、公益培训、展演展示等多种方式，探索规范老年人广场舞活动的模式；举办老年人体育活动要坚持"安全第一"和"重在参与、重在健康、重在交流、重在快乐"的原则，有条件的要购买运动伤害类保险，做好人身安全防范工作；体育部门要建立老年人体育健身志愿服务长效化工作机制，结合开展"三关爱"志愿服务活动，广泛组织社会体育教练、体育科技工作者、体育院校师生、体育运动队等到基层为老年人送服务、送温暖、送健康，并加强对空巢老人、残障老人的体育健身服务。

要加强老年人体育健身方法的研究和体育健身活动的指导，举办体育健身培训讲座和健身指导咨询等，普及体育健身知识、传授体育健身技能；要不断挖掘整理、普及推广适合老年人特点，简便易行、科学、文明、有效的体育健身方法，根据老年人需求特点创编具有文化艺术内涵、体现科学健身理念、符合群众审美特点的广场舞作品，开展原创作品征集评选，特别是保健娱乐类项目，满足不同年龄、性别、爱好和健康程度老年人体育健身的多样化需要；要引导、支持老年人体育组织培育形成具有民族、民间传统特色的体育健身项目和示范队伍，推动老年人体育健身项目的传承和普及发展。

四、加大对老年人体育工作的经费投入和支持保障

体育部门要与发展改革、民政、财政、农业、文化、卫生和计划生育、旅游、老龄、工会、妇联、残联等有关部门加强沟通协调，建立健全并不断完善多部门密切合作、齐抓共管的老年人体育工作体制和充满活力的工作机制。要按照老年人体育工作发展的目标要求，在掌握老年人体育工作发展状况，总结经验的基础上，深入分析存在的问题，研究制定符合实际的政策措施，积极为老年人参加体育健身活动创造条件，推动老年人体育工作与有关工作融合、互动发展。

老年人体育工作经费要坚持财政投入为主，社会赞助为辅的原则，实现经费来源多渠道、多元化。县级以上人民政府要把老年人体育工作经费

作为全民健身工作经费的组成部分，纳入财政预算，并随着经济的发展逐年增加对老年人体育事业的投入。鼓励、支持机关、企事业单位、社会团体、个人向老年人体育组织赞助和捐赠活动经费。

要加大对老年人体育工作的宣传力度，充分利用广播、电视、互联网、报纸等各类媒体，开辟老年人体育健身专题、专栏，积极宣传、倡导在全社会形成关注老年人身心健康，有利于老年人参加体育健身的良好氛围，通过树立健康老人典型等手段，宣传体育健身效果，传播"多买健康少买药"、"多去运动，少去医院"、"我运动我健康，我快乐我长寿"的观念，提高老年人体育健身意识，激发老年人参与体育健身的热情；要鼓励、支持形式多样的老年人体育题材文艺创作，推广老年人体育文化，弘扬奥林匹克精神和中华体育精神，践行社会主义核心价值观。

要鼓励、支持相关行业积极拓展老年人体育健身产品和服务，组织编写出版老年人体育健身丛书等教学制品；要鼓励、支持社会力量提供公益性老年人体育健身服务，引导、支持老年人体育社会组织积极参与老年人体育公共服务的购买；发展老年人体育健身服务业，提倡、引导老年人健康投资和体育健身消费，大力开发老年人体育健身消费市场；鼓励、支持体育用品制造企业采用新工艺、新材料、新技术，研发老年人体育健身器材、可穿戴式运动设备、运动健身指导技术装备、运动功能饮料、营养保健食品药品等，不断提高产品的质量和科技含量。

要争取各级人民政府把老年人体育工作纳入政府重要议事日程，纳入有关部门的目标责任考核内容；充分发挥各级全民健身工作委员会的作用，每年专题研究老年人体育工作，提出明确目标任务，指导开展工作；建立老年人体育工作激励机制，将老年人体育工作成绩显著的单位和个人作为群众体育先进单位和先进个人表彰对象；根据本意见的要求，结合实际情况，抓紧制定具体实施意见和配套文件，并加强督查落实，总结推广成功经验和做法，保证老年人体育事业持续健康发展。

第二节　老年人运动促进健康模式的建构

老年人运动促进健康模式的建构内容、具体策略及成效目标是依据"流行病学行为模式"的蓝图所制定，其内容如下。

一、老年人运动促进健康的流行病学行为模式

1.系统分析了解老年人的健康问题与运动需求。

2.构建或修正有效的老年人健康及运动成效的评估量表及工具。

3.了解影响小区老年人运动与不运动的决定因素，及其健康及体适能现状。

4.制订运动处方及策略以解决现存的运动问题，如制订老年人及特殊人群的运动处方、课程内容、指导原则及实施策略，并思考是否符合增进老年人健康的目标趋势。

5.老年人运动处方课程介入，并协助排除运动阻碍（自我感觉身体不能耐受、资源不足等），进而将此功能性体适能运动策略介入特殊人群的模式推广至全国，期望能于日后运用在其他特殊人群的运动治疗及康复中，以了解影响小区老年人运动与不运动的决定因素。

6.分析运动课程介入的成效、评估及改良运动课程内容、运动指导方法的有效性及适用性，把运动介入结果实际运用在小区。

二、老年人运动促进健康的建构内容、具体策略及成效目标

"老年人运动健康促进模式"的实施共分为三个阶段：①整体评估；②建立运动处方及指导策略；③介入指导，最后达到建立小区老年人自给自足、可持续性的健康成效。

（一）整体评估

评估小区老年人的整体健康、运动行为与体适能状况，强化小区志愿者检测老年人功能性体适能的效能。

⭐ 建构内容

1.分析小区老年人的基本特点、整体健康、运动行为及功能性体适能现况。

2.建构或修正其良好信效度的老年人运动行为评估指标、功能性体适能及健康测量工具。

3.召募中老年志愿者，并举办"体适能检测及运动指导专业志愿者培训"（图1-1），包括12小时的功能性体适能筛检及检测训练、20小时的运动促进健康概念与身体活动教练训练班，以强化小区志愿者对老年人检测的能力、健康与体适能知识及指导程序，继而在各小区带领驻地老年人参与身体活动（图1-2）。

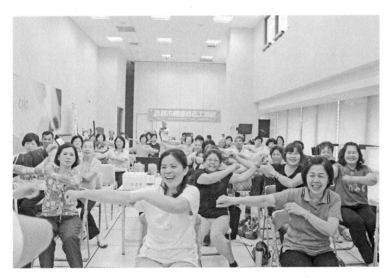

图1-1 体适能志愿者培训

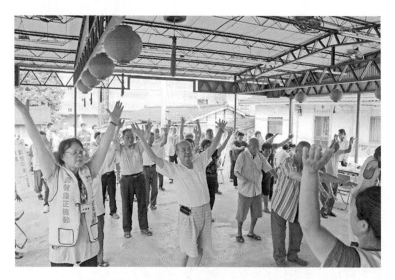

图1-2　由志愿者带领老年人参与身体活动

4.以问卷、访谈方式（量化及质性的研究方法）了解其健康及体能状况，找出哪些因素与老年人运动行为有相关性。

⭐ 实施步骤及具体策略

1.回顾老年人身心健康指标、身体活动测量与功能性体适能检测的最新文献。

2.结合政府机关、公司、运动健身公司、小区发展协会、村委会等，办理"小区健康促进说明会"以招募大规模高龄受试者。

3.召募体适能检测志愿者（体适能检测志愿者专业训练培训）。

4.使用问卷及功能性体适能检测；准备检测器材与软硬件。

5.拟订居家老年人功能性体适能检测内容及流程。

6.制作功能性体适能检测表。

7.进入各小区进行大规模老年人功能性体适能测验（由设计者说明计划目的和步骤后，小区老年人自愿参加本计划，需亲自签署参与研究及运动检测同意书，再接受各种身心健康量表，包括个人同意书、基本资料问卷、身体活动准备问卷、老年人健康促进检测表、脑力量表），并进一步进行功能性体适能检测评估（图1-3）。

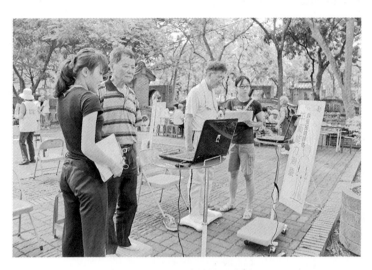

图1-3　小区功能性体适能检测

⭐ **目标成效**

1.通过以往研究及理论了解小区老年人身体活动、体适能与身心健康的关系。

2.了解小区老年人身心健康促进及身体活动评估指标的最新趋势。

3.确定测量工具的可信度（平衡能力及功能性体适能、运动行为）。

4.成功召募大规模老年人参与健康促进计划。

5.完成体适能检测志愿者培训。

6.了解老年人身心健康、功能性体适能及运动行为现况；同时了解变量间的相互关系。

7.成功构建居家老年人功能性体适能检测流程。

8.完成大规模功能性体适能检测。

9.完成居家老年人体适能数据库与常模的构建。

10.完成体适能评估信息输出和简易运动处方。

（二）建立运动处方及指导策略

⭐ 建构内容

1.为妨碍小区老年人参与运动的因素找寻解决方案。

2.强化小区志愿者在老年人运动指导方面的能力。

⭐ 实施步骤及具体策略

1.分析检测数据，建立老年人功能性体适能数据库供未来长期追踪研究。

2.设计运动课程，制订运动指导原则，训练运动教练、配合实施的策略（如目标设定、运动课程加上运动教育辅导策略、自我运动管理等）。

3.参考功能性体适能检测结果及阻碍小区老年人运动的因素（如路途太远、交通不便、自觉身体不好、缺乏运动指导及同伴、志愿者人力不足等）拟订运动处方、设计运动课程，并建立适当可行的实施策略。

⭐ 目标成效

1.完成（55岁或以上）功能性体适能检测，并完成居家老年人体适能常模构建。

2.成功建构小区老年人团体功能性体适能运动处方、课程内容设计、指导原则及实施策略，并完成"功能性体适能"教学软件的制作及推广。

（三）介入指导

借助功能性体适能运动处方及指导策略的介入，建立小区老年人自给自足、持续经营的健康成效。

建构内容

1.小区运动指导志愿者教育训练（包括规划上课地点，记录上课的老年学员的基本数据等）。

2.实际辅导小区老年人运动处方的介入，并解决阻碍运动行为的因素。

3.分析运动课程内容及运动指导方法介入的成效（安全性、有效性及适用性），根据小区老年人的反馈修正并完善。

实施步骤及具体策略

1.举办大型"健康促进说明会"。

2.20小时志愿者培训内容包括团体功能性体适能运动指导。

3.设计一套可强化老年人功能性体适能的教学课程，含教学影片，建立排除运动障碍的机制。

4.进行8周，每周3次，每次60分钟的课程介入，在介入过程中协助衰弱老年人针对影响身体活动的因素寻找解决方案，如解决交通问题，给予目标设定、社会支持及奖励等运动动机，以建立老年人的规律运动行为。

5.运动介入的小区以简报、照片、课程满意度的问卷、运动行为改变、功能性体适能检测结果作为实施成效。

6."健康促进模式"的评估指标也包括检验小区参与人数、完成率、志愿者人数等，持续追踪小区老年人对运动的依从性。

目标成效

1.成功构建运动指导志愿者的培训内容。

2.了解社区老年群众运动课程介入后在健康、功能性体适能及规律运动行为各指标上的改善成效。

3.由运动专家构建、小区老龄受试者试验过的"老龄居民持续运动的健康促进模式"、功能性体适能运动课程内容、指导策略介入的适用性及成效因而获得验证。

4.老龄小区居民持续运动的健康促进模式经过修正及改良,让运动课程的执行及策略更安全有效地推展至其他小区。

通过运动介入促进小区老年人的健康,才能达到积极老龄化!

结语

本文尝试分析当前各种应对老龄化社会的运动促进健康推展模式,继而借鉴过往的活动计划成果,整合各种模式的内容,提出一个让老龄小区居民可以持续运动的健康促进模式,并对构建可持续性"老龄小区居民坚持运动的健康促进模式"的策略提出具体建议,以作为持续推动积极老龄化的参考。

要能够长期监督指导小区老年人的运动行为,"老年人运动的健康促进模式"必须聚焦在一个跨领域的共同健康促进工作团队。另外,积极老龄化的推动要体现为高度的居家性及小区化。通过定期的小区"体适能检测及运动志愿者专业训练培训"计划,可以借助志愿者的强大动力,确实强化老年人的正确运动观念,并增加老年人规律运动实践。

期待本文能为学术研究、小区或其他有关单位提供老年人健康促进的参考,同时可让政府依循此运动推展模式,以"预防医学"的理念作为推展小区老年人持续运动的目标,拟订日后的运动推广策略,希望此运动模式能有效地建立老年人规律运动的习惯,进而可以推迟老年人"老化症候群"(如肌肉减少症、跌倒、尿失禁、身体机能衰退、轻度老年痴呆症、睡眠障碍等)的发生,甚至可达到疾病防治、促进健康、增进生活功能和自理能力的目标,大幅减低社会及医疗成本,让小区的老年人能实现健康、积极、正向、高功能的成功老龄化。

参考文献

[1] 内政部统计处（2013，1 月 26 日）· 内政统计通报 · 取自 http://www.moi. gov.tw/stat/news_content.aspx?sn=7121&page=0.

[2] 王秀华、李淑芳（2004）· 成年人运动阶段与健康生活质量之研究 · 体育学报，36，1-16。

[3] 甘能斌（2012）· 101 年度小区健康营造计划，以新竹市香山区下之香村里为例 · 取自 http://www. hl.ypu.edu.tw/files/11-1036-3634.php.

[4] 李淑芳、王秀华（2012）· 银发族运动乐活推展 · 国民体育季刊，169，86-88。

[5] 李淑芳、李丽晶（2010）· 退化性膝关节炎运动康复处方之创新策略模式 · 中华体育季刊，24（4），1-11。

[6] 李淑芳、刘淑燕（2013）· 老年人功能性体适能 · 台北市：华都文化事业。

[7] 李雪桢、张谷州、陈俊忠（2012）· 小区导向老年人运动处方介入模式之建构、执行与效益分析研究 · 人文与社会科学简讯，13（2），124-130。

[8] 林万亿（2008）· 不同世代对于老年生活的需求、服务提供以及价值偏好的调查研究结果初步分析 · 台北市：行政院国家科学委员会。

[9] 林万亿、陈美兰、郑如君（2012）· 台湾活力老化的推动：现况与议题 · 于台湾大学主办，台湾因应高龄社会来临的政策研讨会 · 台北市：台湾大学。

[10] 邱泯科（2010）· 关怀据点老人健康促进活动推动现况与检讨：以苗栗县为例 小区发展季刊，130（2），209-225。

[11] 陈俊忠（2012）· 运动产业发展条例之实施与应用：运动保健业 · 国民体育季刊，41（3）。

[12] 陈家庆、林春香、魏于钧、萧蓉、厉家珍、林南岳、梁忠诏（2008）· 长期规律性健康进运动对花莲小区老人身体功能之成效 · 台湾老年医学暨老年学杂志，3（4），48-59。

[13] 陈静敏（2002）· 健康促进的创新策略 · 新台北护理期刊，4（2），1-7。

[14] 赵丽云（2008）· 推动老人运动保健计划，落实保障老人健康权利 · 台北市：财团法人国家政策研究基金会。

[15] 赵丽云（2005）· 人口老化危机中，台湾的休闲运动发展 · 台北市：财团法人国家政策研究基金会。

[16] 卫生福利部社会及家庭署（2018）· 统计资料：据点清册：取自 https://ccare. sfaa.gov.tw/home/statistics.

[17] 卫生福利部国民健康署（2009，3 月 27 日）· 老人健康促进计划（2009-2012）· 取自 http://www.hpa.gov.tw/BHPNet/Web/HealthTopic/TopicArticle. aspx?No=201110210001 &parentid=201109300006.

第二章

老年人个人运动与团体运动的指导原则

　　笔者于2006年至美国伊利诺大学香槟分校的"活跃老化"实验室交换研究期间，指导教授Wojtek曾分享一则发生在实验室的故事，他说一位研究生协助指导一群老年人做运动，在课程结束后的总结会时，研究生向教授抱怨："我发现有一位奶奶这几次的课程都一直坐在边上看，肢体都没有跟着做动作，请问老师我该怎么做呢？"每次指导完老年人运动后，这位研究生都会充满疑惑和无奈地跟教授反馈。教授告诉研究生说："你可以对每个参与者具体赞美，鼓励她的课程表现！"一直到课程结束的最后一堂课，每位学员都进行心得分享与反馈，这位不动的老奶奶说了一段令大家震惊又感动的话，老奶奶说："刚来的时候，我的先生刚过世，我真不知道我要做什么，谢谢你们让我每天来这里，虽然只是坐着在一旁，但唯有每天的这一个小时让我知道我还活着，让我知道我还有很多朋友关心我，谢谢你们陪我度过人生的低谷……。"

　　健身运动课程领导者和体适能专业人员（如私人教练、体适能顾问）对身体活动参与者具有强大的社会影响力，更明确地说，体适能教练是健身运动者持续参与课程最具有影响力的决定因素。而每位老年人的体适能水平、参与运动的动机、身体状况与运动经验皆有差异，如何通过团体课程或个人指导达到安全又有效的运动呢？老年人应该从事哪一类型的运动呢？老年人只能进行散步这一类的柔缓运动吗？防止老年人跌倒的运动应着眼在哪一类型呢？指导健康或有特殊需求的老年人又该注意什么？有哪些辅助器材可以协助指导老年人？老年人应该参加团体课程还是个人指导呢？运动指导者有何秘诀可以提升老年人运动课程的出席率呢？团体课程动作设计与编排有哪些技巧呢？以上的问题笔者将在本章提供一些经验作为参考。

第一节　老年人的运动处方与训练原则

一、老年人的运动处方

美国运动医学会（American College of Sports Medicine，ACSM）与美国心脏协会（American Heart Association，AHA）针对老年人身体活动的声明提到，老年人的运动处方应包括有氧／耐力运动、阻力运动／肌力训练、肌肉关节柔韧度运动／伸展运动与平衡运动等，且应兼顾运动的安全性与老年人的兴趣，尤其要注意视力衰退与平衡能力的问题，避免跌倒骨折等意外发生。

老年人可以通过生活方式的改变来寻找增加身体活动的方式，例如每天早晨或是傍晚的健步走、车停远一点或是提早一站下公交车以增加平时走路的机会、维持正常作息，并尽量减少白天卧床休息，尽可能地参与社交活动以增进与他人互动等，都是从小处着手来增加老年人活动量的方式。详细的建议运动处方请参考表2-1。

老年人跌倒的高发生率对其独立自主性有相当大的威胁，因此预防老年人跌倒的运动处方也相当重要。一篇运动预防老年人跌倒的统计分析研究建议，防止跌倒的运动强度应该以中度至高度挑战的平衡能力训练，且每周至少以2小时为基础。此外，防止跌倒运动应聚焦在一般小区与跌倒高风险者；运动可从以居家或团体为基础的场所着手，肌力与走路训练应额外包括平衡训练，但针对高风险的老年人则不建议实施健走运动计划；有其他与健康相关危险因素的老年人也要留意。详细内容请参阅第9章。

表2-1　美国运动医学会与美国心脏协会建议之老年人运动处方

运动处方	频率与持续时间	运动型态
有氧／耐力运动	1. 中强度：≥ 30 ~ 60分钟／天（60分钟为佳） 2. 高强度：每天20 ~ 30分钟，或达到每周75 ~ 150分钟	不会对骨骼关节造成过度负担的任何运动皆可，如走路、固定式脚踏车、水中运动
阻力运动／肌力训练	采用中强度及高强度，每周2天以上	采用渐进式的重量训练、负重式的韵律体操（8 ~ 10个包含大肌肉群的动作，每个动作重复8 ~ 12次）、登阶运动或其他使用到大肌肉群的肌力运动
肌肉关节柔韧度运动／伸展运动	采用中强度及高强度，每周2天以上	持续伸展大肌肉群、可维持或增进柔韧度的任何运动，静态伸展动作优于弹震式伸展
平衡运动	对于频率、强度与型态，尚无具体建议	1. 逐渐增加姿势难度、减少基底支撑（如双脚左右开立 → 两脚前后重叠一半站立 → 两脚前后站立成一直线 → 单脚站立） 2. 扰乱身体重心的动态移动（如双脚成一直线走路） 3. 给予维持姿势的肌肉群压力（如脚跟站立、脚尖站立） 4. 减少感官介入，如视觉：闭眼站立；前庭：转头

二、老年人的运动训练原则

在设计老年人运动计划时，除了必须考虑超负荷、特殊性及渐进性等三大传统运动训练原则外，也要考虑与生活功能的相关性、富挑战性与顺应调节原则（accommodation）等，详述如下。

1.**超负荷原则** 指训练超过平日的运动时间与强度（肌力训练则为超过平常承受的阻力，包括反复次数、重量或组数）才会进步。

2.**特殊性原则** 不同的运动方式有不同的运动效果，人体对于不同运动类型的动作模式会有特殊适应性；训练动作尽可能接近实际动作，直接达成相关动作肌群的训练。

3.**渐进原则** 逐渐增加运动持续时间与运动强度（重量负荷或反复次数）。

4.**与生活功能的相关性** 运动训练内容尽量贴近老年人日常生活环境中从事的动作（Rose，2005），如开门、抱孙子、提菜篮等。如此，可让老年人注意到运动内容与日常生活的关联性与应用性。

5.**富有挑战性** 可以选择不同难度等级的动作挑战老年人，如肌力、认知与运动统合能力，挑战难度可依任务（坐、站或移动）或环境（地面种类、光线、视觉移动）作转换。如让老年人一开始在一般的平面行走，接着调低光线来增加挑战性，再以增加任务（边走边算数或背诵十二生肖等）来增加难度。

6.**顺应调节原则**（accommodation） 鼓励老年人参与力所能及的运动或身体活动。然而即使同一个人，每天的生理状况也不尽相同，因此老年人须学习倾听身体的声音，当身体不适或过度疲累时要适可而止，以适应每日的生理变化。

除此之外，还要考虑多样化、乐趣化与个性化等原则，并以目标导向制订可行且具体的短期目标与长期目标。

运动内容应与老年人日常生活相关。

第二节 老年人个人运动指导原则

为老年人进行个人运动指导时，建议采用以问题为导向（problem-oriented）的技巧，此技巧一般采用健康照护专业中的SOAP模式，亦即主观数据的收集（subjective data）、客观资料的收集（objective data）、依据主客观数据进行整体评估（assessment）、行动计划（plan for action）等。

在个人运动指导方面，为了能更具体、精确地为老年人量身订制居家的运动计划，因此再将行动计划（plan for action）扩展为四个部分，分别为：①制订训练目标（purpose）；②运动训练计划（plan）；③运动训练分期（phase）；④运动训练分期计划（program）等。这样设计运动训练处方（prescription），会使治疗或设定课程的评量标准与思路更加清楚，老年人的独特需求或问题亦将被标明、介入且被记录。总体来说，这样做可以使老年人后续的追踪评估能与第一次的状况加以比较，居家运动计划的成败也就一目了然。

以问题为导向的管理最关键的益处是——当老年人有多重慢性疾病或失能情况时，可以同时按照问题的期程独立进行追踪，也能包含整体的状况。对身体健康的老年人来说，这套系统并非如此明显有用；对仅有一种慢性疾病或不会因身体活动而影响生理反应的失能（如耳聋或视觉缺损等感官障碍）者来说，对此系统的需求也不会太高；但对有多重慢性疾病或其失能情况会影响运动表现的老年人来说，此套系统确实可以将不同的问题同时独立开来，并能将所有的状况在同一时间轴上进行计划。

一、运动教练有效设计运动计划的步骤（Brooks, 2003）

（一）统整信息

将医疗疾病史的问卷、与老年人的面谈以及体适能测试的三部分数据整理在一起，可当作运动计划实施一段时间之后，体适能变化的参考值。

（二）设立均衡的运动计划

将老年人的背景资料建档后，接着要了解老年人的运动目标，且设定计划时应包括心肺功能、肌肉功能、柔韧度训练等体适能训练要素，以确保老年人能够均衡地达到健康与体适能，并向老年人解释均衡运动计划的重要性。以下详述均衡运动计划所需的内容。

1.**心肺适能训练**　心肺适能是通过大肌肉及有节奏且持续的肢体活动来刺激心跳与血液回流心脏。此类型的运动可以降低心脏疾病的风险、增加人体的耐力与体力（vitality），并有助于体重的维持与降低。运动型态可以多样性的有氧运动，例如：走路、跑步、自行车、游泳、椅子上的有氧运动、水中有氧等方式进行。详细内容请参阅第5章。

2.**肌肉适能训练**　大部分老年人都应接受肌肉适能训练，适当的抗阻训练可提升人体代谢功能，有助于脂肪量的减少以维持理想体重、增加肌力、降低骨质疏松症发生、增加自尊，并维持独立的身体活动等。

3.**柔韧度训练**　柔韧度是指关节可活动的范围。老年人因年龄增长导致柔韧度变差，进而影响生活中各项日常活动，因此为了维持良好生活质量，柔韧度训练也是必需的体适能要素之一。

4.**动态休息**　依照老年人的体适能水平适时地将动态休息的概念融入其运动计划中。

（1）在心肺耐力训练时使用波格主观疲劳感觉量表（Borg rating of perceived exertion，RPE）与间歇训练方式保持活动。

（2）接下来的肌力训练，从上肢的肌肉群变换至下肢肌肉群，再至躯干的肌肉群。

（3）如果主要是进行肌肉群连续多重组数的训练，则利用恢复期进行其他种类的体能训练，例如刚训练完胸肌即刻进行伸展胸部的动作。

（4）动态休息对想利用最少时间达到最大训练效果者来说是不错的方法，也符合运动计划个性化。

（三）交叉训练与周期化

当拟好运动计划后，若能加上以下两种变化，可使持续实施计划比较富有趣味性，包括交叉训练（cross-training，变化性）与周期化（periodization，周期性强度）。然而，有些老年人喜欢变化、有些则不喜欢，因此当教练要进行变化前必须先与老年人进行沟通，只有当接受指导的老年人在生理与心理上准备好，才是改变的最好时机。

（四）健康与高危险人群的特殊需求

每一位接受指导的老年人都有其特殊需求，我们已了解到均衡的运动计划应包含的要素，接下来教练则需了解其他运动相关问题，例如：运动表现与体适能、体适能与健康、体重控制的运动处方、肌力的停滞期（plateaus），以及糖尿病、关节炎或气喘等特殊人群的需求。除了运动及体适能相关问题外，教练也应熟悉老年人在营养、动机与心理方面的需求，并与被指导者进行有效沟通。详细内容请参阅第三部分。

（五）成功的运动要素

教练应持续给予参与运动的老年人鼓励及正向回馈，这是运动计划的成功要素之一，以下列举会影响运动计划成功的要素。

1.时间　尽量让运动在1个小时左右完成，每周约2～3小时。

2.多样性与周期性　在适当时机可采用交叉训练。

3.内在动机（intrinsic motivation）　教练与老年人都需了解老年人参与体适能活动的动机。

4.生活方式的改变　需将整个体适能活动计划融入老年人的日常生活习惯中，以增加参与感和持久性。很多人不喜欢运动得很辛苦，而大部分运动会让人感觉更好，并感觉每天更有活力。作为运动教练，我们应该从老年人的角度出发，进入老年人的生活中，去了解老年人的想法，才能建立一个最符合老年人需求的运动计划。

（六）现实的因素（Reality Factor）

对于有经验的运动教练来说，每周带领老年人运动的人数一般不会超过50～70位，但现实情况是，即使您从早到晚持续指导老年人进行运动，很多老年人仍然无法表现出良好的运动技巧；有些老年人即使有均衡的运动计划，还是未能将其融入自己的日常生活中。

　　尽管现实生活中老年人进行的运动计划无法照搬教科书中的完美范例，但只要能增进老年人独立性，就可提升其生活质量了！千万别当机器人似的运动教练，对每一位老年人都使用相同的运动计划。一个有效的运动计划与指导并非如体适能测试一样有清楚的界线划分，我们应提供各种各样的丰富选择，适应不同老年人多变的需求。

二、如何安全地进行运动指导

★ 提供可靠的（Reliable）信息

　　一般来说，很多基础的运动指引皆由美国运动医学会或公认的专业组织提出，适用于普通的健康成人与老年人群（ACSM，1988，2010；Chodzko-Zajko et al.，2009）。

★ 事前全面评估

　　运动前针对老年人个人的健康、能力与限制进行全面的评估。

★ 了解并清楚训练目标

　　大部分老年人的健康目标在于能维持独立的生活型态，有能力去参加社交活动、融入社会环境中并得到快乐。

★ 使用完整的训练方法（Use a Comprehensive Training Approach）

　　完整的训练计划应按照老年人的事前评估拟订。建议拟订一个包含平衡、功能性训练、心肺耐力、肌力与肌耐力、姿势与柔韧度等功能性的个性化训练计划。

⭐ 调整心肺训练

除了正规的心肺适能运动外，应鼓励老年人增加每天的休闲活动，如散步、爬楼梯、轻度整理家务与园艺工作等。对习惯坐式生活的老年人，建议先由低强度再至中等运动强度，并逐渐延长运动时间，若无法承受较长的运动时间，则运用间歇训练的方式运动。需注重训练效果、强度与持续时间三者之间的平衡。

研究指出低强度运动（如最大摄氧量的40%）即可促进心肺适能。美国运动医学会建议，训练强度范围应介于最大摄氧量或最大心率储备的40%～85%。而对不太活动的老年人而言，高运动强度对一个成功的运动计划相对来说是最不重要的，而且一开始就提高运动强度容易导致老年人放弃退出（dropout）或受伤。运动计划应该要适合老年人本身的体适能水平与耐受度（ACSM，2010；Durstine，& Moore，2002）。

运动计划应考虑老年人的身体状况，不可操之过急

⭐ 进行肌力训练

肌力训练是唯一能够延缓肌肉萎缩的途径。25～40岁肌肉每10年流失4%；50岁以后，肌肉则每10年流失10%或每年流失1%。一般来说，50～70岁肌力约降低30%，之后则为30%（ACSM，1998；Chodzko-Zajko et al.，2009）。因此，若不想肌肉流失，就进行肌力训练吧!

⭐ 强调柔韧度与姿势

经常提醒老年人保持身体核心稳定的姿势，经常伸展，让肌肉更有弹性。

⭐ 运动计划个性化

老年人在生理与心理上存在相当大的差异，既有完全不活动的老年人也有相当活跃的老年人，适用在这位老年人或团体的运动不见得适用于另

外一位，所以应注重每个人体能的差异性。

第三节 老年人团体运动指导原则

老年人团体运动指导的成功要素包括运动空间的布置、设备、音乐与辅助器材、团体运动课程设计、运动教练指导技巧等项目，描述如下。

一、运动空间的布置

一个好的空间布置可以增进参与运动的老年人及体适能教练之间的互动。当参与人数少于15人时，可以将椅子摆成半圆形或是Π字型；当参与运动的老年人人数超过15人时，可以将椅子摆成圆形（图2-1），但在摆放椅子时，需注意在椅子之间保留轮椅进出的空间，以建立一个友善的运动环境，最后则是要进行室内光线的调整及老年人位置和队形的安排。

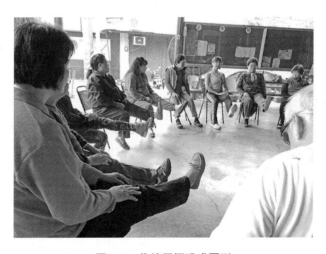

图2-1 将椅子摆设成圆形

二、设备、音乐与辅助器材

（一）使用音响设备及麦克风

利用好的音响设备播放适当音量的音乐，可以营造舒适放松且愉悦的运动情境，教练在上课前需先检查麦克风与音响设备的功能并调整音量大小，以利课程进行；使用耳戴式麦克风既对听力退化的老年人有帮助，也可保护运动教练的声带，避免喉咙损伤。

（二）播放适合的音乐

音乐能安定心理与情绪，调动参与者的积极性与热情，促进同伴间的友谊，创造欢愉的环境，适时的搭配音乐可以增加运动时的愉悦与放松的感觉，一节成功而令人激悦的团体运动课程，除了动作的编排、运动的强度及个人风格的展现等之外，音乐的选择其实是整节课的灵魂所在。不同的音乐创造出不同的变化，也能产生不同的效果，教练必须熟悉音乐，并做好最佳的诠释，才能发扬光大。

教练要先了解音乐的基础，包括音乐速度，通常以每分钟的节拍拍数来计算BPM（beat per minute）、重音及32拍来编排动作，依照上课的内容选择适合的音乐节拍，如阶梯有氧选择120bpm的节奏，低冲击有氧可以选择130~140bpm。当然还要考虑参与运动的老年人体适能水平与动作的熟悉度，若是第一次上课，建议音乐速度不宜太快，以免老年人动作跟不上音乐节拍，较无成就感。在音乐风格的选择上，可以尝试不同曲风，例如有一些老年人很喜欢20世纪50年代的复古风或当时的流行音乐等。在开始热身或放松时播放轻柔或大自然的音乐，音量大小要控制得当，并注意一些细节，如在热身与放松时音乐的音量要调低，心肺课程部分可将音乐的音量调高。

（三）辅助器材的使用

辅助教材的使用可以使运动强度的高低变化范围加大，有助于老年人进行功能性能力的训练、提升日常生活能力、增加趣味性与变化性等。辅助器材的种类很多，市面上根据训练目的有不同的辅助器材可供使用。以肌力运动来说，有弹力带、空保特瓶、沙袋、抗力球、核心板（core board）、半圆抗力球（bosu ball）、健美棒、悬吊训练带、哑铃等；增加重力与心肺训练强度的辅助器材有阶梯踏板与踏垫、抗力球、核心板、药球；增加关节柔韧度与平衡的辅助器材有泡沫滚轴（foam roller）、平衡板、抗力球、小的软球、瑜伽砖。教练可根据运动场所的资源与经费适量采购，但设计动作时首先要考虑安全性，若无经费添购辅助器材时，亦可用自制或简易的器材，如气球、泡沫垫、枕头等。

三、老年人团体运动课程设计

笔者曾观察过许多老年人团体运动教练实施课程的过程，以下针对一些小区团体教练的活动指导，在动作安全性、动作有效性、动作编排顺序、动作难度分级概念等方面提出注意要点，归纳如下。

（一）动作安全性

1.**重心转移速度**　重心转移速度勿太快。常见老年人团体运动教练设计的危险动作包括大绕环、体前弯时头低于心脏、立姿前弯后仰、直膝跨下快速摆动、重心的上下转移未屈膝等，这些动作并非不安全，而是在配合音乐快速移动身体重心时有跌倒的危险。

2.**转圈**　例如民族舞或有氧舞蹈有一个动作叫做转身步（pelvic turn），旋转的动作也很容易造成老年人重心不稳甚至晕眩跌倒。

3.**关节负荷**　立姿下蹲动作反复次数太多，且下肢肌力训练屈膝时，经常未留意膝盖超过脚尖，易造成老年人膝关节负担过重。

4.**屏气**　无论何种团体运动，须避免用力时屏气，包括肌力、有氧运动或使用辅助器材，防止努责效应（Valsalva maneuver）的产生。努责效应是指屏气造成胸腔压力增加，横膈膜被往下推，配合胸、腹部肌肉用力时，致使腹压增加，从而引起一连串的生理反应。

（1）开始用力阶段，因胸内压增加会施加在主动脉，造成血压短暂的小幅上升。

（2）随后，对静脉的压力造成静脉回流血液减少，降低心输出量，使动脉压降低。

（3）接着刺激颈动脉窦与主动脉体的压力感受器，传入延脑的心跳与血压中枢，经反射作用使血管收缩，血压略微回升，且心跳加快以代偿降低的心输出量。

（4）屏气放松时，胸内压、心输出量都恢复，但周围血管仍收缩，因此血压反而高于正常值。升高的血压刺激颈动脉窦与主动脉体的压力感受器，导致血压降低、心跳变慢，以回到正常值。

努责效应本身没有问题，但因腹压升高可能产生压力性尿失禁。

5.**举手过肩**　手臂超过肩部的动作设计尽量不要连续重复太多次，或双手高过肩部同时用力的动作时间不要过久，例如以布彩带进行双手过头滚动的动作。在此要提醒的是，上肢动作并非不好，但过头的动作反复过多并不安全，因此设计动作时要均衡训练上下肢肌肉群，尤其是坐在轮椅上的老年人，更应注重设计坐姿的下肢肌肉训练与关节的活动。

（二）动作有效性

1.**动作的定点与角度**　以原地屈膝动作为例，常见教练示范微蹲（1/4蹲），老年人仅做出微微振动双膝；另一常见的例子是脚跟前点的动作，大部分此动作仅呈现一脚往前点，此时如果能加上屈髋与屈膝（支撑脚）则动作会更有效，这样可以训练全身的大肌肉群。要强调的是教练示范动作做到十分，而老年人若能模仿至五分就已经很不错了，因此团体运动教练要更留意本身动作示范的标准度，以及教学时强调动作应到达的标准，才能更有效地达到训练目的。

2.**训练目的与动作的吻合度** 团体运动教练在设计动作时，应考虑到动作的目的，并自问此动作是否真的可以达到训练目的。举个例子，有一位教练用弹力带绕过一脚脚底，双手各握住一端进行快速抖脚，事后询问才知道其目的是想训练下肢肌力，因此笔者建议将抬起的时间延长，缩短放下至地面的时间，进行直抬腿动作，诱发大腿前侧股四头肌肌肉收缩的效果会更好。

3.**以伸展动作取代抚慰性动作** 举一个例子，一位教练指导进行下肢肌力训练后，会习惯做双脚原地踱步，并用双手拍打大腿的动作。询问之后才知道原来是抬腿后双脚很酸，想借此动作放松，故笔者建议将双脚踱步、拍打大腿动作改成伸展股四头肌的勾腿动作。而抚慰性的动作如搓耳朵、抚触皮肤等并非不好，但要视训练的目的来设计有效的动作。

4.**强调下肢肌力动作** 以笔者观察到的现象，附近的社区服务站或福利院约有1/5～1/4的老年人是坐在轮椅上，或借助助行器及拐杖行走。当团体运动教练在示范立姿的动作时，这些老年人仅能跟着做手部动作。然而，为防止老年人跌倒，下肢肌力与平衡训练又是必需且重要的，老年人椅子上的运动应运而生。团体运动教练应设计坐在椅子上的下肢肌力训练（如坐姿屈膝抬脚、直膝抬脚等），并训练老年人由坐姿到站立，强化独立生活的功能，进而训练原地站立的平衡能力。

5.**上、下肢活动需并重** 设计上肢与下肢交替的动作。团体运动教练常因怕老年人跌倒或移动不便，仅训练上半身，而忽略下半身的动作。

6.**肌肉与柔韧度训练需配合** 肌肉功能与柔韧度适能训练要配合进行，建议在肌力训练完后，可接续进行刚训练完的肌群的伸展动作，帮助肌肉延展，并达到放松的效果。

（三）团体运动动作设计与编排

1.团体运动的价值　笔者曾观察过一节活动课程，该课程设计为教练拿一颗篮球并让老年人围坐成一圈，看球滚到谁的脚下谁就要将球踢出。此活动设计在一般健康者的团体运动原本相当富有趣味性，眼睛要看着快速滚动的球，追踪球滚向自己时要快速反应，看准后用脚踝内侧用力踢出去。然而若考虑老年人的特质（视觉减退、动作反应变慢）、安全性（篮球材质较硬，用力踢可能扭到脚踝），当一个人在踢球时，其他的团体成员仅坐着并未进行身体活动！在此要强调的是，团体运动的价值在于同一个时间、空间有一群人同时进行身体活动，因此团体运动教练在进行动作设计与编排时需考虑这一点。

2.课程优先训练重点　要先评估课程设计的目的是否与老年人的健康或是生活功能相关。有氧运动在重量训练前实施，可避免重量训练后进行有氧训练增加心肺系统的负担。若优先训练重点是健康老年人的心肺训练，可进行间歇的有氧运动训练。

3.动作编排顺序与难度　举一个例子，一位团体运动教练设计下肢肌力（椅子上）动作顺序为单脚屈膝离地 → 双脚抬膝离地 → 双脚直膝离地 → 双脚直膝抬腿离地往内画圆 → 双脚直膝抬腿离地往外画圆（图2-2），此动作编排的顺序与难度跳级太快，老年人必定无法达到动作标准。建议可修正为单脚屈膝离地〔图2-3（A）〕停留之后，先进行单脚直膝抬腿〔图2-3（B）〕离地停留，并强调老年人的坐姿要正确，最好能维持身体中心线，甚至大腿离开座椅〔图2-3（C）〕，增加力臂的负荷，达到动作标准后，再增加动作的难度（图2-4），不急着跳到双脚同时直膝抬腿〔图2-3（D）〕的难度等级。

4.借助体重增加动作强度　上一个例子是动作难度跳级太快，但若是动作设计太轻松，则训练强度不足，效果有限。举例来说，坐在椅子上双脚踩地做脚跟离地与放下的动作，可建议由坐姿改成立姿（图2-5），并确认老年人有安全的环境（如手可以随时扶住稳固的椅子、桌子或墙壁）后，再做垫脚尖的动作。此动作强调的是要以自身的体重来增加负荷的强度，除了能较有效训练到小腿后侧肌群外，还可同时训练平衡感。

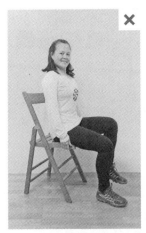 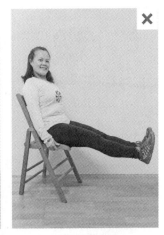

（A）单脚屈膝离地　　　（B）双脚抬膝离地　　　（C）双脚直膝离地

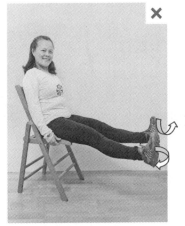 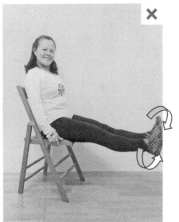

（D）双脚直膝腿离地往内画圆　　（E）双脚直膝抬腿离地往外划圆

图2-2　下肢肌力（椅子上）——错误动作

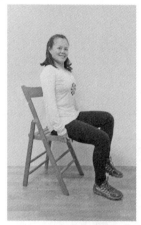
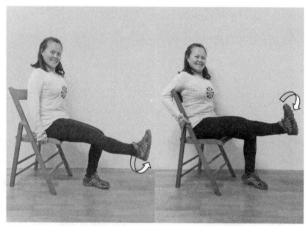

（A）单脚屈膝离地　　　　　　　（B）单脚直膝抬腿（变化式：往外/内画圆）

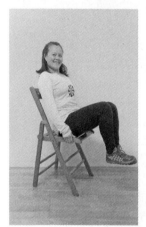
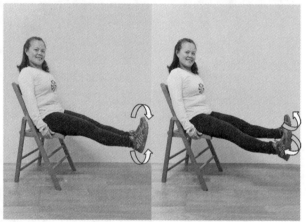

（C）双脚屈膝离地　　　　　　　（D）双脚直膝抬腿（变化式：往外/内画圆）

图2-3　下肢肌力（椅子上）——修正动作

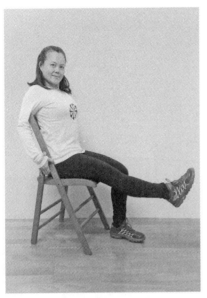

（A）难度1：臀部坐满整张椅子

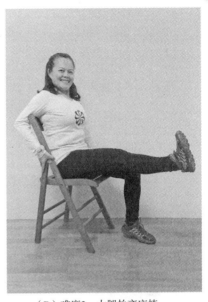

（B）难度2：大腿抬离座椅

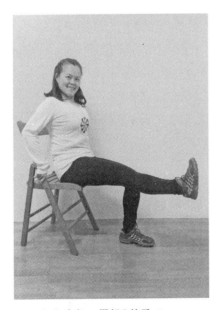

（C）难度3：臀部坐椅子1/2

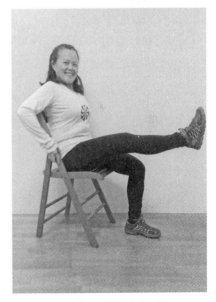

（D）难度4：大腿抬离座椅

图2-4 增加难度的下肢肌力（椅子上）动作

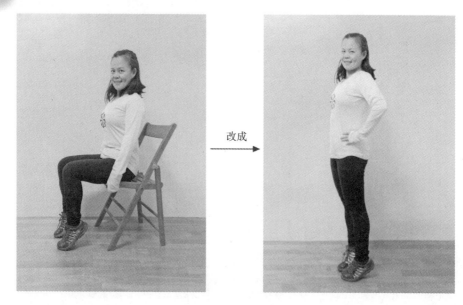

改成

图2-5　由坐姿改成立姿

5.手部动作简单化　对老年人来说，太复杂或变化太快的手部动作会削弱其成就感，甚至影响参与动机。建议团体运动教练在动作编排时要强调下肢与躯干肌群，手部动作简单化，并训练肩关节的活动，帮助老年人保持生活功能，如自主独立穿衣服的能力。

6.动作难度分级与老年人体能　带领团体运动最大的挑战在于每位老年人的体适能程度不同。笔者曾观察过一个团体的老年人动作分级概念执行得很好。举原地踏步的例子来说，动作分级由简至难分别为原地踏步 → 原地左右脚轮流抬膝 → 原地跑步 → 原地双脚同时跳跃（图2-6）。建议教练要观察老年人的体能与动作表现，将动作分级的概念融入课程设计。

7.渐进式运动强度设计　刚开始运动者或很久没有运动的老年人要由较低强度的运动开始，只要老年人持续参加运动，即使一开始未达到目标运动强度也无所谓。建议每周3天但不连续，保证每次运动前肌肉已经完全恢复。

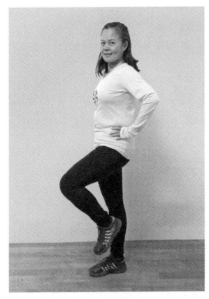

(A)原地踏步

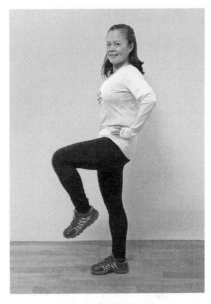

(B)原地左右脚轮流抬膝

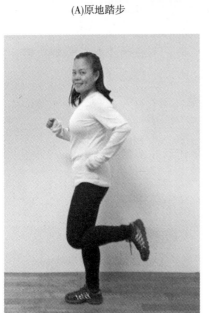

(C)原地跑步

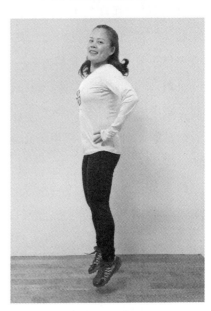

(D)原地双脚同时跳跃

图2-6　动作难度分级

四、团体运动教练的指导技巧

1.要熟悉动作分解与组合教学法，如直线渐进法、逐一加法、堆积木法、渐层法（层选法）等。

2.上课中需注意老年人身体线条定位与动作的正确性，确保课程安全有效。经常提醒正确的身体线条定位，由侧面看，身体的耳垂－肩峰－髋骨－膝盖外侧－外踝等五点要呈一直线。

3.除具备对老年人的指导热情外，还要学习与老年人的沟通技巧，并善用口语（如说话的音调）及非口语指令（如肢体动作与表情）进行指导。长时间卧床或不活动会导致体能退化，要教育老年人保持规律运动及"老年人能够也应该运动"的观念，将自己定位为教育者。

4.在课程中，以心率、RPE、说话测试（talk test）等方法来评估运动强度，并能依照老年人状况调控强度，方法如下。

（1）增加强度的方法：保持身体线条与核心肌群的稳定，动作加大（包括关节活动范围增加），力臂杠杆加长，下肢动作靠近心脏位置，以意念聚焦在用力的部位及移位。

（2）降低强度的方法：动作速度放慢、动作减小，保持身体及动作的稳定，减少重心的移动。

5.感觉不舒服时，采用修正动作或替代动作，如抬膝跳 → 抬膝 → 踏步。

6.保持运动教练的专业形象，除了外表保持健康与活力外，也要不断地自我体能训练，并自我保健与自我挑战，如此以身作则，才能分享更多运动经验。

团体运动教练的领导风格需要时间的累积，设计适合老年人的运动，排除运动中可能遭遇的阻碍，提升沟通技巧，包括运动依从与动机问题，都是老年人运动计划中不可缺少的要素。

五、成功推展老年人积极老龄化团体运动促进实操经验分享

一般研究将老年人身体活动介入的型态分成：以居家为基础、以团体为基础、以教育式为基础等三类。身体活动介入是延缓老化的因素，包括身体活动介入对生理恒定负荷、凝聚力、身体活动量与参与率的影响；然而，维持规律运动比开始运动还难，要有策略，要定时关心、鼓励老年人。如何成功地经营老年人团体运动班？笔者在慈济大学社会教育推广中心持续带领中老年积极老龄化团体运动课程迄今近两年的时间，由一开始以目标导向的运动介入课程，逐渐发展为心灵成长与支持团体的运动模式。以下分享成功的推展经验、策略与具体方法提供参考。

（一）行政流程与相关资源

配合行政机关推迟老龄化、提升运动人口比例等相关政策。先寻找相关资源，包括经费预算、场地、小区老年人、协办单位，然后拟写计划书，送交相关单位核准。即使补助经费有限，小区运动促进仍将是未来的趋势。

（二）活动宣传招生

确定计划核准后，进行宣传营销，鼓励老年人报名。以多种渠道征召，如：在老年人固定的社团活动场合、附近医院的相关部门（如健康宣教门诊、小区健康中心等）、小区活动中心、老人会、更年期协会、女青年会（YWCA）等地方张贴宣传单；同时在地方的传播媒体，如报纸、地方电台、地方的电视台等宣传；再利用到相关机构演讲、电子邮件与电话等多种方式同时着手召募老年人。

（三）举办说明会

定期进行老年人体能检测与身体检查，若经费允许，可赠送一些小礼物给老年人。说明会开设团体运动班，让老年人与工作人员见面，相互

认识，清楚说明团体运动的益处，并给予老年人体能状况的评估回馈，要求老年人的出席率，设置不同的奖状予以表扬，如最佳热心服务奖、全勤奖等。邀请相似背景的老年人分享运动经验，采用促进其持续参与运动的措施，如集点卡集满多少点数兑换礼物，试着将外在动力逐渐转化为内在动力。

（四）增加老年人运动的凝聚力

凝聚力是指"一种团体动力的特征，反映出团体在追求共同目标或社会目的时，全体成员一致的倾向"。研究发现，虽然对老年人采取个人运动指导与团体运动指导两种方式都对健康促进有帮助，但团体运动指导的介入方式更能使无运动习惯者，特别是体能虚弱的老年人，在参与运动过程中持之以恒。促进老年人参与运动的凝聚力的特殊策略有：①关注其独特性；②建立团体共同目标；③塑造团体特殊规范；④鼓励特殊奉献；⑤提供互动机会；⑥给予特殊礼遇等方式。运动教练要吸引不太运动的老年人开始规律运动，或提升其运动依从性。建立起凝聚力，尤其是社会凝聚力，可以使团体成员间相互吸引，彼此喜欢及享受彼此间互动关系。例如健身运动团体的老年人喜欢运动教练的特质、运动团体的风格与独特性、团体的环境与氛围、喜欢某些团体成员等，也都可能吸引老年人继续留在团体内。

教练进行活动课程时，团体人数应控制在20～40人为宜，并可通过营造互动机会与轻松的上课氛围、增加实践机会、参与成员经验分享、建立社会支持系统，包括运动教练及家人的支持、设定团体目标、建立团体纪律与稳定性，如上课守时、出席率，固定运动时间地点及固定的运动教练等，来增加老年人运动团体的凝聚力。其中，教练所展现的领导风格，设定的团体目标，适时给予团体成员荣誉感、满足感也很重要。教练可通过以上方法来提升运动课程的目标达成及有效性。

Estabrooks与Carron（1999）研究指出，运动课程凝聚力在短期与长期课程参与中发挥着重要的作用，参与运动的老年人是最能提升课程凝聚力的人群。受试者在短期的身体活动介入可以维持高出席率，长期介入则无此现象，可谓"介入时间与参与率成反比"，仅采用健康宣教方式进行介入的参与率会随着时间变长而降低；介入时间与参与率成反比的原因可能是缺乏兴趣、缺乏动力、缺乏享受运动的愉悦感、缺乏时间或未感觉到获益，但此公式似乎不适用在团体运动指导介入。

（五）提高老年人运动的依从性（Compliance）

老年人群常面临缺乏动力、觉得自己无法达到、担心运动受伤、平时步态不稳、合并疾病导致功能变差、经济困难、环境天气因素、认知功能下降、没有同伴一起运动等问题，而无法持之以恒地运动。此时可采取各种行为改变策略：改变生活方式、认知重建、时间管理、目标设定、社会支持、提供诱因与奖励、制订运动契约、参与运动团体组织，以提高其运动的遵从性。以下提供具体的实施方法。

1.尽量鼓励老年人从一起运动的同伴中寻找楷模，并鼓励其将本身罹患的疾病作为动力，增强对规律运动有益健康的信念，请家人在旁边协助运动，设定符合个人的目标，避免不切实际的期待。即使是在平日活动很少，身体虚弱或卧床的老人能增加比平常多一点的活动，也是有帮助的。

2.定期举办专题座谈，请每位老年人分享近况，包括最近的心情、家庭状况或遇到的困扰、运动后身体的变化与问题咨询，运动教练可针对老年人的分享与问题给予回馈，更进一步了解老年人。

3.与老年人建立朋友关系，从生活细节关心老年人，随时留意其改变，如新的发型、一条新的围巾等，真诚赞美老年人运动后的正向改变，如："您运动后皮肤真好！""您运动后气色好多了！"

4.建立请假的制度，缺课的老年人要跟运动教练请假，同时请运动教练主动打电话关心与询问老年人请假的原因，并在每次下课前叮嘱下次上课时间。

5.推选几位热心的老年人为班长与干部，协助协调班上事务。

6.定期举办庆生会或相关节庆聚会或出游：固定每个月举办生日或特别节庆时的出游聚会，运动教练可请志愿者或班干部事先准备，赠卡片或小礼物给当月生日的老年人，让老年人有被关心的感觉，建立像朋友一样的关系。

7.可定期针对老年人的上课内容与动作设计进行知识上的讲解与分析，强化老年人的认知，了解为何要做此种运动以及运动各方面的益处，增加参与此运动的动力。

8.举办教育性讲座，如"规律运动的好处"相关讲座或演讲，强化老年人运动益处的认知。

8.定期追踪（follow-up）检测及评估老年人的体能与身体检查，并提供具体回馈；具体的健康检查与体能检测数据表明，健康状况好转是老年人持续坚持运动很重要的动力。

10.成立好朋友团体（buddy groups），让团体分成不同的小组，常赋予小组任务，并使老年人课余间进行交流。

结语

体适能教练是健身运动者持续参与课程最具有影响力的决定因素。而每位参与运动的老年人体适能水平、动机、身体状况与运动经验都有差异，虚弱的老年人可先通过团体课程逐步提升运动的动力，间接获得社会支持，可先从肌力训练、有氧运动、伸展运动、平衡训练等类型的运动开始，逐渐增加强度，也可采用适当的辅助运动器材，并创造良好的运动环境氛围，并注意安全、有效的动作设计与编排流程，以达到安全又有效的运动效果，全面提升老年人的健康水平，改善老年人的生活质量，进而利用课程经营策略营造成功的团体指导课程氛围，提高老年人的参与率，达到安全又有效的指导。

参考文献

[1] 黄森芳、温蕙甄、陈聪毅（2012）·准备超高龄社会来临－全面推动大学生学习指导自家老年人促进身体活动知能·大专体育双月刊，121，67-74。

[2] 温怡英（2000）·有氧舞蹈的动作分解与组合教学法·大专体育双月刊，55，110-114。

[3] 温蕙甄（2013）·长者椅子上的运动，取自 http://www.winpe.tcu.edu.tw/?page_id=29

[4] 温蕙甄、李再立（2012）·中老年人身体活动介入对成功老化之影响·中华体育季刊，26（4），431-439。

[5] American College of Sports Medicine；ACSM（2010）. ACSM Resource Manual for Guideline for Exercise Testing and Prescription（6th ed.）. Baltimore, MD：Lippincott Williams & Wilkins.

[6] American College of Sports Medicine（1998）. American College of Sports Medicine Position Stand. Exercise and physical activity for older adults. Medicine and Science in Sports and Exercise 30（6），992-1008.

[7] Brooks, D.（2003）. The complete book of personal training. Champaign, IL：Human Kinetics.

[8] Carron, A. V.（1982）. Cohesiveness in sport group：Interpretations and consideration. Journal of Sport Psychology, 4, 123-138.

[9] Carron, A. V., Hausenblas, H. A., & Estabrooks, P. A.（2003）. The Psychology of physical activity. New York：McGraw-Hill Higher Education.

[10] Chodzko-Zajko, W. J.（2001）. National blueprint：increasing physical activity among adults age 50 and older. Journal of Aging & Physical Activity, 9（Suppl.），1-28.

[11] Chodzko-Zajko, W. J., Proctor, D. N., Fiatarone-Singh, M. A., Minson, C. T., Nigg, C. R., Salem, G. J., & Skinner, J. S.（2009）. Exercise and physical activity for older adults. Medicine and Science in Sports and Exercise, 41（7），1510-1530.

[12] Cyarto, E. V., Brown, W. J., Marshall, A. L., & Trost, S. G.（2008）. Comparison of the effects of a home-based and group-based resistance training program on functional ability in older adults. American Journal of Health Promotion, 23（1），13-17.

[13] Durstine, J. L., & Moore, G. E.（2002）. ACSM's Exercise

management for persons with chronic diseases and disabilities (2nd ed.). Champaign, IL：Human Kinetics.

[14] Estabrooks, P. A., & Carron, A. V. (1999). Group cohesion in older adult exercisers：prediction and intervention effects. Journal of Behavioral Medicine, 22 (6), 575-588.

[15] Franklin, B. A. (1988). Program factors that influence exercise adherence：Practical adherence skills for the clinical staff. In R. K. Dishman (Ed.), Exercise adherence：Its impact on public health pp. 237-258). Champaign, IL：Human Kinetcs.

[16] Gillis, D. E., & Stewart, A. L. (2005). A new approach to designing exercise programs for older adults. In C. J. Jones & D. L. Rose (Eds.), Physical activity instruction of older adults. Champaign, IL：Human Kintic.

[17] Kerschan-Schindl, K., Wiesinger, G., Zauner-Dungl, A., Kollmitzer, J., Fialka-Moser, V., & Quittan, M. (2002). Step aerobic vs. cycle ergometer training：effects on aerobic capacity, coordinative tasks, and pleasure in untrained adults-a randomized controlled trial. Wiener Klinische Wochenschrift, 114 (23-24), 992-998.

[18] Moore, G. E., Marsh, A. P., & Durstine, J. L. (2009). Approach to exercise and disease management. In ACSM's Exercise Management for Persons With Chronic Diseases and Disabilities. Champaign, IL：Human Kintic.

[19] Nyman, S. R., & Victor, C. R. (2011). Older people's recruitment, sustained participation, and adherence to falls prevention interventions in institutional settings：a supplement to the Cochrane systematic review. Age and Ageing, 40, 430-436.

[20] Rhodes, R. E., Martin, A. D., Taunton, J.E., Rhodes, E. C., Donnelly, M., & Elliot, J. (1999). Factors associated with exercise adherence among older adults：an individual perspective. Sports Medicine, 28 (6), 397-411.

[21] Rose, D. L. (2005). Balance and mobility training. In C. J. Jones & D. L. Rose (Eds.), Physical activity instruction of older adults. Champaign, IL：Human Kintic.

[22] Rose, D. J. (2003). Fall proof：A comprehensive balance and mobility training program. Champaign, IL：Human Kintic.

[23] Sherrington, C., Tiedemann, A., Fairhall, N., Close, J. C. T., &

Lord, S. R. (2011) . Exercise to prevent falls in older adults: An updated meta-analysis and best practice recommendations. NSW Public Health Bulletin 22 (3-4) , 78-83.

[24] Shirazi, K. K., Wallace, L. M., Niknami, S., Hidarnia, A., Torkaman, G., Gilchrist, M., & Faghihzadeh, S. (2007) . A home-based, transtheoretical change model designed strength training intervention to increase exercise to prevent osteoporosis in Iranian women age 40-65 years: a randomized controlled trail. Health Education Research, 22 (3) , 305-317.

第三章

老年人运动指导危机管理与安全评估

　　曾发生一个案例，一位老奶奶在一个寒冷的早晨进入运动教室，运动到一半，她突然觉得眼前发黑，随后便倒在地板上。若您是在场的运动教练，是否能熟练地进行紧急事故处理？是否了解这位老奶奶的身体状况与可能原因？是否能在最短的时间将伤害降到最低？需要送医院吗？事发到送医这段黄金时间要做什么？如何联络家人？另外，在运动的动作设计上是否符合安全要求呢？"预防胜于治疗"，无论指导老年人进行个人或团体运动，都应首先考虑安全问题。运动计划开始前，应该先针对参与运动的老年人及运动环境进行全面的评估与紧急事故流程规划。

　　本章分成四节进行讨论：第一节运动前的评估，第二节紧急事故规划与处理流程，第三节相关法律责任，第四节运动课程实施的安全注意事项。目的是使资源能有效利用，同时也将运动可能造成的风险降到最低，达到运动期望的最大效果。

第一节　运动前的评估

　　为了将老年人运动时所造成的风险降到最低，除了对老年人本身健康状况进行评估外，周围环境评估以及紧急事故发生时的处理也是非常重要的，分述如下。

一、老年人的健康状况评估

　　运动前应先针对老年人个人的健康、能力与限制进行全面的评估（图3-1）。请参与运动的老年人在运动之前先填写基本数据问卷（表3-1），评估应包含：①一般医学检查，特别是心血管、肺功能、肌肉骨骼与神经系统；②个人资料调查与建档，包括姓名、年龄、血型、曾患过或需要特殊照顾的疾病、药物过敏情况与紧急联络人等；③个别的健康问题（健康资料及病历卡）；④医师或专属医疗人员姓名及联络电话；⑤身体的障碍与限制，如妨碍身体活动、在运动前需要稳定介入治疗或是需要修改运动计划等。经过以上评估后，再根据运动教练本身的受训背景及该位老年人的特殊需要，决定该运动教练是否具备带领老年人运动的资格。大部分的例子表明，教练若愿意询问与请教，问题必能获得解答。

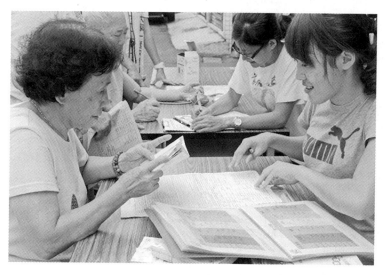

图3-1　运动前评估老年人健康状况

表3-1　老年人基本数据问卷

　　规律运动不但有趣且健康。对大部分人来说，从事身体活动是一种安全的活动，但是却有一部分人在从事运动时可能发生危险。无论如何，当您计划开始进行较多的身体活动时，建议您先征询医生的同意。若您的年龄介于 15～69 岁，并预计开始从事较多的身体活动时，请回答以下 6 项问题，此问卷会告诉您在开始进行较多的身体活动前是否需要取得医师的同意。若您的年龄超过 69 岁，且您平时并未进行规律的身体活动，那么建议您必须得到医师的同意再开始运动。

日期：　　　年　　　月　　　日

一、基本数据：

1. 姓名：＿＿＿＿＿＿＿＿＿　2. 年龄：＿＿＿＿＿＿　3. 性别：＿＿＿＿＿＿

4. 紧急联络人：＿＿＿＿＿＿＿＿＿　5. 紧急联络人电话：＿＿＿＿＿＿＿＿＿

二、健康生活型态调查表（请根据您过去 3 个月的生活状况来填写）：

1. 睡眠习惯：□不规律　　□规律（每天睡眠约 7～8 小时）
2. 运动习惯：□没有　　□有，每周运动约＿＿＿＿＿小时
3. 休闲嗜好：□没有　　□有
4. 朋友社交：□没有　　□有
5. 体重状况：□不理想　　□理想
6. 营养摄取：□不理想　　□理想
7. 喝酒习惯：□没有　　□有
8. 吸烟习惯：□没有　　□有，每日烟量＿＿＿＿＿支

三、疾病史（请您谨慎并如实回答下列问题）：

1. 您是否罹患特殊疾病：□无　　□有
　　若有，是哪些疾病？　□高血压　　□心脏病　　□下背痛　　□高胆固醇
　　　　　　　　　　　　□骨骼疼痛　□肥胖　　□慢性肺病　□晕眩
　　　　　　　　　　　　□糖尿病　　□退化性关节炎　□其他：
2. 当您进行身体活动时，曾感觉到颈部、左肩、手臂或胸口疼痛吗？
　　□无　　□有
3. 您是否曾因晕眩或失去知觉而失去平衡？□无　　□有
4. 您是否有骨骼或关节问题？□无　　□有
5. 当您从事身体活动时，您曾有过呼吸困难、喘不过气来吗？□无　　□有
6. 您家族中有心脏病、糖尿病或肥胖的病史吗？
　　□无　　□有，是　　　　　　　　疾病

四、身体限制：您是否有任何不适合从事身体活动的原因？□无　　□有

1. 关节活动范围问题：□无　　□有
2. 移动或平衡问题：□无　　□有
3. 营养限制：□无　　□有
4. 有跌倒的危险性：□无　　□有
5. 其他不适合从事身体活动的原因：

五、冠状动脉心脏病的危险因素：您是否有以下危险因素？□无　　□有
　　若有，是哪些？□冠状动脉心脏病家族史　　　　　□肥胖

续表

□高血脂（总胆固醇 > 240 mg/dl）　□坐式生活不活动
□高血压（血压 > 140/90 mmHg）　□抽烟

六、服用药物情形：您目前有服用药物吗？　□无　　□有
　　　若有，是哪些药物？□抗心律不整药物　□抗糖尿病药物
　　　　　　　　　　　　□高血压药　　　　□支气管扩张剂
　　　　　　　　　　　　□降血脂药　　　　□非类固醇消炎止痛剂
　　　　　　　　　　　　□硝酸盐　　　　　□钙离子拮抗剂
　　　　　　　　　　　　□利尿剂　　　　　□左旋多巴胺
　　　　　　　　　　　　□抗凝血剂　　　　□血管扩张剂
　　　　　　　　　　　　□强心剂　　　　　□其他

若您在第 3 项至第 6 项的回答中，有一个或一个以上的答案为"是／有"：
建议您与您的医师讨论您所勾选的项目，或者您可以先从非常缓和的身体活动开始，
然后再循序渐进；或仅从事安全范围内的身体活动；或者您可以从事安全性高的小区
性活动。

若您在第 3 项至第 6 项的回答中，所有答案都是"否／无"：
那么恭喜您可以开始从事较多的身体活动，但还是建议您从较为缓和的身体活动开始，
然后再循序渐进。参与体适能测验，是一个确定您基本体能的最好方法，可帮助您开
始您的身体活动计划。但是若您因临时身体状况，诸如感冒、发烧或任何身体疾病发
生时，请暂停您的身体活动计划，直到身体状况恢复为止。

※ 我已阅读，了解并完整填写问卷，且同意参与身体活动。
※ 我知道当我计划从事较多的身体活动时，我都应该先征求医师的同意及指示后，才
能开始。

姓名：_____　签名：_____　日期：____年____月____日

数据来源：李淑芳、刘淑燕（2013）·老年人功能性体适能·台北市：华都。

二、老年人的服药问题评估

　　老年人常合并其他疾病或同时使用多种药物，这些因素多少都会对
其运动能力及可选择的运动项目造成影响。因此，针对不同疾病患者，包
括关节炎、心脏病、高血压、糖尿病、骨质疏松症等，须兼顾各种特殊需
要及不同老年人的健康、体适能与技巧水平，并了解其参与运动的真正需
求、药物之间的不良反应及注意事项来设计或实施不同的运动处方（请参
阅第三部分）。

三、运动环境与周边环境的风险评估

指导老年人运动地点的选择要考虑以下几点。

1.要考虑室内／户外场地　若是户外场地，要留意防晒措施，若是室内场地，则要留意空气的流通性，尤其在冬天窗户勿紧闭。ACSM建议室内运动时，温度应保持在22～24℃，相对湿度60%，另外，要有足够空间让运动教练安全地示范动作。

2.估算运动场地的最大安全承载量　建议以教练人数、参与运动老年人人数与运动场地大小三者衡量，首先保证人数，再渐进至质量并重。若参与运动老年人的人数过多，表示运动促进的推展很成功，此时则需要增加运动教练的人数，或从运动参与者当中寻求热心的运动志愿者加以训练来协助课程进行。

3.运动时间的安排　因老年人多有视力退化问题，故安排运动课程时应注意空间的照明与运动时间的安排，如白天优于夜晚。

4.运动空间与周边的地板表面　运动场地分室内与户外，地板表面有很多类型，如PU、木板、瓷砖、水泥地、柏油、大理石等。当行走在表面为较光滑的地板（如抛光瓷砖）或经过打蜡处理的地面时，要特别提醒老年人防滑；地板表面的覆盖物，如不平整的地毯、松掉的踩脚垫、地面有潮湿或腐烂的叶子、有凹洞、有玻璃碎片、小石头等都要留意。建议运动课程前进行调整，例如可以铺设防滑垫以避免老年人运动时跌倒。

5.镜子的使用　最好有镜子，这样方便老年人动作的指导与回馈，鼓励老年人常照镜子，可能会产生巨大的改变。举个实例，有一位老年人第一次来参与团体运动课程，运动过程中，笔者时常提醒老人照镜子，并对自己微笑。第二次课程，老人表示上次运动回家后脸部觉得好酸，这是由于平时脸部肌肉训练太少，才惊觉自己已经很久没有笑了。这改变了这位老人的生活态度，并发生一连串的积极变化，使其感受到人生的快乐！

6.运动场地的摆设　一些小区场地讲求使用的多功能性，当有运动课程

时才将原来的空间清出来，建议运动场所周边的杂物要摆放整齐，避免突出物刮伤学员，或物品摆放不稳而倒塌造成意外发生。

7.运动场地周边环境安全评估

（1）进门的楼梯、门坎、松掉的扶手、不稳的椅子以及未有足够时间让老年人过马路的红绿灯信号等，皆有导致老年人跌倒的危险。

（2）如厕地点与运动场地之间的距离、走道地板的防滑措施与扶手等支撑设施。

（3）团体课程运动场所的周边交通便利性也要考虑到，如停车场、便利的公共交通系统，可让老年人能排除交通的障碍，顺利到达，参与课程，降低运动的阻碍因素，以此提升老年人的活动参与度。

以下请参考运动教练安全点检查对照表（表3-2）。

表3-2 运动教练安全点检查对照表

____保持急救与心肺复苏术资格证更新
____参加对内的训练课程，与相关工作人员自我介绍及沟通紧急状况发生的处理流程并熟练紧急事故处理的实际操作
____知道急救器材设备与急救站的位置
____在课程之前，先确认环境的安全，去除危险因素。若障碍无法排除，宁可不开课

运动场地的风险评估
____空间照明够亮
____地板表面平整防滑，无覆盖物
____如厕地点的安全性，包括厕所地面的防滑、扶手与马桶的座椅高度适当
____运动空间周边的杂物摆放整齐，无突出物或易倒塌的堆放物
____运动空间有稳固的支撑物，提供老年人维持平衡及稳固的椅子
____有足够空间让运动教练安全地示范动作与指导老年人
____若在户外，老年人面向太阳才可以看到教练的动作，建议老年人戴防紫外线的眼镜、帽子、遮阳板

四周环境的风险评估
____进门的楼梯稳固
____无过高或需跨越的门坎
____无松掉的扶手
____红绿灯信号有足够时间让老年人过马路
____空气流通性佳

续表

> **估算运动场地的最大安全性承载量**
> ＿＿＿参与运动的老年人人数＿＿＿人；运动场地的最大安全性承载量＿＿＿人
> ＿＿＿畅通与学员沟通的渠道，鼓励回馈
> ＿＿＿告诉老年人适当鞋子的重要性——提供支撑保护脚底，以避免滑倒
> ＿＿＿鼓励老年人穿着合适的服装、多喝水、维持良好姿势，并以自己的配速来运动
> ＿＿＿建立良好的动作指令以减轻对喉咙的伤害
> ＿＿＿了解如何使用电源插座、用电的安全性预防触电

四、紧急事故处理

包括急救箱的准备，须定期检查并更新；急救箱内药品及物品平时也应按照紧急事故处理步骤的规范准备好，让教练及参与运动的老年人熟悉，当事故发生时能从容应对。相关规划及处理流程将于第二节详述。另外，逃生路线的规划与紧急电话的设置也很重要，运动场地应设有紧急电话，并将需拨打紧急电话时的注意事项及邻近地区医疗院所电话号码制成小卡贴在电话旁边，以方便使用。最后，若经费许可，建议办理老年人运动促进单位或个人责任险（liability insurance）。

第二节　紧急事故规划与处理流程

为了避免伤害，保证安全，体适能专业从业人员应该采取"PDQ策略"，包含：预防（prevent）、记录（document）、现状（status quo）。教练必须遵守每一个注意事项以避免伤害，包括严密的监督、适当的指导以及对细节的注意等。若不幸有意外发生时，教练必须正确完整地记录发生的过程，并维持现场状况，在救援到达之前，竭尽所能，至少不要让伤害进一步恶化！

一、紧急事故的事前规划

在进行紧急事故应变规划前应注意，所有紧急事故发生时的处理流程

与步骤都将在事后被检查，所以平时一定要先做好紧急事故规划及准备，且参与活动的任何教练或私人教练都需了解预防伤害的责任，当事故发生时才能从容应变。以下列出进行规划时的注意事项。

1.在活动开始时可要求每一位参与者（与其监护人）或是被评估为有活动风险者填写一份具有法律约束力的免责书。

2.在活动开始前应先告知参与者关于器材的设计、构造以及安全的使用方式，尤其是对运动或器材设备完全没有经验的初学者，并使其了解各类运动的相关风险，以将发生事故的概率降至最低。

3.应定期检查及随时维修活动设备、器材，并填报任何设备器材的故障问题。

4.若有急救需求时，教练须先确认本身有定期更新的心肺复苏术（cardiopulmonary resuscitation，CPR）资格证，且让每位参与学员都知道当他们与你在一起时，可随时请求或获得急救，以减轻学员的焦虑感。最后，不论是参与学员或是教练都必须明确知道最近的紧急电话位置及紧急号码，当事故发生时可立即寻求支持。

二、紧急事故的处理流程

若老年人运动时发生意外，受伤后最初几分钟教练所采取的处理相当重要，因为伤员可能会出现肿胀、出血、呼吸困难或其他严重的问题，如果能及时得到迅速而妥善的处理，则伤害便能降到最低。更重要的是，适当的急救处置将能够加速伤者的复原。以下介绍紧急事故发生时的处理步骤。

1.立即停止运动，并让老年人在原地坐下休息。

2.即刻指定1～2名周边的学员、职员或家人打电话120以启动生命之链（图3-2）。拨打紧急求救电话时须向对方说清楚意外发生的地点、明显标志物、此处的电话号码、发生状况、受伤人数、伤员情况、目前现况及打电话者姓名等数据，且必须确认对方已清楚记下数据，并等对方挂电话后再挂电话，最好派人在建筑物外等待医护人员，并带领到出事地点。

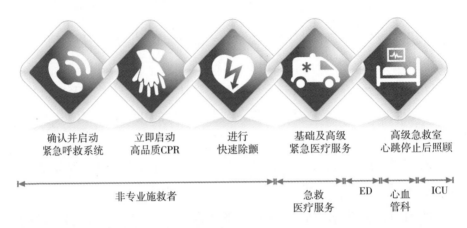

数据来源：American Heart Association （2015）．Out-of-hospital chain of survival. Retrieved from http://cpr.heart.org/AHAECC/CPRAndECC/AboutCPRFirstAid/ CPRFacts AndStats/ UCM_475731_Out-of-hospital-Chain-of-Survival.jsp

图3-2　生命之链

3.若有需求或场地可提供自动体外除颤器（automated external defibrillator，AED）（图3-3），可先准备以备不时之需。

4.让发生事故的老年人所在空间净空，一方面保持空气的流畅，让老年人不至于过度紧张；另一方面防止伤员碰撞周边物体，避免造成二次伤害。

5.有心肺复苏术资格证者应监控受伤者的生命体征，包括心跳、血压、呼吸，并维持其呼吸道畅通。若伤员没有呼吸，则实施人工呼吸；若伤员也没有心跳，则实施心肺复苏术或启动自动体外除颤器直到医护人员抵达。

6.让伤员尽可能舒服，并在旁边安抚其心情，等待救援。

7.若为一般运动损伤，或并不危及生命的急性损伤，则立刻采取"PRICE"方法处理，之后再到医院进一步检查。

（1）保护（protect）：保护受伤的组织或关节，避免再次受到伤害。

（2）休息（rest）：让伤处休息，让受伤者采取动态休息。

（3）冰敷（ice）：将冰敷袋置于受伤部位，冰敷15～30分钟。

（4）压迫（compression）：压迫可使受伤区域的肿胀减轻。以弹性绷带包扎于受伤部位，例如：足、踝、膝、大腿或手腕等部位，以减少内部出血。

（5）抬高（elevation）：抬高受伤部位并加上冰敷与压迫，以减少血液循环至伤部造成肿胀。伤处应高于心脏部位，且尽可能持续至伤后24小时内。当怀疑有骨折时，应先固定于夹板后再抬高，但有些骨折情况下是不宜抬高的，故仍应询问专业医护人员是否合宜。如果怀疑伤及脊椎，严禁搬动或翻身，保持原体位，等待急救人员救助。

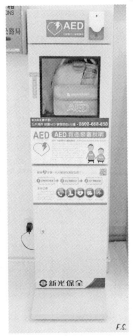

图3-3　自动体外除颤器

第三节　事故伤害相关的法律责任

运动行业受伤风险高，所有的身体活动都有受伤及发生意外的可能，尤其老年人身体机能较正常人低，事故伤害风险也随之提高。任何运动教练皆须了解如何避免事故伤害发生，减少可能承担的相关法律责任，以保护其自身及老龄学员。以下分两方面详述。

一、教练及环境设备方面

1.运动教练现场指导　运动指导首先要考虑安全，其次为有效。老年人从事运动时教练一定要在现场，以避免意外事故发生。运动课程开始前可先参照运动教练安全点检查对照表进行检查。

2.运动场所的安全保证　在美国，任何由主办单位或厂商举办的活动，若要求参与者进入一个不适当且不安全的空间或环境时，在法律上将视为侵权行为（tort law）。对运动场所及周围环境的评估应包括运动环境的地面是否容易造成参与者滑倒或跌倒、提供参与者穿的鞋子是否有防滑功能、周围环境是否设置护栏、其他环境状况（如空气质量、温度、湿度及其他为保证安全的吸震材质）。

3.课程的使用设备　根据统计，一般保险支付排名中，位居第二高的是因使用设备造成的伤害。由此可知，运动课程中所使用的设备是否安全，且是否以正确的方式来使用，都是很重要的。

4.运动指导技巧、质量与特质　为了有效处理紧急事件，运动教练应具备心肺复苏术、急救与自动体外除颤器（AED）的资格证，并定期参加再教育训练课程。

别忘记检查老年人所穿的鞋子及装备是否防滑、安全。

二、老龄学习者方面

1.填写基本情况问卷及签署保证书　在开始运动前，老年人一定要递交基本情况问卷，包括疾病史、身体限制情况、冠状动脉心脏病风险因素、用药现况及老年人身体活动保证书，老年人需要在这份保证书上签名同意参与身体活动，才能开始进行任何的运动或身体活动。但要注意的是，若运动教练在工作上有疏忽，例如未进行热身运动等，保证书也不能保护其不被起诉；保证书及基本情况问卷需每年或每一期更新及重新签订，如此才能清楚知道学员最新的健康及体适能状况。

2.与老龄学员共同制订运动目标及强度　教练须与老年人进行运动前访谈，了解老年人过去及现在的运动经验，以作为老年人运动课程安排的参考，也可作为协助老年人制订运动目标及其适合性，且彼此认同的运动强度的依据。

第四节 运动课程实施的安全注意事项

一、运动动作的安全注意事项（Clark, 2005）

老年人的身体机能退化，常患有一种或多种慢性病，在进行运动课程前应先获得医师的同意，且在课程中勿过度劳累，勿超出身体可负荷的程度。课程进行时勿憋气、勿过度弯曲（hyper-flexion）或过度伸展（hyper-extension）关节。例如在进行仰卧起坐时，勿过度弯曲脖子；在进行手臂运动时，勿过度拉伸肘关节，勿过度用力抓握手中的重物、器材的握柄或其他运动的器材，避免脊椎垂直方向过度负重（在肌力训练时，要控制阻力大小与其他训练变量）等。

教练可在团体运动场合鼓励并营造竞争的气氛，以增加老龄学习者的学习动力。在课程进行时，需注意动作的正确性，例如应教导自然的脊柱位置与身体中心线，在进行弯曲上半身的动作时，无论从哪一个位置弯曲至任何方向，一定要提供背部适当的支撑，且一定要将"左右扭转"与"弯曲背部"两个动作分开进行，千万不要同时将这两个动作结合在一起做，以避免造成伤害。

在进行颈部运动时，一定要特别给予安全的提醒，动作不可太快，在做点头动作时勿过度低头，在进行头部往后倾斜动作时勿过度伸展。若老年人做动作时有无法承受的情况，则需立即调整动作；或运动引起疼痛时，则要调整强度、持续时间、运动频率等；建议以渐进、缓慢的原则进行运动，且教练应避免设计已知的高危险动作，例如直膝仰卧起坐，跨栏式伸展、锄式、眼镜蛇式伸展等。不管如何，切记要将安全放在所有运动的首要位置。

二、其他安全注意事项

在课程进行前应提醒老年人或照护者运动时选择轻便舒适又吸汗的服装与运动鞋，必要时可使用护具。活动课程应避免于饭后1～2小时内进行。正确的运动流程：每次的运动一定要包括热身、主活动与缓和运动，尤其天气较冷时，要延长热身运动的时间，并记得运动后要做的收操动作。由于每个人对运动的反应不同，教练要善于观察老年人的表现，运动过程中除了动作的指导外，要不断提醒其呼吸，并定期观察老年人是否有异常表现，如脸色苍白、心动过速、疼痛、晕眩等。每次课程都要提醒老年人量力而为，若有不适要停止，并马上告知教练。老年人在进行运动课程时，需注意其身体状况的特殊性，列举如下。

1.服用心血管药物，如利尿剂（diuretics）、β受体阻滞剂（beta-adrenergic blockers）、α受体拮抗剂（alpha agonists）、血管扩张剂（vasodilators）会影响老年人体温的调节，故要注意其散热问题；且老年人的自主神经系统与汗腺功能减退，对热的容忍性较差，尤其是肥胖者更要留意；安排在较凉快或通风的地点运动，并提醒多喝水。

2.若老年人当天静止血压过高（血压>180/110mmHg），收缩压>200mmHg或舒张压>115mmHg时，则应避免运动。

3.糖尿病患者在运动前30～60分钟要吃一些点心和／或用胰岛素，并监控运动前后的血糖。

4.肥胖及关节炎老年人要避免高冲击运动、高强度阻力运动及高反复次数的运动，建议采用低冲击（low impact）性运动进行训练，如低冲击有氧运动、健走、登阶运动、水中运动、游泳、骑固定式脚踏车、椅子运动等。

5.骨质疏松的老年人可能会因严重的驼背而影响其步态与平衡。

6.长期服用高剂量皮质类固醇（corticosteroids）者，要注意骨质疏松与骨折风险。

7.有些老年人由于早晨的肌肉僵硬,如类风湿性关节炎(rheumatoid arthritis)、纤维肌痛症(fibromyalgia),要避免把运动时间安排在大清早。

8.有些患有心理疾病的老年人比较容易出现担忧、焦虑或沮丧等情绪问题,所以需要常常鼓励与肯定这类老年人。其他心理相关的疾病,如智力迟钝(mental retardation)的老年人较习惯熟悉的运动流程、熟悉的运动教练、熟悉的环境,因此动作设计应遵循简单且重复的原则。

8.老年人中枢神经系统与视听觉相较年轻人差,较易忘记运动技巧或动作,因此较易产生挫折感,教练要避免让其记忆太复杂的动作(图3-4)。

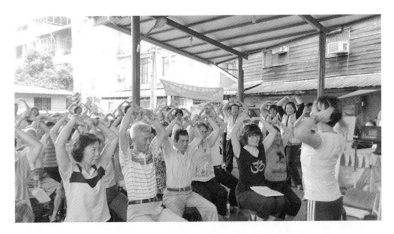

图3-4 指导者要避免太复杂的动作,以免老年人产生挫折感

结语

运动首先要考虑安全,在指导老年人进行个人运动或团体运动时,都应把老年人的安全放在首要位置。运动计划开始前,应该先进行全面的评估工作,包括运动环境与设备的安全,参与运动的老年人身体状况,建立紧急事故处理流程,专业从业人员、教练基本急救知识和技能,紧急救护信息教育等事前的规划与培训,并了解在意外事故发生时可能需要承担法

律责任，以及运动课程实施的一般性及特殊的安全提醒，使得资源能有效运用，同时将运动可能造成的风险降到最低，以期能达到运动的最大效果。

参考文献

［1］李淑芳、刘淑燕（2013）·老年人功能性体适能·台北市：华都。

［2］American Heart Association （2015）. Out-of-hospital chain of survival. Retrieved from http://cpr.heart.org/AHAECC/CPRAndECC/AboutCPRFirstAid/CPRFactsAnd Stats/UCM_475731_Out-of-hospital-Chain-of-Survival.jsp

［3］Archer, S. （2006）. Pilates equipment liability and safety. IDEA Fitness Journal, 3（6）, 42-50.

［4］Best-Martini, E., & Botenhagen-G, K. A. （2003）. Exercise for frail elders. Champaign, IL：Human Kinetics.

［5］Clark, J. （2005）. Older adult exercise techniques. In Green, D. J. （Ed.）, Exercise for older adults ACE's guideline for fitness professionals （2nd ed., pp. 128-180）. San Diego, CA：ACE.

第四章

老年人体适能与运动科技创新研发趋势

　　随着战后婴儿潮的人口渐渐迈入65岁，近年来世界各国越来越重视人口老龄化的问题。2002年世界卫生组织更对于老龄化社会这一不可逆的趋势，提出"积极老龄化（active aging）"的定义政策与架构："提升老龄后的生活质量，并达到最理想的健康、社会参与及安全的过程"。为了预防与减缓老龄化人口在生理心理功能上的退化速度，而达到积极老龄化的目标，监测及评估老年人的运动情况，或提供适合老年人使用的电子化运动器材，就成为老年人健康促进与运动科技产业的一个重要课题。

　　目前很多人仍停留在以往过时的观念，认为只有年轻一代的运动人口对于运动科技及运动健身产业才有特别需求，所以目前运动科技与健身产业都只着重于开发青壮年人口市场，很少专为老年人量身订做监测及运动器材、相关健康促进服务模式或配套措施。而且在老年人健康照护问题上，皆注重"被动式"的医疗照护及长期照护等相关器材或辅具研发，较少关注"主动式"的功能性体适能检测，及运动处方实施的辅助运动器材的改良与修正。正因如此，老年人相关的功能性体适能检测与评估只能在医疗院所、健检中心或专业健身房进行，而且因检测器材昂贵难以普及。

　　随着科技日渐进步，通过简易运动科技与其他产业结合等方式，可提升老年人对运动的兴趣，增强互动，降低其中断运动习惯的可能性，并提升产业价值与创造新商机。通过上述各种方法，不仅可以达到健康照护、健康促进与推迟老化，并借此实践"居家养老（aging in place）"及持续经营的理念。

　　本章内容主要探讨老龄化趋势与健康促进相关的信息产业发展趋势，分为两个部分：第一节是老年人功能性体适能与健康促进的关联性；第二节是现有信息与通讯技术（information and communication technology，ICT）与健康促进结合的方法。希望本文能帮助健康促进服务业者、运动科技产业、相关创意研发者，未来能开发及提供更多合适的体能检测及运动器材的相关服务供老年人使用。

第一节　老年人功能性体适能与健康促进的关联性

　　从健康促进的角度来看，老年人虽然可以通过身体活动训练来延缓老化速度、维持日常生活所需功能，但每位老年人的健康状况与体适能状况差异极大，因此可以通过运动前筛检，例如专业医疗健康检查、个人疾病史评估与功能性体适能检测等评估结果，提供定制化的个人健康服务模式。

　　从产业价值链角度来看，传统健康检查着重对人体器官进行疾病筛检以发现疾病。然而，没有病不一定就表示健康，这反而是健康促进与疾病预防的盲区；即使检测结果出现警示信号，也容易被忽视，未必能会对受测者有实质提升或改善的效果。其次，传统的健康检查必须到医院或具有检测设备的机构进行，耗费较多时间与金钱，虽然检查有其必要性，但检查周期与次数不可能太短、太频繁，否则不仅浪费时间与金钱，检查结果的差异也不大，不具有任何意义。

　　与传统的健康体检相比，老年人功能性体适能检测项目，例如30秒手臂屈举（图4-1）、30秒起站（图4-2）、2分钟抬膝（图4-3）、抓背测验（图4-4）、椅子坐姿体前弯（图4-5）、2.44米坐起绕物（图4-6）等，其检测器材不仅简易、易携带和易移动，花费时间与成本较低，且其检测项目不同于一般体检项目，主要是评估身体机能上与生物力学上的老化交互作用产生的实际状况，为其后续健康促进实施提供参考依据，加上其可进行大规模的筛检与施测，因此与健康体检相比，较适合用作健康、亚健康老年人运动介入前的筛选方法。表4-1简单列出了两者的差别。

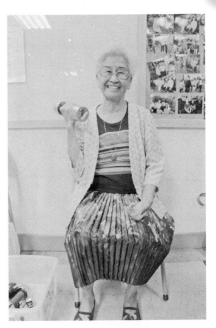

图4-1　30秒手臂屈举

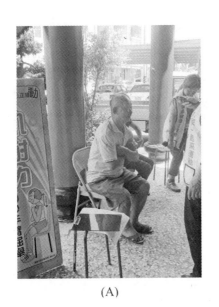

(A)

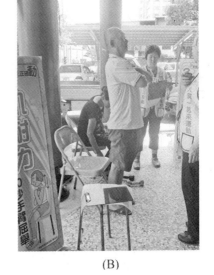

(B)

图4-2　30秒起站

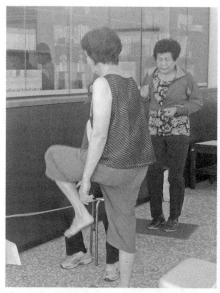

图4-3　2分钟抬膝

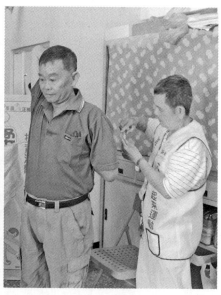

图4-4　抓背测验

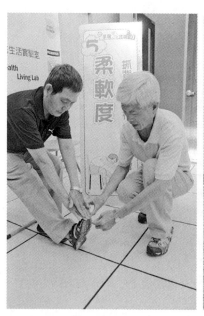

图4-5　椅子坐姿体前弯

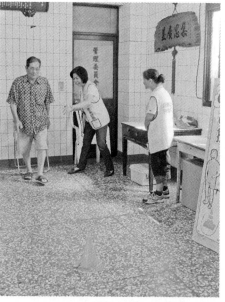

图4-6　2.44米坐起绕物

表4-1　传统健康体检与功能性体适能检测的差异

项目	传统健康检查	功能性体适能检测
场所	医疗院所、体检中心	体检中心、学校、小区
花费成本	较高	较低
花费时间	0.5～2天	1～1.5小时
使用器材	医疗等级、较昂贵、笨重、无法搬运	非医疗等级、简易、轻便易搬运
诊断性	具有诊断性，评估生物学上的老化（例如肝功能、血糖、血脂）	非诊断性，评估身体机能与生物学上的老化交互作用（例如肌力、肌耐力、心肺功能、柔韧度）
效益	较为被动，提供个人身体状况评估	较为主动，可立即提供健康促进基础数据与长期监控体适能状况

　　由此可知，老年人相关体适能检测与运动方式，两者是息息相关、密不可分的，除了必须通过检测评估来协助老年人进行运动基准判定外，更需借助定制化运动处方提供修正与再评估，以达到老年人全面健康促进的目的（图4-7）。

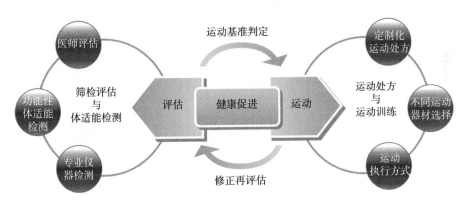

图4-7　检测评估与运动促进

　　而探讨老年人运动介入方式、运动促进等问题时，可以发现与功能性体适能所涵盖的六大部分，即肌肉力量与耐力、心肺功能、身体柔韧度、平衡及协调能力、反应时间和身体组成等，具有极大的关联性，更可找出相应的训练方式。所以我们可进一步归纳出，若想要全面地进行老年人群运动训练，就需针对这些项目进行整体训练（表4-2）。

表4-2　功能性体适能检测与运动介入方式的关联性

项目	肌肉力量与耐力	心肺耐力	身体柔韧度	平衡及协调能力	反应时间	身体组成
功能性体适能检测	30秒手臂屈举、30秒起站、握力	2分钟抬膝、3分钟登阶测试、6分钟走路测试	抓背测验、椅子坐姿体前弯	30秒单脚站立	2.44米坐起绕物	BMI（体重/身高的平方）、体脂、基础代谢率
运动介入方式	上肢肌力、下肢肌力、核心肌群训练	有氧踏阶、固定式脚踏车、跑步机	上肢伸展运动、下肢伸展运动	动态平衡训练、静态平衡训练	手眼协调训练、反应能力训练、双重任务的运动	可通过前述肌肉力量与耐力等5个项目的训练来改善

随着中国人口老龄化的速度越来越快，可通过功能性体适能运动，让老年人避免、推迟及减少日渐衰退的身体功能状态，使老年人"有能力"、"能够"去从事或适应动态的生活，帮助每位老年人皆能拥有活跃幸福的老年生活。然而，很多因素造成此概念的推广并不是非常容易，例如：运动器材的大小与使用便利性，小区或服务提供商是否有足够的经费与空间，老年人接受度及活动参与程度等。

因此，联合当地运动科技厂商来开发符合当地健康、亚健康的老年人健康促进需求的创新运动器材，具备易使用、简易、简便、互动等特点，并引入到居住地小区，提供不同于以往在运动中心、小区活动中心、公园的运动体验，创造出具有当地特色的积极老龄化运动场所与服务环境，才有机会实现此新型的服务模式理念与想法。

第二节 现有信息和通讯技术与跨领域团队
结合健康促进方法

我国信息和通讯技术（information communication technology，ICT）产业技术发达，医疗及健康促进产品或服务可在信息和通讯技术的支持下，呈现电子化、移动化的特点，例如时下最热门的远距离照护系统、电子病历等。但过去我们常将ICT用于远距离照护、被动监测与侦测及辅具开发等功能上，而健康促进应用端则较少人去了解与开发。所以若能将健康与体能状况融入日常运动行为当中，除可扩大ICT在健康促进产业的应用、提高健康促进产品或服务的价值外，亦可通过此技术收集个人运动及健康管理信息，进而开发出真正符合市场需求的健康相关服务与产品。

然而，目前国内大多数运动中心、健康促进产业只单纯提供健身服务，部分从业者甚至拒绝老年人前往运动；而国外运动中心则非常欢迎老年人前往使用，主要原因在于国外运动中心不仅提供健身运动服务，更提供了详细的体适能检测、订制化运动处方，各机台甚至可通过简易无线传输串连，让老年人能掌握与监测运动过程，并可了解他们是否完成运动教练所制订的运动处方，而这些花费是一般国外年轻人无法负担得起的。虽然现今很多游戏机开发商结合了体感装置，使得运动健身不再是一成不变，并让用户眼睛为之一亮，但常有类似的新闻报导与研究指出，由于此种运动方式无法长期使用，故仅能达到娱乐效果而无运动健身之功效，且此类软件及游戏机的操作接口对老年人并不友善，也是阻碍老年人使用的原因之一。

因此，运动科技产业必须考虑老年人群的运动需求，并结合功能性体适能运动，以开发老年人专属运动器材及软件，或是以现有运动器材另加入怀旧、有趣、互动、操作简易等元素，整合运动处方、小区介入等服务模式的概念创新研发。老龄运动相关的信息和通讯技术无疑是非常巨大而充满潜力的市场，以下就笔者的服务经验，对现有通讯技术应用于老龄运动分三部分加以说明。

一、硬件开发与新型运动系统

现有的运动科技相关技术仅应用于单一系统或者单一功能，各单位仍陷于单打独斗的困境。例如运动器材产业仍只局限于单一肌力或心肺耐力训练，较少有相关技术整合应用；更由于运动机台较庞大，仅适合在健身中心或医疗院所使用；使用者常常因为感到麻烦或是无趣而不能坚持长期有效使用，或是容易中断；而相关脑力或反应训练大都由医院或者学校自行开发与设计，鲜有厂商导入量产。针对上述问题，可以通过以下两种方式改善现状。

（一）简易动作监测硬件配件

期望利用简易的人体动作感测、机台移动监测、无线传输等技术〔图4-8（A）〕，结合小区或健身中心现有器材，并串接所有运动设施与训练装置（包含肌力训练、柔韧度训练、平衡训练、反应训练以及心肺训练等），借助运动感测与数据汇集传输等装置，传至计算机主机或行动装置的数据库，对老年人运动训练实际状况进行后续监控与分析，以强化老年人身体肌力、心智以及平衡的机能状态。另外，也可针对老年人的运动训练状况进行评分，或以游戏软件方式呈现，再针对分数结果给予奖励，让游戏具有评分的标准及建议，以提高老年人使用的意愿〔图4-8（B）〕。

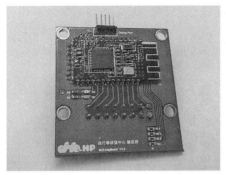

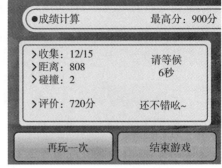

（A）无线传输模组　　　　　　　（B）软体游戏界面

图4-8　简易动作侦测硬件配件及游戏接口

（二）简易新型行动式运动系统

　　由于现有运动系统或机台都太庞大，搬运非常费力，因此难以达到小区普及的效果。有鉴于此，期望能够建立一套简易的新型行动式运动系统来克服以上缺点。利用容易携带的容器如行李箱作为运载工具（图4-9），治疗师或健康管理师通过简易的组装后即可形成多个肌力训练机台，并搭配相关反应、伸展与平衡训练的运动器材，让老年人只须围成一圈，便可组成一环状运动系统来进行训练。这套系统不仅使用起来非常容易，更可以达到扩充使用人数的效果。

二、整合功能性体适能与小区健康促进服务模式

　　对老年人来说，运动最基本的目的在于独立生活能力及身体自主性机能的训练、保持或增强。由于老年人的有氧机能、肌肉骨骼组织及系统的退化较为明显，所以增进其有氧功能、肌肉骨骼强度的运动或活动是最受欢迎的。现今各地区虽有针对老年人群开立不同性质的运动班，例如肌肉耐力、柔韧度、平衡训练、反应能力、心肺有氧等，但仅限于学术单位与医院合作验证，且为单一课程班级，并非全面推行或深入小区施行，故往

往造成运动效果有限或无法有效持续进行。

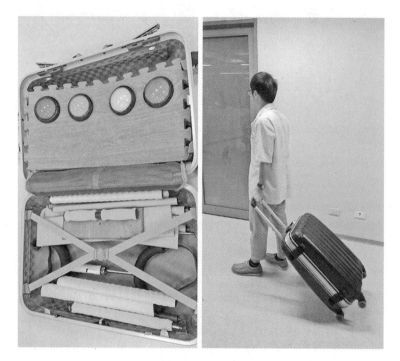

图4-9　简易新型行动式运动系统

因此，有学者建议在拟订运动促进策略时，需进行功能性体适能检测，并通过分析体适能检测数值，引入功能性体适能检测平台，规划全面性的运动介入方案，且针对不同地区老年人功能性体适能健康促进课程，开设并搭配肌力训练、柔韧度运动、平衡运动、反应训练、心肺有氧运动等全面的运动课程，使小区老年人的运动训练更具系统性，而非单一化运动，以确保达到健康促进的效果。

依据上述理念，建议小区健康促进服务者，或是相关老年人运动服务介入者，可以尝试引入全面性运动介入与功能性体适能检测系统、健康全能等概念，再依序展开肌力训练、柔韧度训练、平衡训练、反应训练以及心肺训练等，通过简易的评分机制，分别给予老年人肌力冠军、软Q冠军、平衡冠军、反应冠军以及心肺冠军等称号，另各项全能者则给予全能王的称号，提高老年人参加运动训练的意愿（图4-10）。

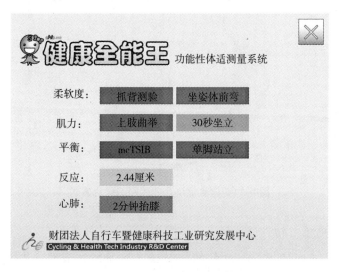

图4-10 功能性体适能检测系统

三、跨领域整合团队开发的老年人运动科技产业

运动科技与老人福利科技的创新研发并不容易，需整合多领域专业力量。以下列出相关领域及可能合作模式参考（图4-11）。

1.运动医学与健康促进领域 提供相关临床医学、运动生理学等学术支持，并考虑相关订制化运动处方方式、运动剂量提供、不同运动器材选定（包含医师、物理治疗师、作业治疗师、运动指导专家、健康促进管理师、社会工作师等）。

2.机构专利与人因尺寸领域 提供不同运动科技产品开发与相关专利研究，以使用者为中心，了解不同使用人群的人体计测数值与操作建议，设计出适合老年人群使用的器材（包含机构工程师、专利工程师、人因工程师等）。

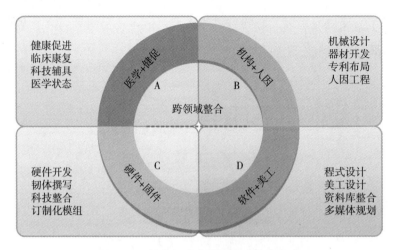

图4-11 健康促进产业跨领域整合方式

3.硬件电控与韧体设计领域 提供相关人体动作监测方式、硬件设备、无线通信、通讯协议整合及软硬件串接等重要整合关键（包含电子工程师、数据库工程师、韧件工程师、医学工程师等）。

4.美工接口与软件设计领域 提供运动科技产品通用性设计、软件流程设计，并考虑人机操作接口与融入怀旧、互动等元素（包含美术设计师、软件工程师、信息人因工程师等）。

通过上述技术结合老年人健康促进的方法，可以有机会将以往只能出现在医院、健身中心，动辄几十万却单调无趣的运动设备、检测设备，简化或改良成符合小区简易使用的版本，并创造出新式运动器材与使用情境，甚至促使医院、健身中心也逐渐采用，让更多老年人能够受益。

结语

面对人口老龄化不可逆转的趋势，遵循"预防大于治疗、保健优于医疗"的原则，应将老年人健康促进等内容，引入运动科技与创新服务的研究方法，应用"用户驱动（User-driven）"的开放式创新模式，构建一套结合国际最新健康促进发展趋势和当地特色的积极老龄化实验场所及服务环境。以产业创新研发中心作为示范服务据点，结合地方大学、健康促进中心、社会福利机构推动居家健康照护、健康促进，同时结合厂商开发符合健康、亚健康老年人健康促进需求的创新健康促进器材，或通过改善已有的健康促进器材以发掘新市场、新商机。未来期望健康促进生活实验室能够通过整合产、官、学、研等资源投入（图4-12），强化老年人功能性体适能监测与小区健康促进，创造多赢局面，并真正落实"居家养老"与"积极老龄化"的理念，扩展成功服务经验至各地小区。

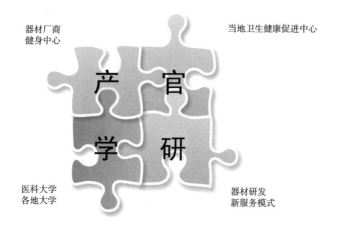

图4-12　产、官、学、研合作模式

参考文献

［1］李淑芳、刘淑燕（2013）·老年人功能性体适能·台北市：华都。

［2］社团法人中华民国老人福祉协会（2012）·银发族辅助科技应用手册·台北市：心理。

［3］许哲瀚、唐忆净（2008）·远距居家照护的现况与未来·台湾老年医学暨老年学杂志，3（4），272-285。

［4］陈燕祯（2012）·银发族照顾产业的发展趋势：资源整合的观点·新北市：威

仕曼文化。

[5] 杨志良（2010）·由活跃老化观点建构国民健康新愿景·小区发展季刊，132，39。

[6] WHO （2002）. Active ageing：A policy framework. Madrid：WHO.

第二部分　　老年人体适能运动
处方的科学基础

第五章

老年人的心肺功能训练

心肺适能（cardiopulmonary fitness）是指个人的心脏与肺脏从空气中携带氧气，并将氧气输送到组织细胞加以利用的能力。因此，心肺适能可以说是心脏、肺、血管与组织细胞的有氧能力指标。随着年龄的增加，人体的许多功能或系统会逐渐衰退，心血管（cardiovascular，CV）系统和呼吸系统会产生外观上与功能上的改变，包括心肌细胞线粒体数量与氧化酶的活性降低、心脏对自主神经调节的感应下降而降低了内在收缩的能力、动脉和心肌的硬化程度增加、内皮细胞的放松能力降低等改变，造成最大心率、每搏输出量和心输出量随年龄增加而降低，血压上升等。

人从25岁就开始坐式生活，其最大摄氧量（$\dot{V}O_{2max}$）每10年会减少5%～15%，最大心率每10年会减少6～10下，且年龄越大心肺适能退化率越高。超过50岁以后男性的心肺适能衰退率大于女性，60岁以上男性老年人心肺适能老化速率约为相同年龄女性的2倍。因此，随着年龄增加，心肺适能与身体活动能力会逐渐下降，通过运动参与和动态生活方式来减缓心肺适能的老化，是维持身体健康的有效策略。2007年美国运动医学会（ACSM）与美国心脏协会（AHA）共同对老年人身体活动提出建议：想要推迟老化、保持身体健康，规律的身体活动包括从事有氧运动（aerobic activity）（图5-1）和肌力训练（muscle-strengthening）是必要的。

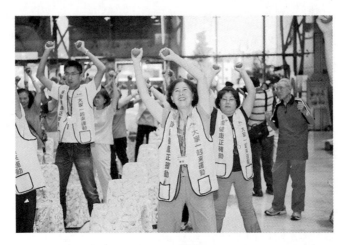

图5-1　有氧运动

第一节　心肺功能训练原则

编排适合老年人的心肺功能训练课程时，需注意与掌握四项原则，包括：特殊性原则、超负荷原则、渐进原则及功能关联性原则等。

一、特殊性原则（Specificity）

运动训练的内容、强度、方式及运动时间等需考虑个别差异与需求，依照运动者的训练目标、运动训练前的状况与个人特质来选择。而运动项目本身也有特殊性存在，不同的运动方式，运动训练效果并不完全一致。因此，编排心肺适能训练时需依据特殊性原则，找出适合运动参与者的专属运动训练处方。

二、超负荷原则（Overload）

进行运动训练时，训练负荷必须高于一般正常负荷才能对组织或器官的功能改善产生效果。人体组织和器官在一个高于一般正常负荷的刺激下反复暴露一段时间后，组织和器官会产生一个与负荷相关的适应，通过这些适应来改善组织和器官的功能。

三、渐进原则（Progressive）

对于从不运动到开始进行运动训练的老年人而言，遵循渐进原则在运动训练过程中相当重要。许多老年人常伴多种疾病或正在服用一种以上药物，故运动训练初期应以低运动强度、简单易行的运动方式为主，然后视运动参与者的适应状况，逐渐增加运动负荷，避免因训练初期生理或身体无法承受负荷而中断运动训练，或对健康产生负面的影响。

除此之外，渐进原则也是为了满足超负荷原则，当运动一段时间之后，身体产生适应，身体功能也逐渐增强，初期的运动处方对目前的体能状况而言，已经无法产生足够的负荷，因此需逐渐增加运动量以符合超量原则。

渐进增加运动负荷时需注意以下几点。

1.一次仅改变一个变量，例如增加运动频率就不改变其他变量。

2.先增加运动时间再增加运动强度。例如间歇训练：（快走3分钟／休息3分钟）× 4次反复；2周后调整运动处方为：（快走4分钟／休息4分钟）× 4次反复，走路速度不变。

3.增加的时间或强度必须是参与者所能承受负荷的范围，少量增加。

4.给予运动参与者足够的适应期。

四、功能关联性原则（Functional Relevance）

功能关联性原则是专属于老年人运动训练时的原则。为了让老年人拥有应付日常生活中各项事务的能力，设计运动训练时可以将日常生活中的事务与运动训练的项目结合，例如上下楼梯、走路到市场购物、提物回家或从屋内到屋外、打扫房间等。因此，在编排老年人心肺功能训练处方时，应考虑其日常生活活动需求，针对其所需功能来设计运动项目。

第二节　心肺功能训练课程的安排

本节将分两部分来说明老年人心肺功能训练课程的安排，第一部分为心肺功能训练课程内容要素，第二部分为心肺功能训练课程的执行步骤。

一、心肺功能训练课程内容要素

老年人心肺功能训练课程内容要素主要包括运动频率（frequency）、运动强度（intensity）、运动种类与方式（type and mode）和运动持续时间（time or duration），简称为FITT。

（一）运动频率

运动频率是指每周运动的天数。运动频率的设定需依照运动参与者的身体功能状况而定。身体状况较佳者，从事中等强度以上的运动，每周运动频率至少为3~5天；身体功能较差或患病者，从事较轻强度的运动，运动的频率需更高，每周至少运动5~7天，最好能每天运动。

（二）运动强度

运动强度的监测指标包括：①最大心跳率（maximal heart rate, HR_{max}）百分比；②心率储备（heart rate reserve, HRR, 最大心率－安静心率）百分比；③摄氧储备量（oxygen uptake reserve, $\dot{V}O_2R$）百分比；④最大摄氧量（maximal oxygen consumption, $\dot{V}O_{2max}$）百分比；⑤速度法；⑥波格主观疲劳感觉量表（Borg rating of perceived exertion, RPE）；⑦代谢当量（metabolic equivalent, MET）；⑧说话测试（talk test）等。其中最精确的是$\dot{V}O_{2max}$百分比，但要测量最大摄氧量所需费用较高且需在实验室内进行，因此限制了其在设定运动训练强度中

的实际应用。

许多老年人可能因疾病或服用药物出现心率峰值（peak heart rate）和安静心率改变，应用HR_{max}百分比或HRR百分比设定运动强度可能造成运动强度上的误差，因此建议采用简单易懂的0～10分的RPE量表及说话测试作为运动强度设定的方法。以下简述三种运动强度设定方法。

1.$\dot{V}O_2R$　若以$\dot{V}O_2R$设定强度，适合老年人的运动强度在VO_2R的50%～85%。

2.RPE量表　利用0～10分的RPE量表（表5-1）来设定强度时，5～6分为中等强度，而7～8分为高强度，适度运动的起点强度为5分（约50%$\dot{V}O_2R$），而激烈强度不能超过9分（90%$\dot{V}O_2R$）。但对于体能较差或患有疾病的老年人，在运动训练课程初期建议以较低运动强度RPE 2～3分（表5-2），随着运动训练后体能提升，逐渐增加运动强度。

表5-1　Borg 0～10分主观疲劳感觉量表

自觉疲劳强度		感觉
1	非常轻	如：一边看电视或看书，一边吃零食
2	轻	感觉舒服，且可维持此运动频率持续一整天
3	适中	仍然感觉舒适，但呼吸略微加快
4	中	有一点流汗，觉得不错且可以轻松说话
5	开始觉得累	流汗，但可以轻松说话
6	稍累	仍可以说话，但有点喘，明显流汗
7	累	说话有点吃力，汗如雨下
8	很累	无法对话，仅能简单应答，且只能短时间维持此强度
9	非常累	觉得快要不行了
10	极度累	完全力竭，无法运动下去

数据来源：Jones, G. J., & Rose, D. J.（2005）. Physical Activity Instruction of Older Adults. Champaign, IL: Human Kinetics.

表5-2　老年人心肺适能训练各种强度设定方式与强度范围

强　度	RPE		METs	HR_{max} (%)	HRR (%)	$\dot{V}O_{2max}$ (%)	$\dot{V}O_2R$ (%)
	6 ~ 20	0 ~ 10					
低强度	9 ~ 11	3 ~ 4	2 ~ 3	55 ~ 64	40 ~ 49	55 ~ 59	40 ~ 49
中等强度	12 ~ 14	5 ~ 6	3 ~ 6	65 ~ 75	50 ~ 75	60 ~ 75	50 ~ 75
高强度	15 ~ 17	7 ~ 8	>6	76 ~ 90	76 ~ 85	76 ~ 85	76 ~ 85

数据来源：

1.黄献梁、陈晶莹、陈庆余（2007）•老人运动处方之实务探讨•台湾家庭医学研究，5（1），1-16。

2.Nelson, M. E., Rejeski, W. J., Blair, S. N., et al.（2007）. Physical Activity and Public Health in Older Adults: Recommendation from the American College of Sports Medicine and the American Heart Association. Medicine & Science in Sports & Exercise, 39（8），1435-1445.

3.Skelton, D. A., & Dinan-Young, S. M.（2008）. Ageing and older people . In Buckley, J. P.（Ed.），Exercise Physiology in Special Populations（pp. 161-223）. Phylade1phia, PA: Churchill Livingstone Elsevier.

3.说话测试　若以说话测试来设定运动强度，当运动时可以说话但无法唱歌，此时运动强度为中等；当无法完整说话或说不出话时，则为高强度。以说话测试作为运动强度指标是一种非常容易使用的强度控制方法。

（三）运动种类与方式

改善老年人心肺适能的运动种类非常多，这些运动通常有下列特性，包括运动时能量主要来源为有氧系统、动作有节奏性、动作反复且持续、运动时需使用到身体大肌肉群（如下肢的腿部与足部肌肉群），且可以持续较长时间的运动，如步行、慢跑、游泳、爬楼梯或登阶训练、骑车、使用跑步机（图5-2）或椭圆机等运动器材、有氧舞蹈、循环训练法（circuit training）等均是心肺功能训练课程中常使用的运动。以低至中冲击的运动为主要运动，若有骨质疏松或关节问题，需避免承受过多负重的运动，游泳、水中运动、踩固定式脚踏车（图5-3）或使用划船机是不错的选择。

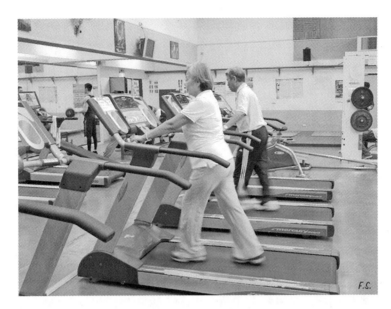

图5-2　使用跑步机

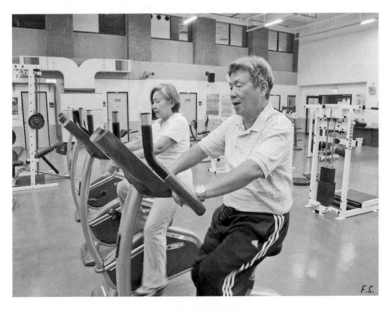

图5-3　踩固定式脚踏车

适合老年人的心肺适能运动训练方式可分为两种：持续性的耐力训练（continuous training）和不持续性的运动或间歇训练（interval training）。对于有氧能力训练或心肺适能训练所采用的运动方式，一般人通常认为长时间持续性的运动是心肺功能训练的最佳方式，但近年来的研究发现高强度间歇训练（high-intensity interval training，HIIT）亦是一种有效提升心肺功能的训练方法，可以有效提升$\dot{V}O_{2max}$。

典型的间歇训练是以高强度或较高强度的运动搭配短时间的完全休息，老年人以间歇运动方式从事心肺功能训练，可以增加休息时间，并依照从事运动前的体能状况与身体健康状况调整运动强度。对于体能状况与健康状况较差者，则应以较低强度运动搭配动态恢复或静态恢复的间歇运动训练，且休息时间不设定，由运动者根据恢复情况自行控制。例如身体状况不佳的老年人，以低于$2\sim4$METs强度进行3分钟走路然后休息3分钟，共进行4组，每周进行$5\sim7$天；体能状况与身体健康状况佳或极佳的老年人，则可选择中等强度或高强度间歇运动训练（表5-3）。

（四）运动持续时间

ACSM对老年人运动与身体活动的建议为：为达到健康促进、预防疾病与改善体能，从事中等强度运动时，每天的运动时间需累计达$30\sim60$分钟，或累计10分钟以上的中等强度运动，例如3次10分钟快走，累计运动时间为30分钟，每周累计运动时间需达$150\sim300$分钟；从事高强度运动（或中等强度与高强度运动交替）时，每天的运动时间需累计达$20\sim30$分钟，每周累计运动时间需达$75\sim150$分钟。

对于健康的老年人，有效改善心肺适能的有氧耐力训练课程需包括下列几项要素：①足够的运动强度，运动强度需$\geqslant60\%$的$\dot{V}O_{2max}$（训练前）；②运动频率为每周至少运动3天；③运动训练计划至少持续进行16周以上。维持身体健康的运动处方建议：每周以中等强度运动，累计运动时间达150

分钟，方能对身体健康状况维持有帮助，而要改善身体适能则需运动的时间更长、强度更大。

表5-3 老年人心肺适能训练运动方式、强度、时间与种类设定

运动方式	运动强度	运动时间/休息时间	运动持续时间	运动种类
持续性运动	中等强度 RPE 5 ~ 6	持续不休息	30 ~ 60 分钟（或累计 10 分钟以上的持续运动）	快走、慢跑、自行车、跑步机、固定式脚踏车、划船、游泳、有氧舞蹈、循环训练法等
	高强度 RPE 7 ~ 8	持续不休息	20 ~ 30 分钟	快走、慢跑、自行车、跑步机、固定式脚踏车、划船、游泳、有氧舞蹈、循环训练法等
间歇运动	低强度 RPE 3 ~ 4	休息时间视运动者状况	运动总时间 15 ~ 20 分钟（如运动 3 ~ 5 分钟/休息 3 ~ 5 分钟，反复 3 ~ 4 次）	轻松走路、固定式脚踏车、跑步机、上下楼梯、身体活动
	中等强度 RPE 5 ~ 6	• 有氧运动：1/1 • 无氧运动：1/3	运动总时间： • 有氧间歇：0 ~ 30 分钟 • 无氧间歇：8 ~ 10 分钟（如无氧运动 20 ~ 30 秒/休息 3 分钟，反复 3 ~ 4 次）	慢跑、自行车、跑步机、固定式脚踏车、划船、游泳、循环训练法等
	高强度 RPE 7 ~ 8	• 有氧运动：1/1 • 无氧运动：1/3	运动总时间： • 有氧间歇：30 ~ 40 分钟 • 无氧间歇：10 ~ 12 分钟（如无氧运动 20 ~ 30 秒/休息 3 分钟，反复 3 ~ 4 次）	跑步、自行车、跑步机、固定式脚踏车、划船、游泳、循环训练法等

二、心肺适能训练课程的实施步骤

运动训练是为了达到增进身心健康的目的，因此在从事运动训练时，"安全的运动"是训练课程安排的前提条件。第一次从事运动课程的老年人从事运动课程或运动测验与评估前，应首先询问医生，确定自己的健康状况、疾病史，或填写健康状况调查表，例如体能活动适应能力问卷（Physical Actively Readiness Questionnaire，PAR-Q），找出可能造成运动时出现危险的因素；有疾病者运动时须携带紧急用药，并避免从事不适合的运动。运动时则须按照热身、训练与放松三个步骤进行，缺一不可。

（一）运动前的危险评估与注意事项

⭐ 运动前的危险评估与检测

不论是健康老年人或是患有疾病、身体不适的老年人，在从事运动训练前皆须咨询医生，找出运动时可能造成意外的危险因素，并告诉医生你想做或即将从事的活动与运动训练，征询医生的意见与了解运动时的注意事项。最好能在运动训练前接受身体适能评估，如心肺功能、肌力和肌耐力、柔韧度评估等。高风险运动参与者则需在医疗人员的监护下进行，评估结果作为制订处方的依据。

⭐ 运动前的注意事项

有高血压、糖尿病、气喘或其他疾病的患者，运动前应该监测生理值，运动时须携带紧急用药，最好可以在运动中监测生理现象，如心率、血压。

了解必须终止运动的身体现象，如呼吸困难、只能说两三个句子、头晕、胸痛、心绞痛、手臂或腿部剧烈疼痛、心悸、脸色苍白、盗汗、意识不清、动作失调等情形，需立即终止运动。需确定运动场地、器材、设备是安全的，注意气候的合宜性，穿着适当的衣服、运动鞋或护具，补充足够的水分（图5-4）。

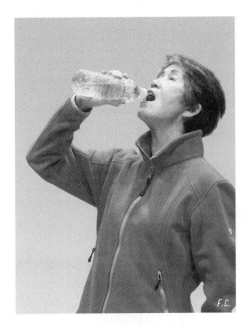

图5-4　运动时要注意水分的补充

（二）运动训练课程的实施步骤

不论心肺适能训练处方的内容如何，在运动训练时一定要按照下列三个步骤进行：热身、运动训练、放松。此三者对心肺功能的训练都一样重要，必须严格执行，从热身运动开始逐渐增加运动强度，使身体机能逐渐适应运动负荷，进入主运动训练课程，运动训练后再通过放松运动让身体机能逐渐恢复到安静时的状态。

★ 热身（Warm-up）

热身的目的在于使体温上升、血液循环加快、肌肉温度提高，减少关节与肌肉的僵硬，让循环系统与肌肉骨骼系统为后续的主要运动做准备，使身体各个系统从安静休息渐渐进入运动阶段，以减少肌肉骨骼损伤与不适的状况发生。热身运动对预防运动造成的肌肉骨骼损伤尤其重要。以伸展操和低强度的大肌肉群的身体活动进行热身运动，逐渐增加身体活动强度以达训练强度，热身运动至少需要5~10分钟（图5-5）。

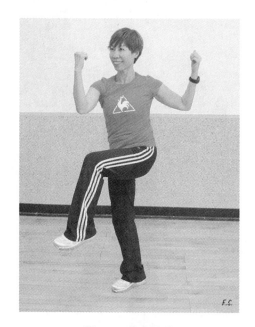

图5-5　热身运动

运动训练

按照运动者个人的运动目标和身体健康状况，以及预设好的运动强度、运动类型和运动时间进行运动。ACSM对运动与接受运动测验者的危险分级中提出，男性≥45岁或女性≥55岁、具有2项或多项引发冠状动脉疾病的危险因素，即属于中度危险人群；而个体有1项或多项心血管、肺部、代谢性疾病的先兆或症状即属于高危险人群。老年人在运动上属中度危险以上人群，因此在运动训练时需特别注意运动强度的适宜性与临场时的身体状况，从事主要运动时若能监测心率等生理值，或以心率来控制运动强度，则可降低运动中的风险。

心率控制运动训练是利用最大心率预测公式（220－年龄）来设定运动强度，因此年龄是设定运动强度的主要因素，老年人可依自己的年龄设定符合自己能力的运动强度。心率是人体重要生理指标，心率会随身体状况而改变，当身体状况不佳时，相同的运动速度下可能产生较高的心率，依照心率来调整运动的进行速度更符合运动者的临场身体状况与能力，能降低运动时的风险，减少运动伤害的发生。

随着科技的发展与进步，监测心率的器材更加轻便，从监测心率的运动表，到目前与纺织工业结合，开发出的可以监测心率的运动服或衬衫，运动时心率的监测变得非常便利，不受场地、器材与运动类型的限制，因此运动时穿戴运动心率监测器材，以心率控制的方式来从事各项有氧运动训练，同时监控运动中的心率，根据心率调节运动强度，让运动强度维持在安全且有效的运动强度范围内，对于健康或有慢性疾病的老年人而言皆是必要的。

心率控制的运动训练是以HR_{max}百分比或HRR百分比设定运动强度，根据运动时心跳越快运动强度越大的原理，进行运动强度控制。在运动前先穿戴心率表或配有心率监测的运动服，利用最大心率的预测公式算出运动时的目标心率。以年龄65岁，安静心率为75次／分钟（bpm）的老年人为例，运动强度设定为65% HRR，则相对运动强度心率为：

$$(HR_{max}-HR_{rest}) \times 65\% + HR_{rest} = 相对运动强度心率$$

$$〔(220-65)-75〕 \times 65\% + 75 = 127 \text{ bpm}$$

运动时将目标心率保持在相对运动强度心率到"相对运动强度心率＋5"的范围（127~132bpm），运动者可以根据心率监测器所提供的实时心率反馈调整运动的强度（如上下楼梯、跑步、走路或骑脚踏车的速度），使心率落在目标心率之间。

⭐ 放松 Cooling-down

放松是运动训练课程完成后务必实施的运动，完成放松运动后，才算完整地完成了一天的运动训练课程。不论是健康或是罹患疾病的老年人，进行放松运动都是非常重要的，通过放松运动可以使身体各个系统从运动中逐渐、缓慢地恢复到安静休息的状态。放松运动可以降低因运动诱发的循环系统变化，包括：心率和血压恢复到安静值；帮助身体散热，使体温快速恢复正常值；促进静脉回流至心脏，避免运动后头晕和低血压的发生。可以较低强度的身体活动和伸展操来达到运动后的放松作用，放松运动时间为5～10分钟。

第三节　心肺功能训练的效果

心肺适能训练会增加老年人的VO_{2max}、胰岛素（insulin）的活性、骨骼肌细胞膜上GLUT4的数量、葡萄糖耐受量、胰岛素敏感性、极限负荷时心脏的每搏输出量、骨骼肌微血管密度、线粒体中氧化还原的活性、四肢肌肉的有氧能力与抗疲劳的能力、运动效率、每次最大运动时将脂肪转化为能量的能力、饭后血中甘油三酯清除，降低每次最大运动时的心率和换气量，具有降低腹部脂肪、减少体内总脂肪量、改善身体组成、增加骨质密度、降低冠状动脉疾病危险因素等益处。

耐力运动训练（endurance training）或有氧运动训练（aerobic training）对心肺功能的改善作用不会受到年龄增长的影响，不论是30或70岁的人，经过长时间的耐力运动训练后，皆可以有效改善心肺适能，增加$\dot{V}O_{2max}$，且有氧耐力训练对老年人有氧能力与运动效率的改善幅度大于年轻者。

结语

想要健康地迎接老龄化、减缓老化的发生，规律运动是不可或缺的，尤其是有氧运动与肌力训练。虽然规律运动无法完全阻止老化，但是可以减缓老化、降低老化对生理的影响、降低慢性疾病的罹患率与降低生活中产生的压力，让我们拥有健康的身心。老年人心肺功能训练需要长期规律坚持，进行运动训练时需依照参与者的身体状况来选择适合的运动频率、强度、项目和时间，以超负荷和渐进原则拟订运动训练处方。进行运动训练时，必须按照热身、运动训练、放松三个步骤逐步进行。

参考文献

[1] 王顺正（2008）·心肺适能老化的性别差异·于王顺正主编，心肺适能训练的理论与实务（17–21 页）·台北市：师大书苑。

[2] 吴泰昌、程文欣（2008）·心跳率控制训练的方法与优点·于王顺正主编，心肺适能训练的理论与实务（113–124 页）·台北市：师大书苑。

[3] 高从耀（2012）·心跳率控制训练对老年人心肺体适能之影响（未发表的硕士论文）·嘉义县：国立中正大学。

[4] 黄献梁、陈晶莹、陈庆余（2007）·老人运动处方之实务探讨·台湾家庭医学研究，5（1），1–16。

[5] Chodzko–Zajko, W. J., Proctor, D. N., Singh, M. A. F., Minson, C. T., Nigg, C. R., Salem, G. J., & J Skinner, J. S. (2009). Exercise and Physical Activity for Older Adults. Medicine & Science in Sports & Exercise, 41 (7), 1510–1530.

[6] Evans, W. J. (1999). Exercise training guidelines for the elderly. Medicine & Science in Sports & Exercise, 31 (1), 12–17.

[7] Jones, G. J., & Rose, D. J. (2005). Physical Activity Instruction of Older Adults. Champaign, IL: Human Kinetics.

[8] Laursen, P.B., & Jenkins, D. G. (2002). The scientific basis for high–intensity interval training – optimising Training Programmes and Maximising performance in highly trained endurance athletes. Sports Medicine, 32 (1), 53–73.

[9] Mazzeo, R. S., Cavanagh, P., Evans, W. J., Fiatarone, M., Hagberg, J., McAuley, E., & Startzell, J. (1998). Exercise and Physical Activity for Older Adults. Medicine & Science in Sports & Exercise, 30 (6), 975–1008.

[10] Nelson, M. E., Rejeski, W. J., Blair, S. N., Duncan, P. W., Judge, J. O., King, A. C.,...Castaneda–Sceppa, C. (2007). Physical Activity and Public Health in Older Adults: Recommendation from the American

College of Sports Medicine and the American Heart Association. Medicine & Science in Sports & Exercise, 39 (8) , 1435−1445.

[11] O'Brien, B. J., Wibskov, J., Knez, W. L., Paton, C. D., & Harvey, J. T. (2008) . The effects of interval−exercise duration and intensity on oxygen consumption during treadmill running. Journal of Science and Medicine in Sport, 11, 287−290.

[12] Reynolds, P. (2007) . Exercise Considerations for Aging Adults. In Kauffman, T. L., Barr, J. O., Moran, M. L. (Eds.) , Geriatric rehabilitation manual (2nd ed., pp. 251−257) . Edinburgh: Churchill Livingstone Elsevier.

[13] Skelton, D. A., & Dinan−Young, S. M. (2008) . Ageing and older people. In Buckley, J. P. (Eds.) , Exercise Physiology in Special Populations, (pp. 161−223) . Phyladelphia, PA: Churchill Livingstone Elsevier.

[14] Woo, J. S., Derleth, C., Stratton, J. R., & Levy, W. C. (2006) . The Influence of Age, Gender and Training on Exercise Efficiency. Journal of the American College of Cardiology, 47 (5) , 1049−1057.

第六章

老年人的肌肉适能
训练

肌肉适能（muscular fitness）是由肌力（strength）和肌耐力（muscular endurance）两个要素组成。肌力代表一个肌肉或肌群能举起最大重量的力量；肌耐力是指举起某一重物可完成最多反复次数的能力或是维持一段长时间固定或静态肌肉收缩的能力。肌力和肌耐力不仅是竞技运动员训练不可或缺的重要因素，也是休闲运动者和一般人必须维持的基本身体能力。在日常生活中发挥良好的肌肉适能水平，例如提水、搬运物品和爬楼梯等动作，皆需肌力和肌耐力。

美国运动医学会（American College of Sports Medicine，ACSM，2010）建议老年人遵循的肌肉适能训练目标其实不难完成，一周2~3天的抗阻训练（resistance training），每次选择8~10种阻力运动，每一组动作反复10~15次；通常在15~20分钟内即可完成8~10种阻力运动。以年龄25~55岁成人来说，未规律从事抗阻训练者，每10年平均减少肌肉组织超过2.3kg，年纪更大的老人肌肉组织流失更加迅速，一旦肌肉组织流失就会降低休息代谢率（resting metabolic rate），减少卡路里消耗，因而储存更多脂肪。

Castillo等人（2003）指出，老龄化加上身体活动量不足是导致肌肉减少症（sarcopenia）的主因，肌肉减少症代表着肌肉量与肌力同时下降，也会增加跌倒的风险。另外，坐姿生活型态的老年人肌神经功能（neuromuscular function）会从中年开始逐年变弱，不论是男性或女性，在向心收缩、离心收缩与等长收缩的力量上亦有明显下降的现象（图6-1）。

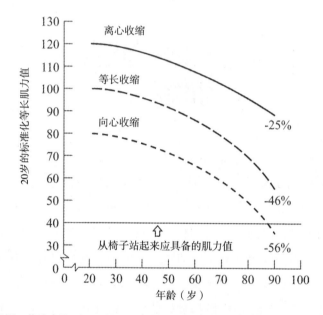

数据来源：修改自Taylor, A. W., & Johnson, M. J. (2008). Physiology of Exercise and Healthy Aging. Champaign IL: Human Kinetics.

图6-1 老龄化影响肌力减退的关系曲线

抗阻训练对老年人是否安全有效？经常有人对抗阻训练提出这样的疑问。其实，由运动教练（exercise instructor）或个人健身教练（personal fitness trainer）协助训练计划实施的研究成果显示，抗阻训练无论对男性还是女性、青少年还是中年或老年人都具有增进肌力与肌肉量的好处，尤其是在专人指导下从事抗阻训练安全性更高。Westcott等人（2009）研究1600多位65～80岁老年人从事10种抗阻运动的身体变化情况，每周2～3天持续10周，结果发现受试者的肌肉量增加了1.4kg，脂肪降低了1.8kg。还有一些实证研究显示，数周的抗阻训练对绝经后女性、老年男性和90多岁老年人均具有增加肌肉量与肌力的明显效果。

此外，2012年有一篇受到瞩目的纵向研究论文，是由南丹麦大学（University of Southern Denmark）与哈佛大学公共卫生学院（Harvard School of Public Health）的研究团队合作研究的成果，论文指出，男性从事一周5天，每次约30分钟的抗阻训练可显著降低34%罹患2型糖尿病的概率；若抗阻训练加有氧训练则能有效降低59%患2型糖尿病的风险。这项研究显示，独立从事抗阻训练也能够改善胰岛素敏感性（insulin sensitivity）并且增加肌肉量，证明抗阻训练对健康代谢指标有帮助。因此，老年人抗阻训练刻不容缓，应立即着手进行，从而提高生活质量并成功迈向积极老龄化。

第一节 肌肉适能训练原则

一份简单扼要、有时间规划的抗阻训练课表对于从事抗阻训练者而言相当重要，通过逐渐增加负荷的计划性训练，有助于增加肌力和肌耐力。倘若设计不够周全或未事先设计周密的训练计划，不仅要承担可能受伤的高风险，还可能造成事倍功半、差强人意的结果。运动教练也应先了解老年人从事训练之前的身体健康条件、运动经验与体能水平，避免设计太高负荷的抗阻训练课表，导致老年人因肌肉过于酸痛而影响训练效果及持续参加运动的兴趣。

根据ACSM（2010）的建议，老年人从事抗阻训练应先从固定器械训练（machines）着手，建立良好的身体稳定性、关节活动范围和动作准确性之后，再尝试自由力量训练（free weights）；训练动作应选择8～10种，每一种动作至少完成一组，每一组反复10～15次，做动作时应控制速度，力求稳定勿求快速，控制在无疼痛感觉的关节活动范围内，注意呼吸与力量的配合，切忌憋气。

抗阻训练包括等长收缩（isometric contraction）与等张收缩（isotonic contraction）。等长收缩属于静态性的肌肉收缩，特征是肌肉持续收缩，但肌肉外观与关节角度无明显变化，可延伸做等长训练（isometric training），此种训练可帮助手术后打石膏的患者维持肌肉运动。等张收缩属于动态性肌肉收缩，包括肌肉缩短（向心）与肌肉拉长（离心），一般阻力运动大多包括向心与离心收缩两种阶段，例如肱二头肌弯举、坐姿划船、仰卧推举等。接下来本节将逐一介绍抗阻训练的各项原则。

一、个性化原则

每个人都是独立的个体，因此身体素质和身体状况存在差异，设计抗阻训练计划时必须考虑个人的运动背景与体能水平，进而设定目标。每个人接受单次（acute）、短期（short-term）或长期（long-term）抗阻训练对生理的影响亦具有个体差异。除了同卵双生之外，没有两个个体会具有完全相同的基因特征，因此每个人都会有不一样的反应。除此之外，有些人经过抗阻训练一段时间后会有非常明显的进步，但有些人参与相同的训练效果却不明显，这可能是高反应者与低反应者的差异所致。

二、渐进超量负荷原则

渐进超量负荷原则是指训练负荷依照有规划地增加负荷或在评估之后逐渐增加负荷，肌肉经过数周的训练产生适应之后，即可再次增加运动强度（intensity）或运动量（volume）。然而，老年人在应用此原则时应特别谨慎并注意安全，应先评估其适应的情况再调整运动强度或运动量，以避免因过度负荷（overload）而导致受伤。若老年人想增加训练负荷，应优先增加反复次数，再增加重量。重量的增加建议以5%以内为限，让老年人在生理与心理上逐渐适应负荷的变化，同时也提升运动的安全性。

三、可逆性原则

运动者一旦停止训练（detraining）、中断训练（discontinued）或日渐减少参与阻力运动后，先前从事抗阻训练的获益（例如肌肉量增加）将会逆转，导致肌肉量流失与肌力减退。此原则同"不进则退"的道理一样。因此运动者应保持规律从事阻力运动的习惯，让肌肉适能维持在理想状态。

四、特殊性原则

不同的训练方式会产生不同的适应，例如有氧训练可增强心肺功能，抗阻训练可强化肌肉适能。在此所谈的抗阻训练的特殊性，意即抗阻训练所产生的身体适应将反映在肌群内部的能量系统变化、肌神经传导速度、肌群作功的移动速度与动作范围等。

五、变化性原则

在抗阻训练计划里，变化训练强度与训练量是系统性改变的一种策略，此方法经常应用于长期或大周期的训练课程，是多数运动员采纳的训练原则之一。建议老年人或运动教练将变化性原则应用于运动计划以增加趣味性。例如仰卧推举，可选择哑铃训练一段时间后，再选择杠片或杠铃作变化，但仍维持相同肌群的训练。

第二节　肌肉适能训练计划的安排

规划肌肉适能训练课程之前，应先由专业运动教练协助检测与评估，了解老年人从事抗阻训练之前的危险因素与可行的阻力运动处方，针对具体目标和需求选择抗阻训练器材与设计抗阻训练计划。然后，将老年人的动作选择与抗阻训练计划和日常生活中的功能性动作相结合，例如起立坐下、上下楼梯、行走、爬坡、提水或提重物等，尽可能根据功能性动作的需求设计抗阻训练计划，以提高老年人从事抗阻训练的应用性。动作选择应优先训练大肌肉群，例如下肢肌群（股四头肌群、腿后肌群和小腿肌群，见图6-2、图6-3），再对躯干部位的肌群进行核心训练（臀部、髋部、腹部和背部，见图6-4、图6-5），其次训练上肢肌群的各部位（胸部、肩部与手臂，见图6-6、图6-7）。

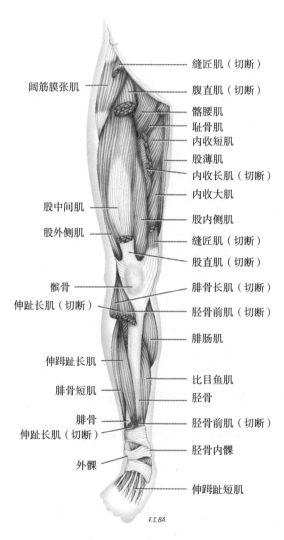

阔筋膜张肌

缝匠肌（切断）
腹直肌（切断）
髂腰肌
耻骨肌
内收短肌
股薄肌
内收长肌（切断）
内收大肌
股内侧肌
缝匠肌（切断）
股直肌（切断）

股中间肌
股外侧肌

髌骨
伸趾长肌（切断）

腓骨长肌（切断）
胫骨前肌（切断）
腓肠肌

伸踇趾长肌
腓骨短肌
腓骨
伸趾长肌（切断）
外踝

比目鱼肌
胫骨
胫骨前肌（切断）
胫骨内髁
伸踇趾短肌

F.S.BA.

图6-2　下肢前面肌群（右脚、深层观）

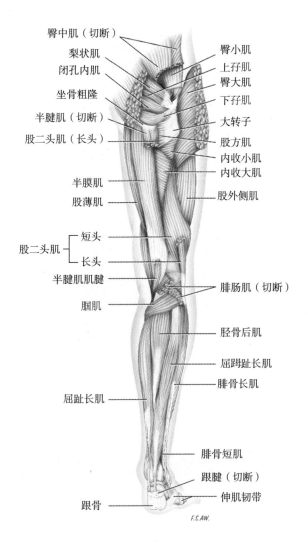

臀中肌（切断）
梨状肌
闭孔内肌
坐骨粗隆
半腱肌（切断）
股二头肌（长头）

半膜肌
股薄肌

股二头肌 ⌈ 短头
       ⌊ 长头
半腱肌肌腱
腘肌

屈趾长肌

跟骨

臀小肌
上孖肌
臀大肌
下孖肌
大转子
股方肌
内收小肌
内收大肌
股外侧肌

腓肠肌（切断）

胫骨后肌
屈踇趾长肌
腓骨长肌

腓骨短肌
跟腱（切断）
伸肌韧带

F.S.AW.

图6-3 下肢后面肌群（右脚、深层观）

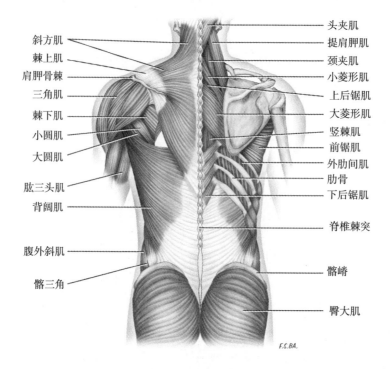

斜方肌
棘上肌
肩胛骨棘
三角肌
棘下肌
小圆肌
大圆肌
肱三头肌
背阔肌
腹外斜肌
髂三角

头夹肌
提肩胛肌
颈夹肌
小菱形肌
上后锯肌
大菱形肌
竖棘肌
前锯肌
外肋间肌
肋骨
下后锯肌
脊椎棘突
髂嵴
臀大肌

F.S.BA.

图6-4　背部肌群

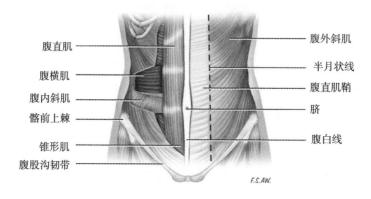

腹直肌
腹横肌
腹内斜肌
髂前上棘
锥形肌
腹股沟韧带

腹外斜肌
半月状线
腹直肌鞘
脐
腹白线

F.S.AW.

图6-5　腹部肌群

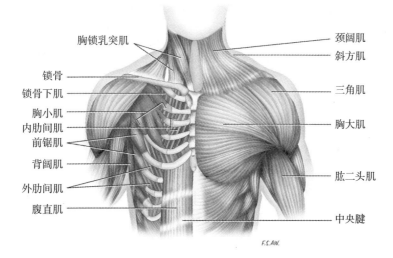

胸锁乳突肌

颈阔肌
斜方肌

锁骨
锁骨下肌
胸小肌
内肋间肌
前锯肌
背阔肌
外肋间肌
腹直肌

三角肌

胸大肌

肱二头肌

中央腱

F.S.AW.

图6-6　胸部肌群

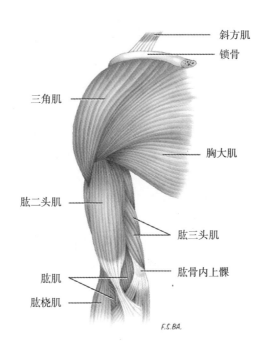

斜方肌
锁骨

三角肌

胸大肌

肱二头肌

肱三头肌

肱骨内上髁

肱肌
肱桡肌

F.S.BA.

图6-7　上肢肌群（右手、前面浅层观）

一、阻力的选择

（一）动作的选择（Exercise Selection）

老年人参与抗阻训练，应针对股四头肌（qua-rdriceps）、腿后肌群（hamstrings）、胸大肌（pectoralis major）、背阔肌（latissimus dorsi）、三角肌（deltoids）、肱二头肌（biceps）、肱三头肌（triceps）、竖脊肌群（erector spinae）、腹直肌（rectus abdominis）、斜方肌（trapezius）等肌群进行训练。训练动作包括伸直（extension）、屈曲（flection）、内收（adduction）、外展（abduction）等不同方向的移动。

（二）组数（Number of Sets）

一组（set）反复是指以举起某一重量持续反复练习，直至无法再举起即为一组，因此一组可包括反复次数。若老年人进行一组抗阻训练，在反复过程中发生中断或休息，该组即结束。组数的多寡和设定目标有关，老年人的体能水平也会影响完成的组数，例如初学者、中级者和高级者，会依据训练目标而设定不同的组数进行训练。

对初学的老年人而言，每次进行抗阻训练应选择不同的训练动作，每个训练动作至少完成一组，比较容易产生运动依从性和获得训练效果。有趣的是，连续14周进行膝伸肌与膝屈肌的下肢肌力训练，比较完成一组或三组运动的差异，结果发现完成一组与三组的肌力进步值相当。值得注意的是，完成一组和多组肌力训练在前4个月无明显差别，4～9个月训练期间才发现多组肌力训练可显著提升肌力。在男性与女性老年人的研究中也得出了同样的结论。

因此刚开始单组抗阻训练的前4个月，一组抗阻训练后肌力进步的效果应不亚于从事多组的抗阻训练，建议初学的老年人可先从一组的训练计划着手，当肌耐力与肌力具备基本水平或已达设定目标之后再增加组数。

（三）反复次数（Repetitions）

反复次数是指一块或多块肌肉完成既定次数的向心与离心收缩。若目前的重量只能完成一次，即为一次最大反复次数（1 repetition maximum；1 RM）。

依据ACSM（2010）对成人抗阻训练的建议，一组的反复次数通常为8～12次，负荷相当于1 RM的70%～80%，以此反复次数完成一组训练也适合老年人，因此不需特别针对老年人进行1 RM测验。反复次数超过12次通常是在较低负荷（重量较轻）的情况下完成，因此14～16次反复次数适合身体虚弱或初学抗阻训练技巧的老年人，此强度相当于1 RM的55%～65%，可避免受伤的风险；反复次数介于4～6次适合熟悉抗阻训练技巧和参加高级训练的老年人，强度约为1 RM的85%～90%。实施过程应有运动教练在一旁辅助较为安全。

（四）训练负荷（Training Loads）

训练负荷是指完成一个动作所需要的作功，与反复次数的关系如表6-1。反复次数越少，负荷越高；反复次数相对增加则会降低负荷。因此1 RM代表可举起一次的最大重量，即为100%训练负荷。

研究显示，成人或老年人以1 RM的60%～90%为训练负荷可获得显著的肌力成长，此训练负荷也可应用于基于渐进超负荷原则的课程安排。然而，90% 1 RM虽然可获得更高的肌力，但也会提高受伤的风险。总体而言，1 RM的65%～90%适用于一般或高级训练的老年人作为抗阻训练负荷；若为体能较差或初学的老年人，建议从1 RM的50%～65%训练负荷着手。此建议和ACSM（2010）指出成人抗阻训练以1 RM的70%～80%完成8～12反复次数的方针稍有不同，主要是考虑了老年人从事抗阻训练的生理与心理变化及适宜性。

表6-1　训练负荷与反复次数的关系

训练负荷	反复次数（RM）	建议
100%	1	训练负荷极高，只适合健康的高级训练老年人，应由运动教练陪伴训练
95%	2	
90%	4	适合高级训练老年人提升肌力，但受伤风险高，应由运动教练陪伴训练
85%	6	
80%	8	适合中级训练老年人，肌力增加较快，受伤风险较低
75%	10	
70%	12	
65%	14	适合初学老年人，肌力增加较慢，受伤风险低
60%	16	
55%	18	适合初学老年人训练肌耐力
50%	20	

（五）训练频率（Training Frequency）

在设计抗阻训练时需注意：单次的训练课程结束后会有肌肉酸痛的感觉，部分原因是肌肉组织出现轻微拉伤（tissue microtrauma）。在训练后的恢复期，肌肉为了修补轻微拉伤会进行重塑（muscle remodeling），进而刺激肌肉组织产生肌肉肥大（hypertrophy）或肌纤维增生（hyperplasia）的效果，以应对训练所造成的反应。为了让肌肉组织有时间恢复与重塑，相同的肌肉群训练应至少间隔2～3天比较合适。

依照ACSM（2010）的建议，成人的抗阻训练应一周安排2～3天。然而，DeMichele等人（1997）和Westcott等人（2009）指出，一周2次与一周3次的抗阻训练相比，肌力增加的幅度无显著差异。因此，建议老年人从事一周2次的抗阻训练即可。

（六）休息时间（Time Recovery）

老年人从事单次抗阻训练课之后，建议同一肌肉群休息至少48~72小时，让肌肉有时间修补撕裂的细微肌纤维。在抗阻训练时，老年人完成一组训练后应休息2~3分钟再进行下一组运动。

（七）呼吸（Breathing）

老年人在进行抗阻训练时，呼吸的控制相当重要，控制得宜可以让肌肉产生力量且避免Valsalva现象（Valsalva maneuver）。建议老年人在肌肉向心收缩阶段以2秒完成，此时以吐气为宜；反之在肌肉离心收缩阶段的速度可稍微放慢，3~4秒完成，此时吸气较佳。

二、抗阻训练的类型

（一）固定器械抗阻训练

固定器械抗阻训练（图6-8）是指通过装载杠片与滑轮装置的固定式抗阻训练器材进行训练。其设计构造大多可供双侧肢段进行训练，让操作者可自由选择单侧或双侧训练。固定器械抗阻训练的优点是操作简便且安全性高，对初学者而言可帮助维持身体的姿势并加强稳定作用，强化操作技巧；缺点是费用昂贵且所占空间较大，动作缺乏变化。

（二）可移动式抗阻器材训练

常见的移动式抗阻器材包括哑铃、杠铃（图6-9）、杠片和固定环夹，其中杠铃又可分为长杠、短杠、菱形杠、Z型杠。搭配的设备有固定式与调整式的长板凳、短板凳、斜背式座椅与支撑重物用的铁架，让老年人可躺或坐在板凳上进行移动式抗阻训练。此类器材的优点是移动方便，费用较低，可提供许多不同动作的选择，变化多，同时也有助于平衡与协调的发展；缺点是安全性较低，对于初学者而言难度较大。

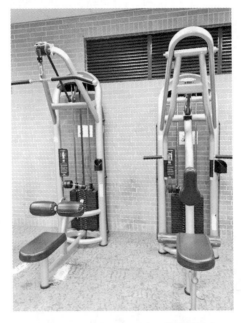

图6-8　固定器械抗阻训练器材

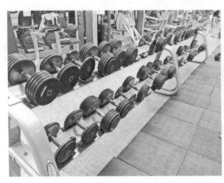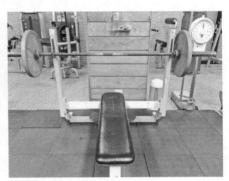

（A）哑铃　　　　　　　　　　　　　（B）杠铃

图6-9　可移动式抗阻训练器材

（三）其他可移动式抗阻器材训练

　　除了上述两种常见于健身房的抗阻训练器材之外，近几十年来还研发出其他类型的训练器材，包括弹力带、抗力球、药球和壶铃。

1.**弹力带**（图6-10）　橡胶材质制成的弹力带有不同阻力的设计，不同公司生产的弹力带大多会利用不同颜色区分弹力带的阻力。

2.**抗力球**（图6-11）　抗力球是通过增加身体不稳定性，进而诱发核心肌群深层肌肉参与运动。另有波速球（bosu ball），与抗力球的功能相似。建议老年人运用抗力球进行运动时，应有运动教练在一旁指导。

3.**药球**（图6-12）　表皮由橡胶或皮革制成，可有多种重量和尺寸。此器材深受团队运动员和教练的喜爱，可带到运动场上进行肌力、肌耐力与爆发力的训练。重量较轻的药球非常适合老年人训练，有助于功能性动作与技巧。

4.**壶铃**（图6-13）　壶铃外观和药球相似，材质与哑铃相同，由铁制成的实心体，球体外观多了一个握把利于抓握，可供老年人进行弯举或推拉动作的肌力训练，也可应用于老年人的功能性训练。

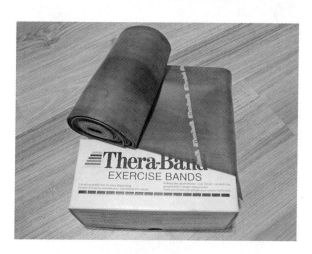

图6-10　弹力带

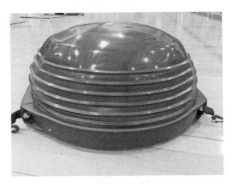

（B）波速球

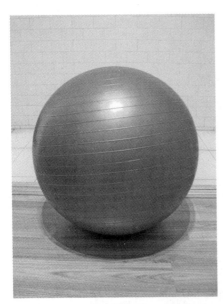

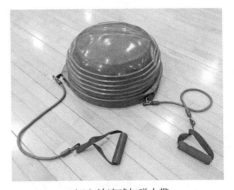

（A）抗力球　　　　　　　　　　　（C）波速球加弹力带

图6-11　抗力球

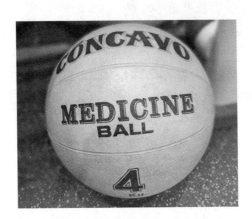

图6-12　药球

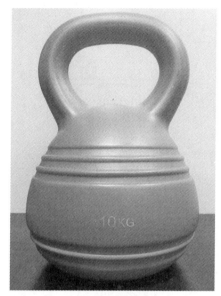 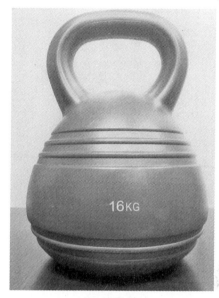

（A）10公斤壶铃　　　　　　　　（B）16公斤壶铃

图6-13　壶铃

（四）徒手训练的类型

老年人居家也可利用自己体重作为阻力进行训练，例如撑墙式俯卧撑（图6-14）、修正式俯卧撑（图6-15）、椅上俯卧撑、屈膝仰卧起坐（图6-16）、屈膝卷曲（图6-17）、1/4半蹲（图6-18）、3/4半蹲、双手正（反）握引体向上，或以普拉提（pilates）系列动作进行以体重作为负荷的训练。注意提醒老年人：徒手训练若要在地板上进行仰卧、俯卧、侧卧等姿势的训练动作，最好在木板或硬地上放置一块瑜伽垫再进行训练，勿在硬地板上直接运动，以免关节碰撞而受伤。

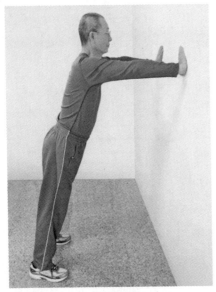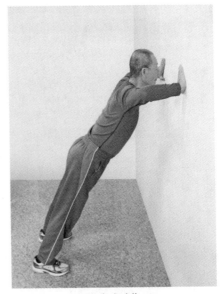

（A）预备动作　　　　　　　　　　　　　（B）完成动作

图6-14　撑墙式俯卧撑

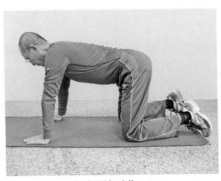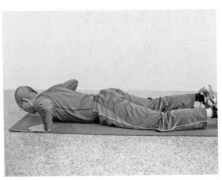

（A）预备动作　　　　　　　　　　　　　（B）完成动作

图6-15　修正式俯卧撑

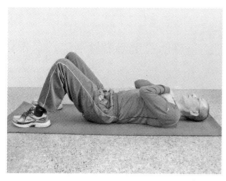

（A）预备动作

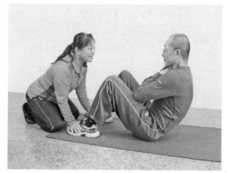

（B）完成动作

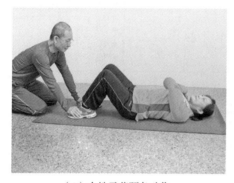

（C）女性示范预备动作

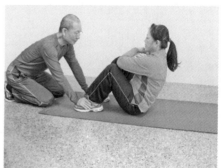

（D）女性示范完成动作

图6-16　屈膝仰卧起坐

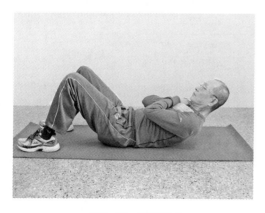

图6-17　屈膝卷曲

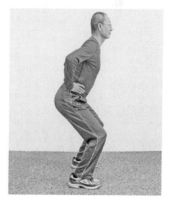

图6-18　1/4半蹲

三、抗阻训练计划示例

建议老年人采用的固定器械抗阻训练与移动式抗阻器材训练的动作如表6-2。针对60岁以上不同性别的初学老年人，抗阻训练计划的建议如表6-3与表6-4。

表6-2　固定器械、可移动阻力器材及徒手抗阻训练的建议动作

主要训练肌群	固定器械抗阻训练	移动器械抗阻训练	徒手训练
• 三角肌 • 肱三头肌 • 胸大肌	• 交叉训练机 • 蝴蝶机 • 史密斯训练机	哑铃（杠铃）仰卧推举（图6-19）	• 俯卧撑 • 撑墙式俯卧撑 • 修正式俯卧撑
肱二头肌	肱二头肌弯举	哑铃（杠铃）肱二头肌弯举（图6-20）	• 俯卧撑 • 撑墙式俯卧撑 • 修正式俯卧撑
肱三头肌	肱三头肌伸展训练	举哑铃（杠片）过头伸展训练（图6-21）	• 俯卧撑 • 撑墙式俯卧撑 • 修正式俯卧撑
三角肌	屈臂飞鸟	哑铃侧平举（图6-22）	• 侧棒式 • 侧卧棒式
股四头肌	• 膝伸肌训练 • 腿部推蹬	• 哑铃蹲举（图6-23） • 杠铃1/4蹲举（图6-24）	1/3 或 3/4 半蹲
腿后肌群	卧姿腿部弯举	• 哑铃蹲举 • 举哑铃弓步下蹲（图6-25）	• 仰卧提臀训练 • 弓步下蹲
比目鱼肌	举踵	手持哑铃举踵（图6-26）	站姿举踵
髋部内收肌群	髋部内收训练	弹力带内收训练	仰卧直膝双脚开合
髋部外展肌群	臀部外展训练	弹力带外展训练	仰卧直膝双脚开合
竖脊肌群	• 下背伸肌训练 • 坐姿划船	罗马椅 + 哑铃（壶铃）	• 超人俯卧姿 • 俯卧游泳姿
腹部肌群	腹部屈肌训练	抗力球上卷曲	• 屈膝仰卧起坐 • 屈膝卷曲

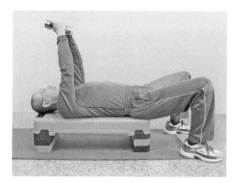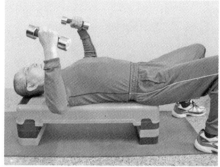

预备动作　　　　　　　　　　　　完成动作

（A）哑铃仰卧推举

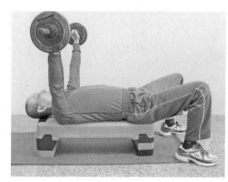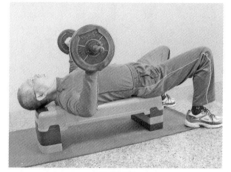

预备动作　　　　　　　　　　　　完成动作

（B）杠铃仰卧推举

图6-19　哑铃（杠铃）仰卧推

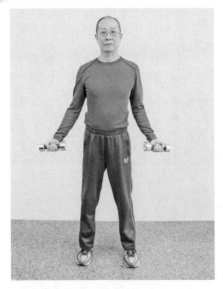
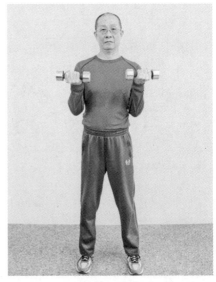

预备动作　　　　　　　　　　　　完成动作

（A）哑铃肱二头肌弯举

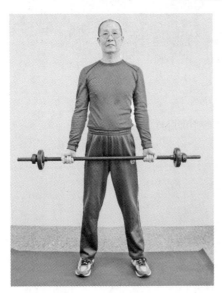
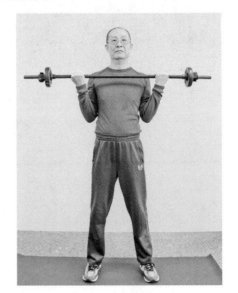

预备动作　　　　　　　　　　　　完成动作

（B）杠铃肱二头肌弯举

图6-20　哑铃（杠铃）肱二头肌弯举

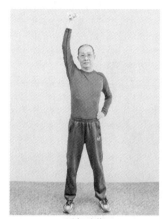 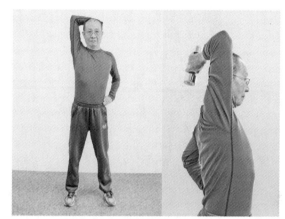

预备动作　　　　　　　　　　　　　完成动作

（A）举哑铃过头伸展训练

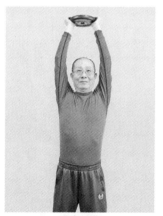 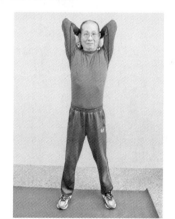

预备动作　　　　　　　　完成动作

（B）举杠片过头伸展训练

图6-21　举哑铃（杠片）过头伸展训练

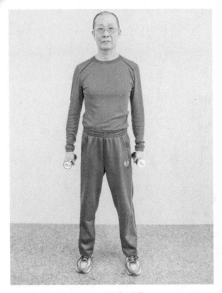
（A）预备动作

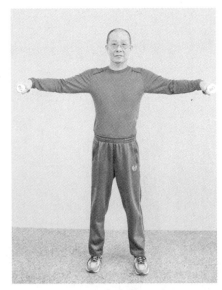
（B）完成动作

图6-22　哑铃侧平举

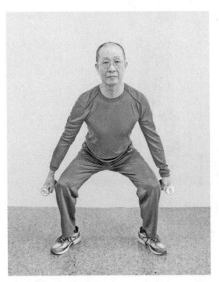
（A）正面

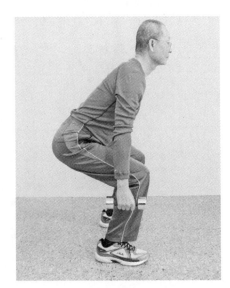
（B）侧面

图6-23　哑铃蹲举

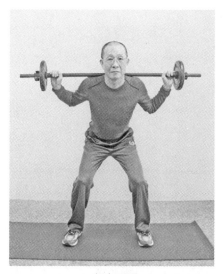
（A）正面

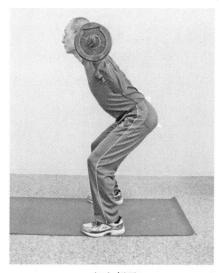
（B）侧面

图6-24 杠铃1/4蹲举

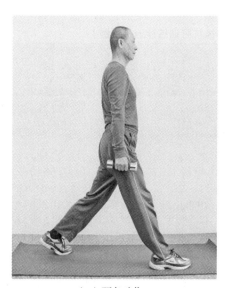
（A）预备动作

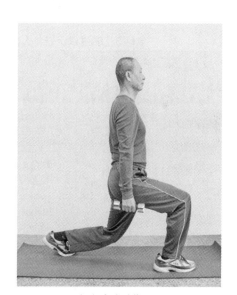
（B）完成动作

图6-25 举哑铃弓步下蹲

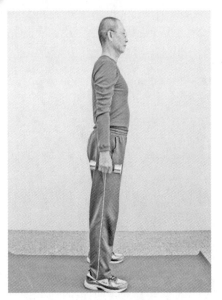 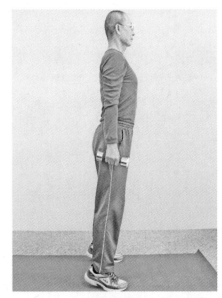

（A）预备动作　　　　　　　　　　　（B）完成动作

图6-26　手持哑铃举踵

表6-3　60岁以上老年人固定器械抗阻训练计划（示例）

动　作	训练肌群	男　性		女　性	
		60～69岁	70～79岁	60～69岁	70～79岁
膝伸肌训练	• 股四头肌 • 腿后肌群	45.4kg （100磅）	40.8kg （90磅）	30.6kg （67.5磅）	27.2kg （60磅）
交叉训练机	• 胸肌 • 三角肌 • 肱三头肌	20.4kg （45磅）	18.1kg （40磅）	13.6kg （30磅）	12.5kg （27.5磅）
屈臂飞鸟	三角肌	20.4kg （45磅）	19.3kg （42.5磅）	11.3kg （25磅）	10.2kg （22.5磅）
坐姿划船	• 背阔肌 • 后三角肌 • 肱二头肌	28.3kg （62.5磅）	24.9kg （55磅）	19.3kg （42.5磅）	17kg （37.5磅）
躯干伸展	竖脊肌	22.7kg （50磅）	20.4kg （45磅）	15.9kg （35磅）	14.7kg （32.5磅）

续表

动　作	训练肌群	男　性		女　性	
		60～69岁	70～79岁	60～69岁	70～79岁
躯干屈曲	腹直肌	22.7kg（50磅）	20.4kg（45磅）	15.9kg（35磅）	14.7kg（32.5磅）
髋部内收	髋内收肌	27.2kg（60磅）	24.9kg（55磅）	20.4kg（45磅）	19.3kg（42.5磅）
髋部内收	髋外展肌	22.7kg（50磅）	20.4kg（45磅）	15.9kg（35磅）	14.7kg（32.5磅）

数据来源：修改自 Baechle, T. R., & Westcott, W.（2010）. Fitness professional's guide to strength training older adults（2nd ed.）. Champaign, IL: Human Kinetics.

表6-4　60岁以上老年人可移动器材抗阻训练计划（示例）

动　作	训练肌群	男　性		女　性	
		60～69岁	70～79岁	60～69岁	70～79岁
哑铃蹲举	• 股四头肌 • 腿后肌群	9.1kg（20磅）	6.8kg（15磅）	5.7kg（12.5磅）	4.5kg（10磅）
哑铃（杠铃）仰卧推举	• 胸肌 • 三角肌 • 肱三头肌	9.1kg（20磅）	6.8kg（15磅）	4.5kg（10磅）	3.4kg 7.5磅
杠片（哑铃）站姿向上推举（图6-27）	三角肌	6.8kg（15磅）	4.5kg（10磅）	4.5kg（10磅）	3.4kg 7.5磅
单臂哑铃划船（图6-28）	• 背阔肌 • 三角肌 • 肱二头肌	9.1kg（20磅）	6.8kg（10磅）	4.5kg（10磅）	3.4kg 7.5磅
躯干伸展	竖脊肌	反复10次	反复5次	反复8次	反复4次
躯干屈曲	腹直肌	反复15次	反复10次	反复10次	反复5次
站姿肱二头肌哑铃弯举（图6-20）	肱二头肌	5.7kg（12.5磅）	5.7kg（12.5磅）	3.4kg（7.5磅）	2.3kg（5磅）

续表

动　作	训练肌群	男　性		女　性	
		60 ~ 69 岁	70 ~ 79 岁	60 ~ 69 岁	70 ~ 79 岁
举哑铃过头伸展训练（图6-21）	肱三头肌	5.7kg（12.5 磅）	5.7kg（12.5 磅）	2.3kg（5 磅）	1.1kg（2.5 磅）

数据来源：修改自 Baechle, T. R., & Westcott, W.（2010）. Fitness professional's guide to strength training older adults（2nd ed.）. Champaign, IL: Human Kinetics.

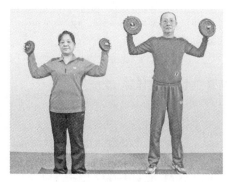 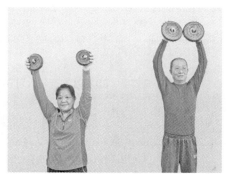

（A）预备动作　　　　　　　　　　　（B）完成动作

图6-27　站姿杠片向上推举

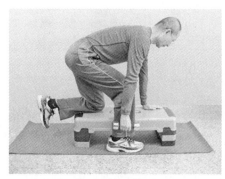 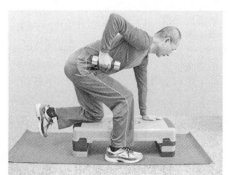

（A）预备动作　　　　　　　　　　　（B）完成动作

图6-28　单臂哑铃划船

第三节　肌肉适能训练的效果

相关研究数据显示，老年人通过肌肉适能训练可获得骨骼与肌肉方面的改善，包括减缓下背痛和肩颈酸痛的症状，以及有助于预防骨质疏松症、关节炎、肌肉减少症、心血管疾病等病症，并且能提高新陈代谢，改善糖尿病。

一、心血管疾病（Cardiovascular Disease）

Kotchen等（1982）指出，血压会随着年龄增加而升高，但女性在中年以后会出现血压高于同年龄男性的现象，此情况与年轻时正好相反。高血压与心脑血管疾病引起的各种死亡相关，包括脑中风、冠心病、周围动脉硬化和心脏衰竭等。

进行抗阻训练以提升肌耐力为目标的计划，研究指出用哑铃进行肱二头肌弯举或以固定器械阻力作下肢推蹬，进行一组反复10次的运动过程中，收缩压会提高35%或50%（与安静血压值比较），但不影响运动后安静时的血压值。以长期的抗阻训练来举例，10周的规律抗阻训练能有效降低收缩压4mmHg，舒张压2mmHg，虽然效果不及心肺功能训练明显，但能降低血压对老年人而言即为获益。除此之外，通过抗阻训练还可增加肌肉量及肌肉横断面积，同时提高安静时的能量消耗，减少脂肪堆积或改善血液脂质代谢，预防心血管疾病的发生。

长期抗阻训练可有效控制慢性疾病。

二、糖尿病（Diabetes）

现代人罹患2型糖尿病的比例相当高，患病的人群也逐渐年轻化，可能因为生活习惯与饮食紊乱破坏胰岛功能，导致胰脏分泌胰岛素的路径受损而无法有效控制血糖。参与抗阻训练能有效增加肌肉量，若在饮食方面能再注意进食量与营养比例，对血糖与胰岛素敏感性的改善均能获得明显成效。参与抗阻运动者与未参与抗阻运动者比较，胰岛素抵抗明显降低。

三、下背痛（Low-back Pain）

造成下背痛的原因众多，可能与体重过重、肥胖、老化、身体姿势不良、怀孕、生理和心理的压力与刺激、肌力不足等因素有关。下背痛的位置多半发生在腰椎第3节至第5节之间，或是腰椎第5节至骶椎第1节的位置。

Limke等（2008）指出，一组抗阻训练和多组抗阻训练对下背痛的减缓与肌力的提升同样有效。最近一篇纳入1970～2011年有关下背痛与慢性下背痛研究的Meta分析指出，以核心稳定性运动训练核心肌群的效果似乎优于一般运动，但两者未见显著差异，此结果表明核心肌群训练可改善下背痛的不适感。

此外，另一篇研究显示，持续16周、每周2次的抗阻训练能有效降低久坐办公室的女性职员下背痛的疼痛指数达25%。该研究也提出最佳的抗阻训练量为一组反复10～15次。对于老化或运动不足造成的下背痛，也能通过抗阻训练得到改善。

四、关节炎（Arthritis）

关节炎的症状比较多而且复杂，主要是因为老化而引起的，由身体关节的发炎或退化性改变所致，此病症会影响关节和结缔组织导致行动障碍。常见于老年人的关节炎为骨关节炎（osteoarthritis）和类风湿关节炎（rheumatoid arthritis），前者又名为退化性关节炎（degenerative joint disease）。治疗的方式可包括服药、休息、物理治疗、运动和外科治疗等多种方法。对于运动介入治疗的方式，Westcott（2012）建议以抗阻训练强化骨质密度的方式帮助骨生长，减缓因关节炎造成的疼痛感。对骨关节炎患者进行抗阻训练的回顾性研究指出，骨关节炎患者的股四头肌、腿后肌群和髋部肌群的肌力明显不足，运动治疗，尤其是强化股四头肌的训练，能明显改善骨关节炎。

五、骨质疏松症（Osteoporosis）

因年龄增大而出现骨质密度降低，骨头变得松质化且容易骨折的情况称为骨质疏松症，又可称为退化性骨质疏松症。老化通常会导致原发性骨质疏松症，且伴随肌肉减少症发生，在肌肉无力的情况下，骨头松质化的现象更加明显，尤其容易发生在颈部、脊椎、髋关节、膝关节等部位。抗阻训练不仅可强健肌群，亦可强化骨头质量，以避免或推迟罹患骨质疏松症。

Westcott（2012）认为，抗阻训练可能有助于促进骨生长，因为抗阻训练能显著提升1%～3%的骨质密度。长期抗阻训练会增加肌肉蛋白量，也会增进骨的蛋白质与铁质含量，有利于增强骨骼肌进行功能性动作时所需的力量。老年男性或停经后女性只要从事规律性的抗阻训练，都能有效改善肌力与骨质密度，降低骨折的发生概率。

结语

本章根据目前既有的科学证据，阐述了老年人参与抗阻训练计划应注意的要素与原则，并利用正确的抗阻训练知识获得最大的锻炼效果，增加老年人参与抗阻训练的自信与运动依从性，进而养成规律运动的习惯，这也是本文的重要目的。抗阻训练对老年人生理的作用已得到多数研究的支持，不仅是身体组成与骨骼系统方面（肌肉质量、肌肉横断面积和骨质密度）能有效获得改善，对心血管疾病、糖尿病、下背痛、关节炎和骨质疏松症也有帮助，也可能提升老年人心理层面的健康，减少沮丧与增强自信心。

读完本章后，读者应能针对老年人安排抗阻训练计划，谨慎选择运动频率、运动强度与动作，编排与设计合适的抗阻训练处方。同时也要考虑抗阻训练的各种训练原则，例如每一位老年人的基本生理条件、年龄、性别、体能水平、运动经验与社会地位都存在差异，应以个性化原则设计适合独立个体的抗阻训练课表。在进行抗阻训练期间，应遵循渐进增加负荷的原则，让参与者从抗阻训练课程中逐渐获得成就感，再应用变化性原则，增添训练过程的趣味性，提升参与者对运动的依从性。灵活运用这些原则有助于实施抗阻训练的运动处方，帮助老年人实现成功老龄化与健康。

参考文献

[1] 林贵福、朱真仪、徐苑谦、田咏惠、李柏均（2012）·基础重量训练·台北市：禾枫。

[2] 陈泰良、杜俊良、郭信聪（2009）·下背痛形成机转与运动处方探讨·运动健康与休闲学刊，14，1-10。

[3] 卫生福利部国民健康署（2012）·台湾地区老人保健与生活问题长期追踪调查·取自 http://www.bhp.doh.gov.tw/BHPNet/Web/HealthTopic/TopicArticle.aspx?id= 200712270017&Class=2&parentid=200712270002

[4] 萧淑芬（2003）·中老年人运动行为与医疗就诊记录关系之研究（未出版硕士论文）·台北市：台湾师范大学体育研究所。

[5] Ades, P. A., Savage, P. D., Brochu, M., Tischler, M. D., Lee, N. M., & Poehlman, E. T. (2005). Resistance training increases total daily energy expenditure in disabled older women with coronary heart disease. Journal of Applied Physiology, 98 (4), 1280-1285.

[6] Alnahdi, A. H., Zeni, J. A., & Snyder-Mackler, L. (2012). Muscle impairments in patients with knee osteoarthritis. Sports Health, 4 (4), 284-292.

[7] American College Sports Medicine (2010). Guidelines for exercise testing and prescription (8th ed.). Philadelphia：Lippincott, Williams and Wilkins.

[8] Baechle, T., & Earle, R. (2006). Weight training：Steps to success (3rd ed.). Champaign, IL：Human Kinetic.

[9] Baechle, T. R., & Westcott, W. (2010). Fitness professional's guide to strength training older adults (2nd ed.). Champaign, IL：Human Kinetics.

[10] Behm, D. G., Reardon, G., Fitzgerald, J., & Drinkwater, E. (2002). The effect of 5, 10, and 20 repetition maximums on the recovery of voluntary and evoked contractile properties. Journal Strength Cond Res, 16 (2), 209–218

[11] Bemben, D. A., Fetters, N. L., Bemben, M. G., Nabavi, N., & Koh, E. T. (2000). Musculoskeletal responses to high–and low–intensity resistance training in early postmenopausal women. Medicine & Science in Sports & Exercise, 32 (11), 1949–1957.

[12] Bouter, L. M., van Tulder, M. W., & Koes, B. W. (1998). Methodologic issues in low back pain research in primary care. Spine (Phila Pa 1976), 23 (18), 2014–2020.

[13] Campbell, W. W., Crim, M. C., Young, V. R., & Evans, W. J. (1994). Increased energy requirements and changes in body composition with resistance training in older adults. American Journal of Clinical Nutrition, 60 (2), 167–175.

[14] Castillo, E. M., Goodman–Gruen, D., Kritz–Silverstein, D., Morton, D.J., Wingard, D. L., & Barrett–Connor, E. (2003). Sarcopenia in elderly men and women: the Rancho Bernardo study. Amerian Journal of Preventive Medicine, 25 (3), 226–231.

[15] DeMichele, P. L., Pollock, M. L., Graves, J. E., Foster, D. N., Carpenter, D., Garzarella, L.,... Fulton, M. (1997). Isometric torso rotation strength: Effect of training frequency on its development. Archives of Physical Medicine and Rehabilitation, 78 (1), 64–69.

[16] Doherty, T. J. (2003). Invited review: Aging and sarcopenia. Journal of Applied Physiology, 95 (4), 1717–1727.

[17] Fiatarone, M. A., Marks, E. C., Ryan, N. D., Meredith, C. N., Lipsitz, L. A, & Evans, W. J. (1990). High–intensity strength training in nonagenarians. Effects on skeletal muscle. JAMA, 263 (22), 3029–3034.

[18] Forbes, G. B., & Halloran, E. (1976). The adult decline in lean body mass. Human Biology, 48 (1), 161–173.

[19] Franklin, B. A., & Robert, F. (2004). Exercise and hypertension (position stand). Medicine & Science in Sports & Exercise, 195, 533–548.

[20] Frontera, W. R., Meredith, C. N., O' Reilly, K. P., Knuttgen, H. G., &Evans, W. J. (1988). Strength conditioning in older men: Skeletal muscle hypertrophy and improved function. Journal of Applied

Physiology, 64 (3) , 1038-1044.

[21] Grontved, A., Rimm, E. B., Willett, W. C., Andersen, L. B., & Hu, F. B. (2012) . A prospective study of weight training and risk of type 2 diabetes mellitus in men. Archives of Internal Medicine, 1-7.

[22] Hunter, G. R., Wetzstein, C. J., Fields, D. A., Brown, A., & Bamman, M. M. (2000) . Resistance training increases total energy expenditure and free-living physical activity in older adults. Journal of Applied Physiology, 89 (3) , 977-984.

[23] Ibanez, J., Izquierdo, M., Arguelles, I., Forga, L., Larrion, J. L., Garcia-Unciti, M.,... Gorostiaga, E. M. (2005) . Twice-weekly progressive resistance training decreases abdominal fat and improves insulin sensitivity in older men with type 2 diabetes. Diabetes Care, 28 (3) , 662-667.

[24] Kenney, W. L., Wilmore, J. H., & Costill, D. L. (2012) . Physiology of Sport and Exercise (5th ed.) . Champaign, IL: Human Kinetics.

[25] Kotchen, J. M., McKean, H. E., & Kotchen, T. A. (1982) . Blood pressure trends with aging. Hypertension, 4 (5 Pt 2) ,128-134.

[26] Kraemer, W. J., Fleck, S. J., & Evans, W. J. (1996) . Strength and power training: Physiological mechanisms of adaptation. Exercise Sport Sciences Reviews, 24, 363-397.

[27] Limke, J. C., Rainville, J., Pena, E., & Childs, L. (2008) . Randomized trial comparing the effects of one set vs two sets of resistance exercises for outpatients with chronic low back pain and leg pain. European Journal of Physical Rehabilitation Medicine, 44 (4) , 399-405.

[28] Menkes, A., Mazel, S., Redmond, R. A., Koffler, K., Libanati, C. R., Gundberg, C. M.,... Hurley, B. F. (1993) . Strength training increases regional bone mineral density and bone remodeling in middle-aged and older men. Journal of Applied Physiology, 74 (5) , 2478-2484.

[29] Narkiewicz, K., Phillips, B. G., Kato, M., Hering, D., Bieniaszewski, L., & Somers, V. K. (2005) . Gender-selective interaction between aging, blood pressure, and sympathetic nerve activity. Hypertension, 45 (4) , 522-525.

[30] Nelson, M. E., Fiatarone, M. A., Morganti, C. M., Trice, I., Greenberg, R. A., & Evans, W. J. (1994) . Effects of high-intensity strength training on multiple risk factors for osteoporotic fractures. A randomized controlled trial. JAMA, 272 (24) , 1909-1914.

[31] Pedersen, M. T., Andersen, L. L., Jorgensen, M. B., Sogaard, K., & Sjogaard, G. (2013). Effect of specific resistance training on musculoskeletal pain symptoms: Dose-response relationship. Journal of Strength & Conditioning Research, 27 (1), 229-235.

[32] Singh, N. A., Clements, K. M., & Fiatarone, M. A. (1997). A randomized controlled trial of progressive resistance training in depressed elders. J Gerontol A Biol Sci Med Sci, 52 (1), M27-35.

[33] Starkey, D. B., Pollock, M. L., Ishida, Y., Welsch, M. A., Brechue, W. F., Graves, J. E., & Feigenbaum, M. S. (1996). Effect of resistance training volume on strength and muscle thickness. Medicine & Science in Sports & Exercise, 28 (10), 1311-1320.

[34] Taylor, A. W., & Johnson, M. J. (2008). Physiology of Exercise and Healthy Aging. Champaign IL: Human Kinetics.

[35] Tucker, L. A., & Silvester, L. J. (1996). Strength training and hypercholesterolemia: An epidemiologic study of 8499 employed men. American Journal of Health Promotion, 11 (1), 35-41.

[36] Wang, X. Q., Zheng, J. J., Yu, Z. W., Bi, X., Lou, S. J., Liu, J.,... Chen, P. J. (2012). A meta-analysis of core stability exercise versus general exercise for chronic low back pain. PLOS One, 7 (12), e52082.

[37] Westcott, W. (2009). ACSM strength training guidelines. ACSM's Health & Fitness Journal, 13 (4), 14-22.

[38] Westcott, W. (2004). Strength training and blood pressure: A series of studies. Fitness Management, 20 (3), 26-28.

[39] Westcott, W., & Howes, B. (1983). Blood pressure response during weight training exercise. Journal of Strength & Conditioning Research, 5, 67-71.

[40] Westcott, W. L. (2012). Resistance training is medicine: Effects of strength training on health. Current Sports Medicine Reports, 11 (4), 209-216.

[41] Westcott, W. L., Winett, R. A., Annesi, J. J., Wojcik, J. R., Anderson, E. S., & Madden, P. J. (2009). Prescribing physical activity: Applying the ACSM protocols for exercise type, intensity, and duration across 3 training frequencies. Physician and Sportsmedicine, 37 (2), 51-58.

第七章

老年人的柔韧度训练

柔韧度（flexibility），是指一个或多个关节活动范围（range of motion，ROM）的能力，它是所有年龄段都需要的健康体适能要素之一。在儿童和青少年时期，多数人都能够毫无困难地完成身体所有关节的动作；然而，随着年龄的增长，伴随某些生理机能的退化，老年人的柔韧度变差，例如关节僵硬程度增加、结缔组织改变、骨关节炎等，进而降低日常生活中自由行动的能力，如弯腰拾物，高举取物或推、拉、捡、拖物，更衣，背后抓痒，背后拉拉链，顺利进出车子或浴缸等。因此，若想要维持良好的日常生活质量及身体活动能力，身体各主要关节必须维持一定的关节活动范围，如表7-1所示。

Kevin（2005/2012）指出，关节周围的结缔组织会影响关节活动，其中包括肌肉、筋膜、肌腱、韧带、关节囊、关节软骨以及皮肤等，所有结构都会因年龄的变化而发生生物学与机械性改变。目前有些研究指出，关节活动度不佳的老年人，可以通过任何运动形式得以改善，例如传统的关节活动运动、舞蹈、太极和水中运动。洪瑄曼、陈桂敏（2007）及Choi等（2005）分别对75位和68位老年人进行12周，每周3次，每次50分钟的太极训练，且进行坐姿体前弯测试腰椎的柔韧度，结果都发现实验组明显优于对照组。另一研究以75位65～74岁老年人为研究对象，每周运动3天，每天运动90分钟，内容包括柔软操、肌力训练和有氧运动，结果发现36位（47%）能顺利完成长达2年训练计划的老年人，其柔韧度提高了11%，且因运动所获得的柔韧度改善，在2年内仍可维持在一成左右。另外，长期从事规律的伸展活动，也可以减少运动伤害。综上所述，从事柔韧度运动确实能对关节活动范围产生积极效果。

表7-1　老年人必备的关节柔韧度范围

动作 关节	手高过头穿上衣服	背面拉拉链或扣钮扣	走路（4.8公里／小时）	爬楼梯	坐上和离开马桶	从地面起身、进出浴缸
肩关节	举高90°（包括弯曲、外展）、外转45°	外展45° 内转70° 伸展10°	—	—	—	—
髋关节	—	—	弯曲30° 伸展10°	弯曲70°	弯曲110°	弯曲120°
膝关节	—	—	弯曲70°	弯曲90°	弯曲115°	弯曲135°
踝关节	—	—	足背屈10°	足背屈10°	足背屈10°	足背屈10°

数据来源：Jones, C. J., & Rose, D. J.（2005）. Physical activity instruction of older adults. Champaign, IL: Human Kinetics.

第一节　柔韧度训练的原则

ACSM（2010）指出，规律的柔韧度运动训练（flexibility exercise training）或是伸展运动（stretching）可维持或增加关节的活动范围。因此，在编排老年人柔韧度训练课程时，应遵循下列几项原则，包括渐进原则（progressive）和个性化原则（individualization），分别说明如下。

一、循序渐进原则（Progressive）

　　循序渐进原则是指训练所施加的负荷量宜采用逐步增加的方式，让身体组织在生理可接受的范围内慢慢适应外加的负荷刺激，在保证安全的前提下顺利达成训练目标。老年人刚开始进行柔韧度训练时，需要以缓慢的速度及可控制的力度进行伸展，然后再逐渐伸展到关节的最大活动范围；待动作熟练后，该关节周围的软组织会产生适应，并获得一个较大的关节活动范围，此时便可逐渐增加负荷，也即可加入较复杂的伸展动作，或是逐渐从静态伸展进入动态伸展，以及减少需要保持平衡的辅助物。例如进行坐姿腿后肌群伸展动作一段时间后，老年人髋部和下背部可获得较大的关节活动度，此时可进一步调整动作为站姿腿后肌群伸展。另外，在一个具有多功能的全面性运动计划中，也可将伸展动作安排在不同阶段实施，例如将多变化的瑜伽动作（图7-1）或太极动作（图7-2）融入到平衡训练阶段、热身阶段或是放松阶段。

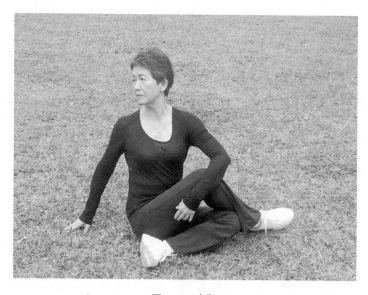

图7-1　瑜伽

二、个性化原则（Individualization）

对个人的健康、功能性体适能以及身体反应的生理认知与评估，常是实施运动训练计划时的重要考虑。在选择伸展动作类型时，最好也能考虑老年人的特殊需求和目标，以利于增强其参与运动的动力。此外，当老年人身体有运动损伤或其他损伤时，可能会造成身体两侧的关节活动范围不一，此时应依照每个人两侧关节不同的活动范围极限来调整伸展运动课程的内容，包括动作类型、动作角度、动作范围和时间等。

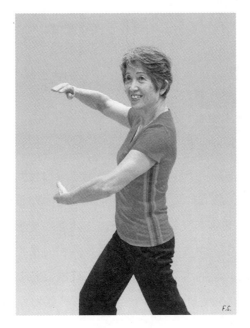

图7-2 太极

第二节 柔韧度训练课程的安排

本节分四部分说明老年人柔韧度训练课程的安排，第一部分为影响关节周围柔韧度的结缔组织特性，第二部分为改善关节柔韧度的伸展运动类型，第三部分是提升老年人柔韧度的运动处方建议，第四部分则是柔韧度训练的安全注意事项。

一、结缔组织的特性

结缔组织是影响关节活动范围的重要因素之一，它具有弹性（elasticity）和可塑性（plasticity）两种特性。弹性是指组织被动伸展以后，回复到原来位置的能力；而可塑性是指组织被伸展后可以增长的能力。有效与反复的伸展训练可提升结缔组织的弹性和可塑性，因此有些研究指出，伸展要缓慢且每次持续60或90秒才能有效改善弹性和可塑性。

二、伸展运动类型

（一）静态伸展操（Static Stretching）

是指一个或多个肌群在一个活动平面伸展到最远程且有点紧的位置，并维持该姿势一段时间（10～90秒）。静态伸展操通常适用于运动后的放松运动（图7-3）。静态伸展操非常安全，只要操作正确几乎不会引起损伤。这类伸展可以主动完成或被动完成，主动静态伸展是指在无外力协助下可完成该伸展动作；而被动静态伸展则是放松时借助外力（例如重物、绳索或他人）提供伸展的力量。静态伸展在缓慢且控制情况下进行持续超过6秒时就会引起放松反射，亦即引起高尔基腱器对肌肉张力产生反应，并造成放松反射。

（二）动态伸展操（Dynamic Stretching）

是指上下或来回急速伸展，而且在最后伸展位置时不做停留（图7-4），适合于热身运动10～20分钟后进行。当肌肉被拉长时，会刺激肌梭（muscle spidle）引起肌牵张反射（stretch reflex），使该肌肉产生反射性收缩，以免被过度拉长而受伤。但使用不慎或过度用力时，会产生疼痛或伤害，所以老年人或有骨骼肌受伤者做动态伸展操时要小心。

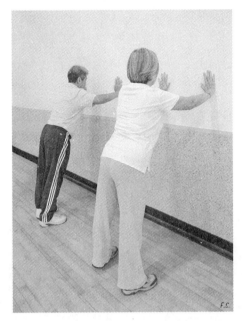

图7-3 静态伸展操

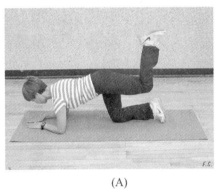
(A)

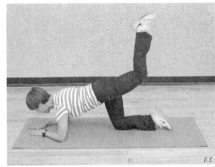
(B)

图7-4 动态伸展操

（三）本体感觉神经肌肉促进术

本体感觉神经肌肉促进术（Proprioceptive neuromuscular facilitation，PNF）是利用肌肉被伸展后，因反射而产生放松状态（contract and relax），进而反复持续地进行收缩与放松。操作过程需要有协助者帮忙，让主要作用肌与拮抗肌交替地进行静态伸展与收缩（图7-5）。理论上PNF比静态伸展效果更好，但缺点是会造成肌肉疼痛、需要他人帮忙，且花费时间较长。以下是PNF的实施步骤。

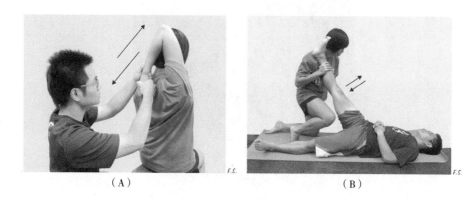

（A）　　　　　　　　　（B）

图7-5　本体感觉神经肌肉促进术

1.协助者针对运动者想要伸展的方向，慢慢用力推（第一次伸展时不要达到完全伸展的动作范围）。

2.运动者被用力伸展约10~30秒后，同时对伸展的反方向用力，以对抗协助者的推力，并形成等长收缩维持约6秒；此时协助者宜尽量用力并维持在固定的伸展角度。

3.在等长收缩后，肌肉因被伸展而变得完全放松；因此，协助者再次用力协助运动者往想要伸展的方向伸展，渐增伸展角度。

4.运动者伸展后，再次用力对抗协助者，形成等长收缩维持约6秒；如此反复2~5次，直到运动者感到轻微的不适。

三、老年人柔韧度运动处方建议

1.频率（frequency）　每周至少进行2次，若能每周7天、每天1次会更好。

2.强度（intensity）　动作伸展到达有点紧或有点不舒服的位置点停留且不会感到疼痛的程度为限。

3.时间（time）　每个伸展动作反复做4次以上，每次伸展时间最少10秒，当达到最大伸展范围时，保持这个姿势约30～60秒，每天的总伸展时间至少要10分钟以上。

4.运动项目（type）　包括任何可以维持或增加柔韧度的伸展运动，如动静态或动态的伸展，甚至PNF方式，并且以静态伸展取代快速动态伸展，缓慢地伸展全身主要肌肉群，包括颈部、肩部、肘部、胸部、躯干、下背部、髋部、腿部前后侧以及踝关节等部位。由于静态伸展对骨骼肌负荷较小，不易产生酸痛或其他伤害，故较适合老年人群。常见的运动项目包括瑜伽、太极、普拉提、传统伸展动作（图7-6）以及水中活动等。

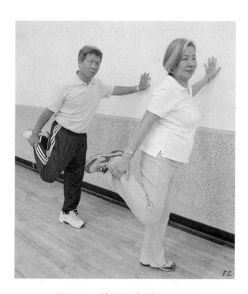

图7-6　伸展腿部前侧肌群

　　在进行柔韧度训练之前，应先进行适当的热身活动后再进行伸展活动，才能获得较佳的活动范围。因为当身体的温度升高后，可促进肌肉和结缔组织的可塑性伸展（plastic elongation），所以身体各关节会有较好的活动范围。因此，ACSM（2010）和Garber等（2011）建议，柔韧度运动训练应该在5～10分钟的热身运动或放松运动后再进行，也可通过一些被动方式来提高肌肉温度，例如热水袋、热水浴等，也会得到较好的训练效果。

四、柔韧度训练的安全注意事项

　　老年人进行伸展运动时，应注意下列事项，以免造成意外的伤害。

　　1.在热身前，千万不要让老年人先做伸展操。

　　2.可能有骨质缺乏症（osteoponia）或是骨质疏松症（osteoporosis）的老年人，在做任何伸展动作时，都需要特别注意。

　　3.某些伸展动作要求具备特殊柔韧度或技巧，不宜让柔韧度不佳或没经验的老年人进行。

　　4.有髋关节手术者，千万不要实施需要让髋关节横跨身体中线的伸展动作，不要让髋关节弯曲超过直角。

　　5.避免伸展过程产生疼痛。

　　6.提醒老年人在伸展过程中要保持正常呼吸，千万不要屏气。

　　7.施予被动力量时，不可超出关节正常的活动范围。

　　8.对有肌肉关节失能者，宜实施替代或改良式伸展动作。

　　9.避免对骨折刚愈合的部位进行伸展。

　　10.如果关节或肌肉在伸展后的24小时感到酸痛，可能是伸展力量太大导致发炎，也可能是伸展后暂时的不适症状。

　　11.避免对已肿胀的组织进行伸展运动，以免造成进一步的肿胀和疼痛。

12.避免过度伸展已经无力的肌肉，尤其是颈部或背部等维持姿势的肌肉。

第三节　柔韧度训练的效果

老化会影响快缩肌肌纤维的数目，亦即减少肌肉质量；其次，由于肌肉内和肌肉周围结缔组织的胶原纤维间有较多的交叉连结，胶原的延展性会降低，关节的活动范围也相对会跟着减少。另一方面，当老化的骨骼肌发生机械性伤害时，受伤结缔组织的再生能力往往又比较差，其所产生过多的疤痕组织也会进一步造成皮肤紧绷，这些都会对关节的活动度产生负面影响。

关节囊与韧带是一种特化高密度的纤维组织，主要作用是提升关节所需的稳定度和活动度。一方面，老化会改变韧带的生化特性（水分流失、干式胶原增加、纤维母细胞变长且代谢力下降、纤维间的连结增加），使韧带变得比较僵硬；另一方面，由于生长因子的刺激减少，造成韧带的组成和接点特性改变，进一步影响柔韧度以及受力适应能力，这就是老年人在较低的受力下容易产生韧带撕裂或断裂的原因。

筋膜、肌腱也同样会随年龄增加出现胶质过度磨损且变得较僵硬，造成肌腱易断裂且生物力学特性变得较差。除此之外，关节软骨的厚度也会随着老化变薄，其原因可能与磨损、水分减少及胶原蛋白改变有关。

上述说明，关节周围所有软组织都会因年龄的增加而造成含水量降低、弹性纤维变粗糙，影响软组织整体的可塑性。除此之外，老化也会增加内脏脂肪、全身脂肪以及肌肉内脂肪的堆积，而过多脂肪组织会增加活动的阻力，且脂肪体积的增加也会造成身体表面的摩擦，进而妨碍关节的活动性；另外，废用（disuse）也是影响因素之一。软组织的变化，意谓着关节活动范围随着年龄增加而变小，造成关节活动时的能量消耗增加，移动能力下降、弹性位能储存减少并增加受伤风险。

而柔韧度训练确实可以改善老年人的关节活动范围及僵硬程度，维持其日常生活功能，并同时具有下列其他获益。

1.提升肌力　伸展运动训练也可刺激关节周围的肌肉组织，从而提升肌力。

2.骨骼肌的使用效能提高　增加关节活动范围的同时，肌肉也会跟着放松、延展，进而提升骨骼肌的使用效能。

3.改善姿势稳定性及平衡　在日常生活功能性方面，柔韧度训练能够改善身体姿势的稳定性、减少疼痛、改善平衡能力和预防跌倒。

4.扩大呼吸作用空间　当脊椎柔韧度获得改善后，可同时减少呼吸困难，并扩大胸部空间以利于呼吸作用进行。

5.提升心理功效　柔韧度运动可排解压力、减低焦虑，并提高舒适感（well-being）与自我效能（self-efficacy）。

结语

老年人关节柔韧度逐渐丧失通常是许多因素交互影响导致的。目前在大部分老年人运动课程设计中，柔韧度运动通常是居于次要的训练项目，活动设计者常把它当作热身活动或缓和放松的一部分。其实，柔韧度对老年人保持身体独立性、移动性及降低跌倒风险是相当重要的影响因素。因此，建议每位老年人规律地进行柔韧度训练，并在实施运动训练前先评估个人的健康状况，再针对个人需求选择适当的运动项目课程；实施过程中也应遵守柔韧度的运动处方建议和安全注意事项，如此才能确保老年人得到最大运动获益。

◦◦◦◦◦◦◦◦ 参考文献 ◦◦◦◦◦◦◦◦

[1] 李淑芳、刘淑燕（2013）· 老年人功能性体适能 · 台北市：华都。

[2] 洪瑄曼、陈桂敏（2007）· 银发太极健身操对都市老年人健康促进成效之探讨 ·

实证护理，3（3），225–235。

[3] 黄献梁、陈晶莹、陈庆余（2007）·老年人运动处方之实务探讨·台湾家庭医学研究，5（1），1–16。

[4] Hoeger, W. W. K., & Hoeger, S. A.（2012）·体适能与全人健康的理论与实务（李水碧译）·台北市：艺轩图书出版社。（原著出版于 1999）

[5] Kevin, P. S.（2012）·老年人运动伤害预防与康复（傅丽兰、郑鸿卫译）·台北市：华腾。（原著出版于 2005）

[6] Signorile, J. F.（2013）·迈向成功老化：老年人运动指导（蔡忠昌、周峻忠、柳家琪译）·台北市：华腾。（原著出版于 2011）

[7] American College of Sports Medicine；ACSM.（2014）. ACSM's guidelines for exercise testing and prescription.（9th ed.）. Philadelphia：Wolters Kluwer/Lippincott Williams & Wilkins.

[8] American College of Sports Medicine；ACSM.（2010）. ACSM's guidelines for exercise testing and prescription.（8th ed.）. Philadelphia：Wolters Kluwer/Lippincott Williams & Wilkins.

[9] Bandy, W. D., & Irion, J. M.（1994）. The effect of time on static stretch on the flexibility of the hamstring muscles. Physical Therapy, 74, 845–852.

[10] Brown, M., & Holloszy, J. O.（1991）. Effects of a low intensity exercise program on selected Physical performance characteristics of 60– to 71–year–olds. Aging：Clinic and Experimental Research, 3, 129–139.

[11] Brown, M., Sinacore, D, R., Ehsani, A. A., Binder, E. F., & Holloszy, J. O.（2000）. Low–intensity exercise modifier of physical frailty in older adults. Archives of Physical Medicine and Rehabilitation, 81, 960–965.

[12] Chodzko–Zajko, W. J., Proctors, D. N., Singh, M. A. F., Minson, C. T., Nigg, C. R., Salem, G. J., & Skinner, J. S.（2009）. American College of Sports Medicine position stand. Exercise and physical activity for older adults. Medicine and Scinece in Sports and Exercise, 41（7），1510–1530.

[13] Choi, J. H., Moon, J. S., & Song, R.（2005）. Effect of the sun–style Tai Chi exercise on physical fitness and fall prevention in fall–prone older adults. Journal of Advanced Nursing, 51（2），150–157.

[14] Dadebo, B., White, J., & George, K. P.（2004）. A survey of flexibilitytraining protocols and hamstringstrains in professional football clubs in England. British Journal of Sports Medicine, 38（6），793.

[15] da Silva, RT. B., Costa-Paiva, L., Morais, S. S., Mezzalira, R., Ferreira, Nde O., & Pinto-Neto, A. M. (2010). Predictors of falls in women with and without osteoporosis. Journal of Orthopedic and Sports physical Therapy, 40 (9), 582-588.

[16] Feland, J. B., Myrer, J. W., Schulthies, S. S., Fellingham,G. W., & Measo, G. W. (2001). The effect of duration of stretching of the hamstring muscle group for increasing range of motion in people aged 65 years or older. Physical Therapy, 81, 1110-1117.

[17] Frekany, M. A., & Leslie, D. K. (1975). Effects of an exercise program on selected flexibility measurements of senior citizens. Gerontologist, 15, 182-183.

[18] Garber, C. E., Blissmer, B., Deschenes, M. R. Franklin, B. A., Lamonte, M. J.,... American College of Sports Medicine (2011). American College of Sports Medicine position stand. The quantity and quality of exercise for developing and maintaining cardiorespiratory,musculo-skeletal, and neuromotor fitness in apparently healthy adults: guidance for prescribing exercise. Medicine and Scinece in Sports and Exercise, 43 (7). 1334-1359.

[19] Holland, G. J., Tanak, K., Shigematsu, R., & Nakagaichi, M. (2002). Flexibility and physical function of older adults: A review. Journal of Aging and Physical Activity, 10 (2), 169-206.

[20] Jones, C. J. & Rose, D. J. (2005). Physical activity instruction of older adults. Champaign, IL: Human Kinetics.

[21] Misner, J. E., Massey, B. H., Bemben, M., Going, S., & Patrick, J. (1992). Long-term effects of exercise on the range of motion of aging women. Journal of Orthopedic and Sports physical Therapy, 16, 37-42.

[22] Morey, M. C., Cowper, P. A., Feussner, J. R, DiPasquale, R. C, Crowley, G. M., Samsa, G. P, & Sullivan, R. J. Jr. (1991). Two-year trends in physical performance following supervised exercise among community-dwelling older veterans. Journal of the American Geriatrics Society, 39 (10), 986-992.

[23] Munns, K. (1981). Effect of exercise on the rang of joint motion in elderly subjects. In Smith, E. L. & Serfass, R. C. (Eds.), Exercise and aging: The scientific basis (pp.167-178). Hillside, NJ: Enslow.

[24] Raab, D. M., Agre, J. C., McAdam, M., & Smith, E. L. (1988). Light resistance and stretching exercise in elderly women: Effect upon

flexibility. Archives of Physical Medicine and Rehabilitation，69，268－272.

[25] Wojtek，J．C．（2014）．ACSM's exercise for older adults. Philadelphia：Wolters Kluwer/Lippincott Williams & Wilkins.

第八章

老年人体重控制的
运动与营养处方

身体组成的改变是老化的特征之一，与人体衰老过程中生理机能的衰退、活动能力逐渐下降及慢性疾病罹患率增加有关。人体随着年龄的增加，可发现脂肪堆积于腹部、去脂体重（fat free mass，FFM）和肌肉量减少等身体组成分布及比例的改变。肌肉减少症或俗称肌肉量流失，是老年人重要的健康议题，通过营养与适当的运动保持老年人的肌肉量，是老年人健康促进的核心策略。

第一节　老化对身体组成的影响

长期的追踪研究显示，老年人体重呈现稳定或是有些微下降，可能掩盖了体脂肪增加的情况。除此之外，老年人皮下脂肪减少而内脏脂肪增加的状况也随着年龄的增加越来越严重。有研究显示，脂肪分布与发病率和死亡率有高度的相关性。针对60岁老年人进行的10年长期追踪研究表明，腰臀围最能预测老年人的全身体脂肪变化。美国心脏协会也表示腰围与腰臀围比是临床评估体脂肪分布的最佳指标，腰围小于102厘米，有较多肌肉量者，其死亡风险最低。由此可知，对于老年人而言，除了脂肪的分布之外，肌肉量的多少更是需要关切的重点。

随着年龄的增长，人体在30岁左右即将面临肌肉截面积的减少，40岁便逐渐降低，50岁开始就会快速减少（图8-1）。亦有研究指出，肌纤维总数与动作单位于50岁开始减少，每10年以5%的速度下降。综上所述，40～50岁为肌肉流失的关键时期，40岁过后肌肉量流失是中老年人重要的健康话题之一。

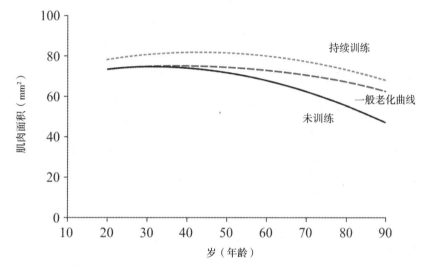

资料来源：Signorile, J. (2011). Bending the aging curve：The complete exercise guide for older adults. Champaign, IL：Human Kinetics.

图8-1　运动训练对生命期肌肉截面积减少的影响

骨骼肌的质量降低被称作肌肉减少症（sarcopenia），是老年人在身体组成上常见的改变，也是导致老年人跌倒骨折的危险因素之一。肌肉量降低除了会增加代谢症候群的风险之外，也会增加住院概率。临床研究发现，对于长期卧床或老化导致下肢肌肉量显著减少的老年人来说，肌肉量分布位置与失能有关。以往研究表明，大腿围的改变量与去脂组织改变量高度相关，维持或增加身体活动量会降低大腿围的减少，这意味着身体活动会减少老化对肌肉量的影响。因此通过营养与运动的方式保持老年人的肌肉量，是中老年人健康促进的核心策略之一。

第二节　老年人体重减轻的评估

对于老年人而言，需要关注的是体重的减轻而非体重的增加，因体重减轻与免疫功能下降、死亡率增高有关。当老年人6个月之内体重下降5%以上时，例如60kg的老年人，半年体重下降3kg以上，就需要留意，并确认是否有脱水 [血浆钠离子浓度>150 mmol/L、BUN/肌酐比值>25，血浆渗透压>295 mOsmol/L（正常范围：275～295 mOsmol/L）]。确认不是脱水后，以简易食欲营养评估问卷（Simplified Appetite Nutritional Questionnaire, SNAQ）（表8-1）评估老年人食欲是否有问题，若此问卷分数得分低于14分（阳性），提示有恶病质（cachexia），源于希腊文"kakos"及"hexis"，意为"bad"及"condition"，是与患者潜在疾病有关的复杂代谢征候，以肌肉流失为主要表现，有时并有脂肪流失。或是有饥饿、神经性厌食症的情形；如果没有食欲问题，可能就是营养吸收不良（给予低剂量的维生素A）或是肌肉流失问题（图8-2）。

表8-1　简易食欲和营养评估问卷

依照答题选项 a = 1 分，b = 2 分，c = 3 分，d = 4 分，e = 5 分，低于 14 分则未来 6 个月有体重下降 5% 的风险			
1. 我的食欲	a. 非常差 b. 差	c. 普通 d. 好	e. 非常好
2. 当我吃东西时	a. 吃几口就饱了 b. 吃 1/3 就饱了 c. 吃超过一半就饱了		d. 几乎把餐盘食物吃完才会觉得饱 e. 我很少觉得饱
3. 我觉得食物吃起来？	a. 非常难吃 b. 难吃	c. 普通 d. 美味	e. 非常美味
4. 我通常一天吃	a. 少于一餐 b. 一天一餐 c. 一天二餐		d. 一天三餐 e. 一天超过三餐

资料来源：Wilson, M., Thomas, D., Rubenstein, L., Chibnall, J., Anderson, S., Baxi, A.,... Morley, J. E.（2005）. Appetite assessment: simple appetite questionnaire predicts weight loss in community-dwelling adults and nursing home residents. American Journal of Clinical Nutrition, 82, 1074–1081.

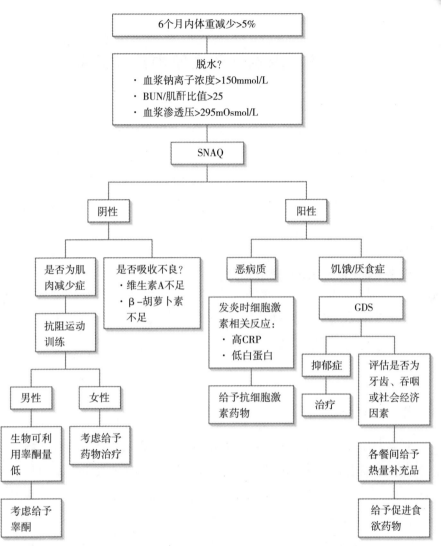

注：SNAQ：Simplified Appetite Nutritional Questionnaire，即简易食欲营养评估问卷；

　　CRP：C-reactive protein，即C-反应蛋白；

　　GDS：Geriatric Depression Scale，即老年人精神抑郁量表

资料来源：Thomas, D. R. (2007). Loss of skeletal muscle mass in aging: Examining the relationship of starvation, sarcopenia and cachexia. Clinical Nutrition, 26, 389-399.

图8-2　与老化有关的体重减轻的管理策略

第三节　影响老年人肌肉量的因素

体内合成作用有助于肌肉量的增加，分解作用则会造成肌肉量的减少，肌肉量的多少是体内合成与分解作用综合影响的结果。老化造成肌肉量减少的关键因素在于蛋白质合成作用的下降，此作用受到营养物质进入体内、体内合成蛋白质的效率等两大因素影响；合成原料的量与质量、身体对合成原料的消化、吸收与利用率会影响营养物质进入体内的效能，而参与合成作用的激素与酵素会影响蛋白质合成作用效率。

一、营养物质进入体内的影响因素

★ 食物营养成分

蛋白质合成需要有优质且足量的制造材料，也就是制造蛋白质的营养素——必需氨基酸。此外，与蛋白质合成作用关系密切的糖类也很重要。

★ 老年人口腔状况

老年人牙齿健康问题是影响营养摄取的关键因素，随着年龄的增加，牙龈炎、牙周炎以及龋齿的问题会越来越严重，上述问题会增加老年人进食困难度，限制其对食物种类的选择。此外，喝水量减少、受药物或疾病的影响，以及唾腺细胞数目减少，造成口干症（xerostomia）等，也会影响老年人吞咽、味觉感受；再加上老年人味蕾减少、味嗅觉神经反应减少、反应阈值提高，更让老年人食之无味，进食意愿减少。

★ 老年人胃肠道吸收不良

吸收不良是指食物在消化与吸收过程中出现障碍与肠道发炎的状态，可能发生在消化道管腔内营养素的水解作用，即小肠上皮细胞刷状缘将营养物质从管腔运输进入细胞内，或是营养素从淋巴系统、肝门静脉运送至身体各部位的阶段。老年人常见唾液淀粉酶、胃酸、胃蛋白酶、胰脂肪酶分泌量减少而影响消化，以及缺乏胃酸造成钙质与铁质的吸收变差。

🏃 食欲下降

老年人可能因口腔问题、味觉与嗅觉退化而使吃东西的欲望减少，也有可能因体内细胞激素（cytokines）所产生的系统性慢性炎症而使食欲降低。此外，随着年龄的增长，老年人脑中的多巴胺、脑内啡肽分泌量降低，进食时的愉悦、喜悦感减少。简而言之，情绪好坏从某种程度上会影响进食的感受与欲望。

针对上述问题，可以通过食材加工使食物软硬适中、顺口，或是选择多样性、富含锌的食物，如海产、藻类、菇类、豆类等，因锌参与味蕾素的合成，有增强味蕾机能、促进食欲的作用。此外，营造欢乐的进食气氛，多人一起用餐都能提升正面情绪能量。

要想增加锌的摄取，菇类及海鲜是很好的选择。

二、体内合成效率影响因素

1.老化造成蛋白质合成率下降、肌肉蛋白合成障碍（anabolic resistance）。60～70岁老年人的肌纤维蛋白质合成率为年龄35岁以下者的70%。

2.身体活动量下降和缺乏刺激蛋白质合成的因子，造成蛋白质合成率下降。

3.合成性激素分泌减少，与睾酮、类胰岛素生长因子（insulin like growth factor-1，ILGF-1）功能下降有关。

4.慢性疾病造成系统性炎症以及氧化作用的增加，导致体内异化作用增高与细胞的凋亡。

第四节　老年人运动结合营养处方的搭配

　　肌肉合成与分解作用的动态平衡（dynamic balance）会影响肌肉量，蛋白质合成作用下降在老年人肌肉量减少中扮演着重要角色。因此近代研究都关注如何刺激合成反应，解决老化所造成的合成作用下降，也就是合成代谢障碍（anabolic resistance）问题，其对策为提升正向调节因子，减少负向调节因子。正向调节因子有胰岛素、氨基酸和其他营养素结合运动等，可改变蛋白质合成作用、肌肉量、肌力以及功能；负向调节因子有坐式生活以及不动。

一、营养处方

（一）老年人营养状况

　　一般来讲，老年人通过饮食多数营养素摄取量都比较充足，饱和、多元、单元脂肪酸的分配适宜，但脂质比例可再略减，碳水化合物比例及膳食纤维摄取量或可再增加，维生素B_6、维生素E与镁多不及建议量。然而，对于老年人而言，除了需要注意蛋白质摄入量之外，更需留意其组成，尤其是与蛋白质合成有关的营养素是否摄取足够。台湾地区老年人营养状况如表8-2所示。

表8-2　老年人营养状况

性　别		男　性	女　性
样本数（人）		955	956
热量 （kcal）	平均值（标准误）	1833（72）	1477（63）
	占 RDNA 百分比[注1]	97%	91%
	占 DRIs 百分比[注2]	108%	100%

性 别		男 性	女 性
蛋白质 （kg）	平均值（标准误）	75.5（3.3）	60.6（2.6）
	占总热量之百分比	16.5%	16.4%
	占 RDNA 百分比	116%	110%
	占 DRIs 百分比	134%	124%
糖类 （kg）	平均值（标准误）	240（11）	202（8）
	占总热量之百分比	52.3%	54.7%
脂肪 （kg）	平均值（标准误）	61.2（3.2）	48.0（3.2）
	占总热量之百分比	30.0%	29.2%

注：1. "轻度工作量"者建议摄取量
　　2. "低工作劳动量"者摄取参考量

资料来源：潘文涵，章雅惠，吴幸娟，等（2004）• 台湾地区老人营养健康状况调查 1999–2000：以二十四小时饮食回顾法评估老人膳食营养状况 • 取自 https://consumer.fda.gov.tw/files/Research/1999%20–%202000/200411_03.pdf

（二）增强蛋白质合成作用的营养素

每次摄食25～30g的优质蛋白质或2g的亮氨酸（leucine），可以减少因老化所产生的氨基酸利用率以及蛋白质合成率差的情况，而优质蛋白质即为含必需氨基酸以及高生物利用率的蛋白质，例如：蛋类及牛奶。

⭐ 每日蛋白质总量

对老年人而言，每日蛋白质摄取总量多少比较适合？一般成年人建议蛋白质摄取量为每公斤体重0.8～1g。新的证据显示，老年人由于需要维持因老化或慢性疾病所产生较高的异化作用、应对较差的合成作用与维持日常身体活动及生病时有较好的恢复能力，所需的蛋白质会比一般成年人高。

欧盟老年医学会（European Union Geriatric Medicine Society，

EUGMS）于2012年发起了有关老化所需蛋白质摄取建议（dietary protein needs with aging）的研究，主要目的是找出并确认要维持65岁以上老年人肌肉量与功能所需的蛋白质建议摄取量。此研究团队建议老年人每公斤体重至少摄取1～1.2g蛋白质，有运动习惯者建议摄取较高量，如每公斤体重摄入1.2g的蛋白质。老年人若有慢性疾病，根据炎症或氧化作用现象，其蛋白质摄取量可以增加至每公斤体重1.2～1.5g；如果是严重疾病、受伤或是营养不良的老年人，建议蛋白质摄取量可以到每公斤体重2g。另外一种摄取量的表示方式是每公斤去脂体重（lean body mass，LBM）0.4～0.5g蛋白质，此方式的优点是可以排除水肿等水分代谢不良所产生依总体重估算蛋白质摄取量的偏差。然而，如果老年人的肾小球滤过率＜30ml/min·1.73m^2，且没有进行透析时，则要限制蛋白质的摄取量。上述建议需另行专业评估。

⭐ 亮氨酸（Leucine）

亮氨酸是人体八种必需氨基酸中的一种。亮氨酸的主要食物来源有：蛋、猪肉、牛肉、鸡肉、黄豆、花生等。表8-3为含有亮氨酸的食物列表，供读者选择食物时参考。

表8-3　每100g食物亮氨酸含量表

食物种类	亮氨酸含量（g）／100g
蛋	7.41
分离黄豆蛋白	6.78
腌渍鱼类	5.11
奶酪	4.01
豆腐	3.64
牛肉	3.32
猪肉	2.78

食物种类	亮氨酸含量（g）／100g
鸡肉	2.74
生鲑鱼	1.64
花生	1.63
燕麦	1.284
低脂牛奶	0.35
全谷饭	0.28

资料来源：U.S. Department of Agriculture（n.d.）. National nutrition database for standard reference. Retrieved from http://ndb.nal.usda.gov/ndb/search/list

★ 支链氨基酸（Branched Chain Amino Acid，BCAA）

包括亮氨酸、异亮氨酸（isoluecine）以及缬氨酸（valine），可促进肌肉组织合成，有助肌肉组织修复蛋白质。肌肉组织14%~18%是由BCAA所构成，其重要性不言而喻。BCAA的食物来源有蛋、奶、豆、鸡肉、鱼肉等，食物选择须考虑生物价，较高的生物价代表其食入后容易能让人体消化、吸收与利用。牛奶、蛋是较好的选择；此外，从牛奶提炼的乳清蛋白因具有较好的吸收与促进免疫功能的效果，也是不错的选择。

（三）减少炎症与氧化作用的食物

美国农业部于2010年公布的抗氧化食物数据库，以食物的氧自由基吸收能力（oxygen radical absorbance capacity，ORAC）作为抗氧化能力指标。但是由于测试方法仅限于体外实验，并未进行体内试验，无法验证其体内抗氧化能力，所以2012年美国农业部将该数据库从网站上删除。但如果就食物本身氧自由基吸收能力而言，数据仍具有一定参考价值。

表8-4摘录几种抗氧化能力较强的食物，以及台湾地区常见水果的抗

氧化数据。需注意的是，此数据为参考值而非绝对值，因食物的物种、产地，生长、制备过程的不同都会影响此数据。此外，血糖控制不好的老年人必须减少含糖量过高的食物摄取量。

表8-4 食物氧自由基吸收能力

种类	吸收能力（μmol TE/100kg）
蔓越莓	9584
苹果	5900
胡桃	17524
煮熟马铃薯	4649
煮熟番薯	2115
芒果	1002
奇异果	1210
香蕉	879
西瓜	142
菠萝	562
葡萄汁	793

注：TE = Trolox equivalent，即水溶性维生素 E 当量

资料来源：Haytowitz, D. B., & Bhagwat, B.（2010）. USDA database for the oxygen radical absorbance capacity（ORAC）of selected foods, release 2. Retrieved from http://www.orac-info-portal.de/download/ORAC_R2.pdf

二、运动增加肌肉量的效果

增加老年人肌肉量最常采取的方法是心肺功能与肌肉功能的训练，本书第5、6章已针对老年人各方面功能提升的运动处方进行详细的解说并提出具体的建议，请读者依照这两章进行训练。本章节就最新研究结果向读者说明运动对增加肌肉量的效果。

（一）有氧运动

1.以往的研究显示，有氧运动有助于肌肉代谢的适应，而非直接增加肌肉量以及肌力，换句话说并没有充分证据显示有氧运动可以抗衡肌肉减少症。然而，最近研究显示，12周的脚踏车运动有助于减缓肌肉流失，对于肌肉量以及肌力增加效果与年轻人相似，其主要机制可能是通过增强安静时的蛋白质合成率，或是通过增加饭后胰岛素敏感度，进而增加肌肉量以及肌力。

2.血流和胰岛素敏感度是影响骨骼肌蛋白质合成的关键。对老年人单一给予胰岛素灌流（表示胰岛素量是足够的），其血流与蛋白质合成率不会增加，年轻人则会增加。但如果前一晚进行有氧运动，则能有效增加胰岛素灌流时的血流与蛋白质合成率。

3.有氧运动对增加与肌肉流失有关的线粒体数目，以及胰岛素敏感度等代谢效应也起着相当重要的作用。

（二）抗阻运动

1.老年人对单一次抗阻运动的反应于1RM的60%就已经到了平台期。换句话说，如果在没有改变其他条件或环境下，增加强度也无法再提升蛋白质合成率。

2.蛋白质合成率的增加不见得能够通过肌肉量的增加观察到。单一的抗阻运动能否有效增加老人肌肉量，并未得到证实，但可以确定的是，单一的抗阻运动可以推迟因老化造成的肌肉流失，增加肌力、肌纤维大小（图8-3）。值得注意的是，80岁以上老人，神经肌肉的适应比起肌肉蛋白质合成能力的提升，对肌肉量的影响更重要。

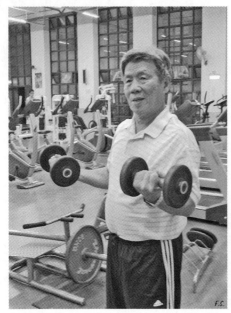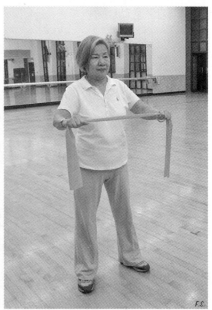

图8-3　抗阻运动可推迟老年人的肌肉流失

三、老年人运动结合营养处方的搭配

结合运动与营养策略的优势在于减少因不活动所造成的肌肉流失，通过身体活动带来的血流增加、合成性激素分泌或其敏感度增加，增进营养利用以及蛋白质合成作用。此外，也可通过摄取足量的营养对抗因老化产生炎症或氧化作用增加而使肌肉流失的增加。许多有关运动与营养的研究均关注肌肉蛋白质合成效应所需营养素、摄取量以及运动结合营养的时间搭配，目的是找出最佳组合，以提升肌肉量。

运动与营养结合的相关重点

1.运动刺激老年人肌纤维的蛋白质合成作用发生于运动后1～2小时之内，单次运动剂量为1RM的60%～90%负荷。

2.运动结束后3小时内营养补充效果最佳。运动前后补充间隔不要超过

3~4小时。

3.运动后至少补充20~40g蛋白质、10g的必需氨基酸或2~2.5g的亮氨酸。

4.蛋白质摄取量比摄取时间的影响力大。在蛋白质摄取量足够的情况下蛋白质的摄取时间（protein timing）才会发挥作用。

5.以往研究显示，补充糖类有益于蛋白质的合成。然而针对蛋白质与糖类比例1：3~4的建议，目前有人指出额外增加糖类摄取对于乳清蛋白在肌肉的蛋白质合成作用并没有协同的效果。糖类的摄取总量比摄取时间点更重要。

结语

肌肉量的减少对老年人健康的影响大于脂肪分布的改变，肌肉量的增进与维持需依靠运动以及营养双管齐下。饮食方面，建议老年人多摄取富含抗氧化作用的坚果或蔬果类，以及富含优质蛋白质的食物；老年人蛋白质摄取量建议为每公斤体重1~1.2g，或每一次至少摄取2g的亮氨酸；运动后把握肌肉组织合成作用的黄金时间点，尽快补充富含蛋白质以及适量糖类的食物。

参考文献

[1] 潘文涵、章雅惠、吴幸娟、张新仪、魏燕兰、李美璇…杭极敏（2004）·台湾地区老人营养健康状况调查1999-2000：以二十四小时饮食回顾法评估老人膳食营养状况·取自https://consumer.fda.gov.tw/files/Research/1999%20-%20 2000/ 200411_03.pdf

[2] Aragon, A. A., & Schoenfeld, B. J. （2013）. Nutrient timing revisited: Is there a post-exercise anabolic window. Journal of the International Society of Sports Nutrition, 10 (5) .

[3] Arai, Y., Takayama, M., Gondo, Y., Inagaki, H., Yamamura, K., Nakazawa, S.,... Hirose, N. （2008）. Adipose endocrine function,

insulin-like growth factor-1 axis, and exceptional survival beyond 100 years of age. Journals of Gerontology: Series A, 63 (11), 1209-1218.

[4] Atlantis, E., Martin, S. A., Haren, M. T., Taylor, A. W., & Wittert, G. A. (2009). Inverse associations between muscle mass, strength, and the metabolic syndrome. Metabolism, 58 (7), 1013-1022.

[5] Bauer, J., Biolo, G., Cederholm, T., Cesari, M., Cruz-Jentoft, A. J., Morley, J.E.,... Stehle, P. (2013). Evidence-based recommendations for optimal dietary protein intake in older people: A position paper from the PROT-AGE study group. Journal of the American Medical Directors Association, 14, 542-559.

[6] Castillo, E. M., Goodman-Gruen, D., Kritz-Silverstein, D., Morton, D. J., Wingard, D. L., & Barrett-Connor, E. (2003). Sarcopenia in elderly men and women: the Rancho Bernardo study. American Journal of Prevention Medicine, 25 (3), 226-231.

[7] Cawthon, P. M., Fox, K. M., Gandra, S. R., Delmonico, M. J., Chiou, C. F., Anthony, M. S.,... Harris, T. B. (2009). Do muscle mass, muscle density, strength, and physical function similarly influence risk of hospitalization in older adults? Journal of American Geriatric Society, 57 (8), 1411-1419.

[8] Chodzko-Zajko, W. J., Proctor, D. N., Fiatarone Singh, M.A., Minson, C. T., Nigg, C. R., Salem, G. J.,... Skinner, J. S. (2009). American College of Sports Medicine position stand. Exercise and physical activity for older adults. Medicine & Science in Sports & Exercise, 41 (7), 1510-1530.

[9] Dickinson, J. M., Volpi, E., & Rasmussen, B. B. (2013). Exercise and nutrition to target protein synthesis impairments in aging skeletal muscle. Exercise and Sport Sciences Reviews, 41, 216-223.

[10] Greenlund, L. J., & Nair, K. S. (2003). Sarcopenia-consequences, mechanisms, and potential therapies. Mechanisms of Ageing and Development, 124, 287-299.

[11] Harbe, M. P, Konopka, A. R., Undem, M. K., Hinkley, J. M., Minchev, K., Kaminsky, L. A.,... Trappe, S. (2012). Aerobic exercise training induces skeletal muscle hypertrophy and age-dependent adaptations in myofiber function in young and older men. Journal of Applied. Physiology, 113 (9), 1495-1504.

[12] Haytowitz, D. B., & Bhagwat, B. (2010). USDA database for the

oxygen radical absorbance capacity （ORAC） of selected foods, release 2. Retrieved from http://www.orac-info-portal.de/download/ORAC_R2.pdf

[13] Huang, K. C., Lee, M. S., Lee, S. D., Chang, Y. H., Lin, Y. C., Tu, S. H., & Pan, W.H. （2005）. Obesity in the elderly and its relationship with cardiovascular risk factors in Taiwan. Obesity Research, 13 （1）, 170-178.

[14] Hughes, V. A., Roubenoff, R., Wood, M., Frontera, W. R., Evans, W. J., & Fiatarone Singh, M. A. （2004）. Anthropometric assessment of 10-y changes in body composition in the elderly. American Journal of Clinical Nutrition, 80 （2）, 475-482.

[15] Kumar, V., Selby, A., Rankin, D., Patel, R., Atherton, P., Hildebrandt, W., Williams, J., Smith, K.,... Seynnes, O. （2009）. Age-related differences in the dose-response relationship of muscle protein synthesis to resistance exercise in young and old men. Journal of physiology, 587, 211-17.

[16] Phillips, S. M. （2011）. The science of muscle hypertrophy: making dietary protein count. Proceedings of the Nutrition Society, 70, 100-103.

[17] PROT-AGE Study Group （2013）. Evidence-Based Recommendations for Optimal Dietary Protein Intake in Older People. Retrieved from http://dx.doi.org/10.1016/j.jamda.2013.05.021

[18] Scafoglieri, A., Provyn, S., Bautmans, I., Van Roy, P., & Clarys, J. （2012）. Direct relationship of body mass index and waist circumference with body tissue distribution in elderly persons. Journal of Nutrition, Health & Aging, 1-8.

[19] Schoenfeld, B. J., Aragon, A. A., Krieger, J. W. （2013）. The effect of protein timing on muscle strength and hypertrophy: A meta-analysis. Journal of the International Society of Sports Nutrition, 10, 1-13.

[20] Signorile, J. （2011）. Bending the Aging Curve: The Complete Exercise Guide for Older Adults. Champaign, IL: Human Kinetics.

[21] Thomas, D. R. （2007）. Loss of skeletal muscle mass in aging: examining the relationship of starvation, sarcopenia and cachexia. Clinical Nutrition, 26, 389-399.

[22] U.S. Department of Agriculture （n.d.）. National nutrition database for standard reference. Retrieved from http://ndb.nal.usda.gov/ndb/search/list

[23] Visscher, T. L., Seidell, J. C., Molarius, A., van der Kuip, D., Hofman, A., & Witteman, J. C. (2001). A comparison of body mass index, waist-hip ratio and waist circumference as predictors of all-cause mortality among the elderly: the Rotterdam study. International Journal of Obesity Related Metabolism Disorders, 25 (11), 1730-1735.

[24] Wannamethee, S. G., Shaper, A. G., Lennon, L., Whincup, P. H. (2007). Decreased muscle mass and increased central adiposity are independently related to mortality in older men. American Journal of Clinical Nutrition, 86, 1339-1346.

[25] Wilson, M., Thomas, D., Rubenstein, L., Chibnall, J., Anderson, S., Baxi, A.,... Morley, J. E. (2005). Appetite assessment: simple appetite questionnaire predicts weight loss in community-dwelling adults and nursing home residents. American Journal of Clinical Nutrition, 82, 1074-1081.

[26] Yang, Y., Breen, L., Burd, N. A., Hector, A. J., Churchward-Venne, T. A., Josse, A. R., Tarnopolsky, M., & Phillips, S. M. (2012). Resistance exercise enhances myofibrillar protein synthesis with graded intakes of whey protein in older men. British Journal of Nutrition, 108, 1780-1788.

[27] Zamboni, M., Armellini, F., Harris, T., Turcato, E., Micciolo, R., Bergamo-Andreis, I. A., & Bosello, O. (1997). Effects of age on body fat and cardiovascular risk factors in women. American Journal of Clinical Nutrition, 66 (1), 111-115.

第九章

老年人预防跌倒的
运动处方

　　不小心跌倒是造成65岁以上老人意外损伤的主要原因，进而影响其独立生活能力及生活质量。因此，预防老年人跌倒是现今社会中一个重要的话题。老年人跌倒后，容易失去行动及独立生活能力，其患病率及死亡率也随之升高，需要耗用较多的社会资源及家人照护，进而导致医疗成本的增加。

　　运动有许多益处，但目前适合老年人可有效降低跌倒风险的运动处方有限。大多数老年人的运动属于低强度的运动型态（如散步、太极拳等），这些运动型态对降低老年人跌倒风险的作用尚待研究。因此，探索制订全面且一致性的有效运动处方是目前一项重要的课题。

　　本章尝试以老年人（elderly）、平衡训练（balance training）、运动介入（exercise intervention）、跌倒预防（fall prevention）等相关研究文献，针对一般老年人有效的常见运动介入处方进行整合与探讨。因此，本章主要目的为：①评估近年来相关文献中，运动介入对于预防跌倒与增进平衡能力的效果；②确定对老年人最安全有效的预防跌倒的运动介入；③为医疗专业人员及运动相关学者专家制订适合老年人的运动处方提供参考。

第一节　跌倒发生的原因与运动介入的影响

跌倒是个体内在因素及环境外在因素复杂交互作用的结果。内在因素影响来自急性疾病、慢性疾病（如抑郁症、关节炎等）、视力及听力障碍，以及老化引起的神经肌肉功能衰退、步态与姿势反应的退化。有研究指出，老化造成下肢肌肉无力，影响活动的耐受性、步态平衡，进而增加老年人跌倒的风险、降低社交活动及生活质量。外在因素影响则来自药物使用、不适当的行动辅助工具及不安全的环境。

随着老化引起的生理衰退以及上述因素，导致老年人发生跌倒的风险较其他人群高。研究发现，台湾地区65岁以上老年人在2005年一年中跌倒发生率高达20.5%，其中37%为反复跌倒。因此，了解跌倒的危险因素，筛选出运动介入可改善的因素，并以全面性运动课程介入健康促进。这是一项不容忽略的重要课题。

老年人因行动不便、住院或失去独立生活能力，患病率及死亡率随之上升，导致社会照护需求增加，以及家庭照顾者的负担加重，进而增加医疗成本。跌倒后产生的健康风险更是巨大且难以评估，不仅影响老年人自身独立生活能力，也会耗费更多的社会医疗资源；而生理及心理的衰退也会导致其运动意愿及频率降低。

根据美国疾病控制与预防中心（2010）的建议，运动可推迟老化并延长寿命，减少心血管疾病的发生，降低忧郁和焦虑，促进心理健康，控制体重，促进骨骼、肌肉与关节的功能，促进手眼协调，进而避免跌倒发生。老年人进行规律的身体活动，对预防跌倒最大的帮助在于改善肌力和肌耐力、促进神经的适应性、改善平衡和协调能力。因此，规律的运动有助于老年人维持自主生活能力，而无须依赖他人。

平衡能力（图9-1）与跌倒发生率高度相关，增进老年人平衡能力是降低其跌倒发生率的有效方法。研究发现，老年人跌倒风险与其手部肌力、腿部肌力、敏捷性及动态平衡能力有显著关系；并且也明确地指出，规律的身体活动可以减少35%～45%跌倒发生概率。因此，老年人进行规律运动可谓一举多得，不仅能改善负面情绪，减少老年慢性疾病的发生，同时也能减缓因老化引起的生理功能衰退，进而拥有较佳的生活质量。若能通过运动介入改善因老年退化而产生的各项生理功能衰退，增加身体活动的机会，并建立规律运动的习惯，相信一定能降低跌倒的风险，进而增进老年人独立自主生活的能力。

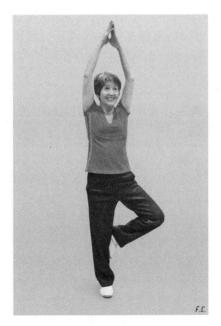

图9-1　平衡动作

第二节　预防跌倒相关的运动处方

降低老年人跌倒风险的运动训练，目前以增强下肢肌力及增强平衡能力为主。Judge（2003）发现，居家个人训练或参加运动中心安排的运动计划，加入低强度肌力训练和平衡训练处方后，对减少跌倒和失能，以及提升身体表现和稳定性都有效果。李亚芸等（2006）的统计分析（meta-analysis）数据显示，运动训练可增强老年女性的下肢肌力，但一般性的居家运动训练计划无法显著降低老年女性跌倒的发生率及再次跌倒的比率，但却能有效降低跌倒的并发症、住院率、医疗花费，并提升生活质量。

　　因此，本章节参考相关研究文献，并以美国运动医学会（ACSM）与美国心脏协会（AHA）关于老年人健康身体活动处方为准则，依照ACSM针对65岁以上老年人增进功能性体适能的渐进原则，针对老龄运动处方的实务对相关文献进行综合整理，根据老年人的心理与生理特殊性，拟定其注意事项，为老年人进行居家训练提供参考，也希望能为运动专业人员确立老年人身体活动处方提供指引（表9-1）。

表9-1　老年人预防跌倒的运动处方

活动分类	运动频率	运动时间	运动强度
有氧训练	中强度至少5次/周或高强度至少3次/周	中强度至少30分钟/天，或高强度至少20分钟/天	RPE 5～6中强度或RPE 7～8高强度（中等费力至有些困难）
肌力训练	2次/周，中间需休息48小时	8～10个肌群（下肢为主）；每组重复10～15次	RPE 5～6中强度或RPE 7～8高强度（中等费力至有些困难）
伸展训练	至少2次/周以上	至少30分钟/次	RPE 3～4强度（轻度费力）
平衡训练	每次运动中皆可进行	至少20分钟/次	RPE 3～5强度（轻度费力至中等费力）

注：运动强度：以RPE 0～10评级表的数值来估计运动时的强度

资料来源：

1.Bushman, B.（2011）. ACSM's Complete Guide to Fitness health. Champaign, IL: Human Kinetics.

2.Nelson, M. E., Rejeski, W. J., Blair, S. N., Duncan, P. W., Judge, J. O., King, A. C., MaCera, C. A., & CastanedaA-Sceppa, C.（2007）. Physical Activity and Public Health in Older Adults: Recommendation from the American College of Sports Medicine and the American Heart Association. Medicine and Science in Sports and Exercise, 39（8）, 1435-1445.

近几年的研究发现，许多型态的运动处方均能有效增进老年人的平衡能力。但运动型态、时间、强度及频率不同，效果有显著的差异，对运动介入后的影响所持续的时间长短也不相同。以普拉提伸展运动（图9-2）为例，此运动属于低强度的训练，较适合老年人。然而Kloubec（2010）发现，每周2次普拉提训练仅能增加老年人的肌耐力及柔韧度，对其平衡能力并无显著影响；另一些研究却显示普拉提伸展运动介入若有固定的运动频率及运动持续时间，对老年人的动态平衡能力、柔韧度、敏捷性及肌力都有显著改善。

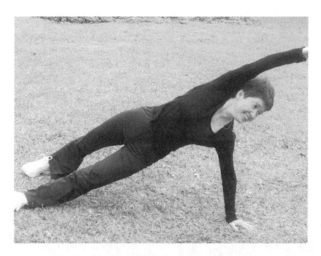

图9-2　普拉提伸展运动（核心肌群训练）

随着年龄的增加，老年人的肌力及心肺功能逐渐退化，全身振动训练也是适合老年人的安全有效的训练方式之一，也能提升老年人下半身的肌力及心肺功能、改善静止站立时身体摇晃的状况及增强膝盖收缩的肌力，但对于降低老年人跌倒风险及增加姿势控制的效果却不显著。Suzuki等（2004）将太极拳运动推荐给有居家跌倒高风险的老人，但其平衡能力未有显著的改善。然而有些研究指出，太极拳运动训练介入后老龄受试者跌倒发生率有所下降，并且其影响可维持到运动结束后的20个月。这些研究存在差异的原因可能主要是太极拳运动介入时间长短及每周进行次数多少不同。

水中运动在维护老年人良好的敏捷性与动态平衡能力方面相当重要。协调与平衡训练有减缓退化速度及预防跌倒的功能，水中练习可减少老龄学员害怕跌倒的心理因素。除此之外，水中运动与陆上运动所消耗的能量相近，但水中运动对关节的压力较陆上运动低。因此，水中运动较适合生理功能退化的老年人群，对老年人来说是比较安全可行的训练方式。Fabiane等（2010）比较水中运动及水中阻力训练的差异，发现对老龄妇女实施周期性的水中阻力训练，可提高10.89%的最大肌力，但一般的水中运动并不会带来肌力上的显著变化。而Tatiane等（2010）针对坐式生活的老年妇女进行为期12周的水中阶段式运动训练，却发现除了体重指数（BMI）改善无显著差异外，上下肢肌力及平衡能力均有显著改善。本节整理近年运动介入对老年人平衡能力训练效果的相关文献（表9-2），希望能为医疗与运动相关专业人员提供参考。

表9-2　运动介入平衡训练的效果

体适能	评估指标		
	运动处方		训练效果
动态平衡、柔韧度、敏捷度、肌力	普拉提训练	12 周／每周 3 次／ 1 小时	动态平衡、柔韧度、敏捷、肌力增加
肌力、平衡、柔韧度	普拉提训练	12 周／每周 2 次／ 1 小时	肌耐力及柔韧度增加
肌力、平衡	抗阻、平衡训练	8 周／每周 2 次	肌力及平衡能力增加
肌力、平衡	水中抗阻训练	12 周／每周 2 次	肌力增加
动态平衡、柔韧度、敏捷度、肌力、心肺功能	阶段式水中训练	12 周／每周 1 次	均增加
肌力、平衡	全身振动训练	12 周／每周 3 次	肌力及平衡能力增加

续表

体适能	评估指标		
	运动处方		训练效果
心肺功能、平衡	全身振动训练	48 周／每周 3 次	心肺及平衡能力增加
肌力、平衡	太极拳训练	13 周／两周 1 次	无显著变化
肌力、动态平衡	抗阻、平衡训练	48 周／每周 2 次	肌力及平衡能力增加
肌力、平衡	肌力训练、太极拳	24 周／每周 2 次	平衡能力增加

综合以上结果，以每周3次，每次1小时的处方进行12周以上的普拉提伸展训练，能有效提升老年人的柔韧度及动态平衡能力，对降低老年人跌倒的风险有显著的效果。虽然过去有研究指出全身振动训练通过刺激神经反应达到训练效果，对于肌力增加的效果显著，但对于平衡能力增加、跌倒风险的降低却未有定论。因此，如何进行全身振动训练处方介入，振动的次数、频率、幅度以及持续时间的长短等相关变量对老年人预防跌倒是否有帮助，值得未来进一步研究。有关太极拳运动介入的研究显示，太极拳运动不一定会带来老年人平衡能力的增进及跌倒风险的降低，但若有较长的运动时间及规律的运动频率，太极拳运动介入的效果也许会比较明显。相较之下，水中的运动训练对于生理功能衰退的老年人效果较佳且安全性好。因此，要保证运动处方介入的成效，训练处方的内容应考虑其训练目标与特殊性，而非一般的训练方式。

结语

近年来相关研究建议老年人跌倒预防的运动课程介入必须是多学科的，而且还需兼顾健康／环境等多因素。预防跌倒课程应先针对跌倒危险因素及身体危险因素（包括机能衰弱、平衡及功能失调）作筛检，进而实施由运动专业教练设计及监控的居家肌力、平衡、走路课程的处方介入，并对跌倒预防成效作深入的评估，对于特别衰弱的老人要设计个性化的特殊处方。若下肢肌力状况良好，则有助于平衡，而且通过身体活动的方式可以减轻老化造成的下肢无力。运动介入治疗的成败取决于个体对运动的依从性。由此可见，增进老年人的规律运动行为是目前"运动治疗成效目标"的最新趋势。

参考文献

[1] 内政部统计处（2018）·最新统计指标·取自 http://www.moi.gov.tw/stat/chart.aspx.

[2] 李亚芸、吴英、蔡亦为、李雪祯、王瑞瑶、杨雅如（2006）·运动训练对预防老年女性跌倒之效益：统计分析·物理治疗，31（5），273-284。

[3] 李淑芳、刘淑燕（2013）·老年人功能性体适能·台北市：华都。

[4] 洪伟钦、沈竑毅（2007）·老化与平衡能力·嘉大体育健康休闲期刊，6（2），119-129。

[5] 黄献梁、陈晶莹、陈庆瑜（2007）·老人运动处方之实务探讨·家医研究，5（1），1-16。

[6] 卫生福利部统计处（2017）·105 年度死因统计·取自 http://dep.mohw.gov.tw/DOS/lp-3352-113.html.

[7] 谢昌成、蔡坤维、刘镇嘉（2007）·老年人的跌倒问题·基层医学，22（10），352-357。

[8] Bogaerts, A. C. G., Delecluse, C., Claessens, A. L., Troosters, T., Boonen, S., & Verschueren, S. M. P. (2010). Changes in balance, functional performance and fall risk following whole body vibration training and vitamin D supplementation in institutionalized elderly women. A 6 month randomized controlled trail. Gait and Posture, 33 (3), 466–472.

[9] Bogaerts, A. C. G., Delecluse, C., Claessens, A. L., Troosters, T., Boonen, S., & Verschueren, S. M. P. (2009). Effects of whole body vibration training on cardiorespiratory fitness and muscle strength in older individuals. (A 1–year randomised controlled trial). Age and Ageing, 38 (4), 448–454.

[10] Bushman, B. (2011). ACSM's Complete Guide to Fitness health. Champaign, IL: Human Kinetics.

[11] Centers for Disease Control and Prevention (2010). The benefits of physical activity. Retrieved from http://www.cdc.gov/physicalactivity/everyone/health/index.html

[12] Edmonds, S. (2009). Therapeutic targets for osteoarthritis. Maturitas, 63 (3), 191-194.

[13] Fabiane, I. G., Ronei, S. P., Cristine, L. A., Walter, C. L., & Luiz, F. M. K. (2010). The effects of resistance training performed in water on muscle strength in the elderly. Journal of Strength & Conditioning Research, 24 (11), 3150-3156.

[14] Huang, H. C., Gan, M. L., Lin, W. C. & Kernohan, G. (2003). Assessing risk of falling in older adults. Public health Nursing, 29 (5), 399-411.

[15] Irez, G. B., Ozdemir, R. A., Evin, R., Irez, S. G. & Korkusuz, F. (2011). Integrating pilates exercise into an exercise program for 65+ year-old women to reduce falls. Journal of Sports Science and Medicine, 10 (1), 105-111.

[16] Jones, C. J., & Rose, D. J. (2005). Physical Activity Instruction of Older Adult. Champaign, IL: Human Kinetics.

[17] Judge, J. O. (2003). Balance training to maintain mobility and prevent disability. American Journal of Preventive Medicine, 25 (3), 150-156.

[18] Karinkanta, S., Heinonen, A., Sievanen, H., Uusi-Rasi, K., Fogelholm, M., & Kannus, P. (2008). Maintenance of exercise-induced benefits in physical functioning and bone among elderly women. Osteoporosis International, 20 (4), 665-674.

[19] Kloubec, J. A. (2010). Pilates for improvement of muscle endurance, flexibility, balance, and posture. Journal of Strength & Conditioning Research, 24 (3), 661-667.

[20] Logghe, I., Zeeuwe, P., Verhagen, A., Wijnen-Sponselee, R., Willemsen, S., Sita, A.,...Koes, W. (2009). Lack of effect of Tai Chi Chuan in preventing falls in elderly people living at home: A randomized clinical trial. Journal of the American Geriatrics Society, 57(1), 70-75.

[21] Miyoshi, T., Shirota, T., Yamamoto, S. I., Nakazawa, K., & Akai, M. (2005). Functional roles of lower-limb joint moments while walking in

water. Clinical Biomechanics, 20 (2), 194−201.

[22] Nelson, M. E., Rejeski, W. J., Blair, S. N., Duncan, P. W., Judge, J. O., King, A. C., MaCera, C. A., & CastanedaA−Sceppa, C. (2007). Physical Activity and Public Health in Older Adults: Recommendation from the American College of Sports Medicine and the American Heart Association. Medicine and Science in Sports and Exercise, 39 (8), 1435−1445.

[23] Nogueira, B. T., Renovato, F., Meneses, F., Rúbia, S., Inhasz, C., & Pasqual, M. (2010). Postural control in elderly persons with osteoporosis: efficacy of an intervention program to improve balance and muscle strength: A randomized controlled trial. American Journal of Physical Medicine & Rehabilitation, 89 (7), 549−556.

[24] Phillips, E. M. (2009). Special conditions. In S. Jonas & E. M. Philips (Eds.), ACSM's Exercise is Medicine: A clinician's guide to exercise prescription (pp. 195−229). Philadelphia, PA: Lippincott Williams & Wilkins.

[25] Sj sten, N. M., Salonoja, M., Piirtola, M., Vahlberg, T., Isoaho, R., Hyttinen, H.,... Kivel, A. (2007). A multifactorial fall prevention programme in home−dwelling elderly people: A randomized−controlled trial. Public Health, 121 (4), 308−318.

[26] Spiliopoulou, S. I., Amiridis, I. G., Tsigganos, G., Economides, D., & Kellis, E. (2010). Vibration effects on static balance and strength. Journal of Sports Medicine, 31 (9), 610−616.

[27] Suzuki, T., Kim, H., Yoshida, H., & Ishizaki, T. (2004). Randomized controlled trial of exercise intervention for the prevention of falls in community−dwelling elderly Japanese women. Journal of Bone and Mineral Metabolism, 22, 602−611.

[28] Tatiane, H, Maressa, P. K., Luke, H., Christiane, P. M., Elizabeth, F. N., Rodrigo, S. R., & Sergio, G. D. (2010). The effects of 12 weeks of step aerobics training on functional fitness of elderly women. Journal of Strength & Conditioning Research, 24 (8), 2261−2266.

[29] Toraman, A., & Y ld r m, N. . (2010). The falling risk and physical fitness in older people. Archives of Gerontology and Geriatrics, 51 (2), 222−226.

[30] Wijlhuizen, G. J., Jong, R. D., & Hopman−Rock, M. (2007). Older persons afraid of falling reduce physical activity to prevent outdoor falls. Preventive Medicine, 44 (3), 260−264.

第十章

老年人的水中健身运动

有别于游泳技巧（采用身体平行于水面），水中健身运动（water fitness exercise）是在水中使身体呈直立状态，产生拖曳阻力，让身体可以充分利用水的特性，对抗水流，产生足够的运动强度以提升体适能。老年人规律参加水中健身运动不但可增进功能性体适能，也可改善健康相关生活质量。

水中健身运动最早应用于物理治疗，强调头部无须入水，不需要游泳技巧，所以无游泳技巧者可以无须担忧头入水的恐惧，同时也是陆上运动以外的另一项强化体适能的选择，对于特殊人群如体重过重、糖尿病、神经肌肉疾病、骨质疏松症、下背痛以及骨骼关节疾病也都非常适合。老年人通常患有多种特殊疾病，因此更适合水中健身运动。老年人通过运动获得的益处包括良好的姿势、心肺耐力、肌力、肌耐力、爆发力、柔韧度、体重控制、平衡性、敏捷性、稳定性等，通过水中健身运动一样也可以实现这些目标。

水中健身运动不需游泳技巧，不会游泳的老年人亦可参加。

一堂安全有效的老年人水适能课程需要专业的水中运动健身练习指导，教练要充分利用水的特性，设计适合不同体适能的老年人，并且对可能出现的特殊病况加以了解，以便应对许多突发的状况。美国运动医学会（ACSM）于2014年的运动测试及处方指导原则手册中，针对老年人提出了重要的运动指导原则，包括有氧运动、肌肉功能及柔韧度的运动处方，以及对运动频率、强度、时间及运动型态的建议；同时也针对经常跌倒者或有动作限制者提出了许多平衡动作的建议。此原则可以应用于水中或陆上运动。

本章阅读对象为有兴趣从事老年人水中健身运动课程设计及教学者，而适合从事此项运动的老年人在本文系指65岁以上，有能力从事日常生活，不需由他人照护者。

第一节　名词解释

为让读者能更顺利地阅读本文，本节对本章即将出现的专有名词进行解释。

1.浅水水位　身体下水时采取立姿，水的深度介于肚脐和乳线之间的高度。

2.功能性体适能　应付日常生活所需的能力，例如上街购物、搭公交车或扫地等。功能性体适能要素包含身体组成、心肺耐力、肌肉功能、柔韧度、敏捷性及平衡能力。

3.SWEAT方程式　从事水中健身运动时用来改变动作，以加强各项体适能要素的一套教学方法。SWEAT方程式由Mary Sanders博士提出的，SWEAT由以下各个英文词的首字母合并而成。

（1）S：代表速度（speed）和受力面积（surface）。

（2）W：动作姿势的改变（working position），包括弹跳、站立、滑行和悬浮。

（3）E：加大（enlarge）动作的幅度及受力面积。

（4）A：频繁地改变身体四周（around the body）所使用的肌肉，避免局部肌肉过度疲劳。

（5）T：移位（travel）使身体离开原地。

4.说话测试 用来评估运动强度的一种带有主观性的简便方法。运动过程中教练口头询问学员的当下感受，以判定学员的疲劳程度，例如累不累、还好吗、感觉如何等问题。

5.波格自觉疲劳强度量表 用来评估运动强度的一种带有主观性的简便方法。分值介于0～10，0分代表完全不累，10分则代表非常疲惫，在运动过程中教练以询问的方式请学员用数字说出当下感觉用力的程度。

6.摇橹 双手张开做出横"8"字状。在水中健身运动的过程中，摇橹可用来维持良好姿势，辅助或阻碍行进动作、方向或增加上肢的运动强度。

第二节　安全性评估

老年人的身体反应、视觉及听力随年龄增加而逐渐退化，而泳池环境又比陆上环境具有较高的风险，因此运动教练必须特别关注学员上课时的安全性，从学员进入更衣室开始便将之纳入安全评估范围，因为如果任何一位学员出现健康问题，或是发生危险，都将影响整堂课，更可能影响泳池的运营。因此，运动教练必须关注以下安全事项，以降低学员、自己及教学时可能出现的风险。下面列出更衣室、泳池岸边、游泳池、学员本身及教练本身的安全检查项目及其安全隐患（表10-1）。

表10-1　水适能环境安全评估

	检查项目	安全隐患
更衣室	干湿区分明	避免滑倒
	干区地面维持干燥	避免滑倒
	空间够宽广	避免碰撞
	有足够座位供坐下更衣	避免因站立更衣时重心不稳而跌倒
	光线够明亮	避免因视力不佳撞倒或滑倒
	通往泳池出口标识清楚	避免挫折感
	通往泳池的走道不宜过长	避免从泳池上岸后身体接触冷空气时间过长
	淋浴间地面应保持干净	避免滑倒
泳池岸边	设有饮水设备	避免脱水
	岸边的地面应无任何破损	避免割伤脚部
	下水阶梯扶把应稳固	避免跌倒
	下水阶梯角度不应过大或过小	避免跌倒
	救生员应随时值班	随时处理紧急事故
	光线应明亮	避免撞倒或跌倒
	水深深度标示应清楚	避免滑落至深水区而溺水
游泳池	水温应维持 29 ~ 31℃	避免体温过低或过高
	能见度佳	避免失衡
	水中地面无毁损	避免割伤足部
	让学员处于浅水水位	充分利用水的特性
	几乎没有氯味	避免呼吸困难
	通风良好	避免氧气不足
	池边没有污垢	避免滑倒

	检查项目	安全隐患
学员本身	准备个人随身药物	紧急处理用
	穿着水中专用鞋	避免滑倒或割伤足部
	准备保暖衣物于易取得处	避免体温过低
	鼓励戴泳帽	避免体温过低
	饮用水置于岸边易取得处	避免脱水
	如有任何不适或伤口应主动告知	避免不适或伤口感染
教练本身	穿着水中专用鞋	避免滑倒
	适时使用麦克风	保护声带
	避免全程示范	能随时注意学员运动状况
	随时留意地面是否湿滑	避免滑倒
	协助学员学会正确的出入泳池方法	避免学员跌倒
	利用辅助器材（如椅子）示范高冲击的动作	避免踝、膝关节受伤及避免滑倒
	随时补充水分	避免脱水

第三节　教学要领

在安全评估之后，教练应充分把握教学要领，发挥专业特长，让自己和学员都能获得成就感，安全并快乐地和学员一起下课。以下分别就教练的教学服装、教学位置、口令与指令、教学目标、音乐的使用及辅助器材提出建议并分述如下。

一、穿着专业的教学服装

为使学员能看清示范动作，教练应穿着合身服装，上半身可穿着贴身背心或运动短袖上衣，下半身可以穿着较紧身的短裤或长裤，男性教练应避免赤裸上半身，女性教练也应穿有支撑性的运动内衣，尽量不穿着开高衩的三角泳裤。泳池的室温通常较暖和，所以要选择排汗效果好的服装面料，避免体温过高。此外，为避免因地面潮湿而滑倒，以及因赤脚进行高冲击动作而导致踝、膝、髋关节受到过度冲击，教练一定要穿着水中专用鞋。然而也要记住，在泳池边教学时，即使穿着水中专用鞋也有可能因无法避免的地面湿滑而摔倒，因此应在教学区铺干燥的防滑垫以降低风险。

二、选择适当的教学位置

一般来讲，许多人以为水中健身运动教练必然是在水中指导，事实却不尽然。教练应依据课程目标确定每次的教学位置。以下分三种教学位置分别说明。

（一）岸上教学位置

水中健身运动是与水面垂直的运动，强调不需要游泳技巧，头部可不入水，如果教练在水中示范腿部动作，学员便无法看清动作，因此建议教练在新的课程时可采取岸上教学，也就是教学者在岸上示范教导学员。其优点是学员可以清楚地看到教练所示范的动作，同时教练也能清楚地看到学员脸上的表情及身体姿势是否正确，及时了解学员的感受，并且容易掌控全场气氛（图10-1）。而岸上教学的缺点是示范一些高冲击动作时，例如跑步及跳跃等，很容易因地面湿滑而摔倒；另外教练处于热环境下，如果没有充分补充水分，也容易出现脱水或体温升高等风险。岸上教学也考验教练的专业度，水中有阻力和浮力，和陆上极为不同，教练如果未能对水的特性有充分了解，将陆上动作照葫芦画瓢应用于水中教学上，学员极有可能跟不上，并且感到沮丧，因此教学者需留意水中动作的配速。

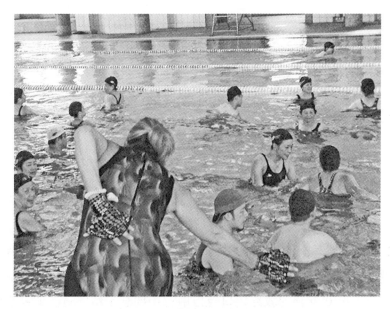

图10-1　水中健身运动教学情形

（二）水中教学位置

教练也可以采取水中教学，其优点是可以增进与学员之间的互动及亲和力，提升教学气氛；而且处于水环境中，可以避免在岸上示范高冲击动作时可能发生的危险，更能体验水中动作的配速；而采用水中教学的缺点是除非学员皆会憋气，将头浸入水中，否则很难看清教练在水中所示范的动作，尤其是腿部动作。

（三）融合岸上教学及水中教学位置

教练在一堂课程中，首先于岸上教学，并尽量示范动作，然后再下水指导学员，这样便同时拥有岸上教学及水中教学的优点，教练也可以避免长时间处于热环境下。特别注意的是，教练一旦下水教学后或上岸后切勿操之过急地立刻与学员互动，必须有一段时间适应浮力与地心引力的改变，否则容易因重心不稳而跌倒；再则身体湿水后使教学地板湿滑，会增加滑倒受伤风险。如果是在冬天，室温较冷，也应立刻让自己处于保暖状态；由于教学对象是老年人，下课后更要谨慎协助每一位学员安全上岸。室温较冷时，建议教练尽量采取岸上教学。

三、口令与指令使用得宜

口令的意义是让学员听得懂，因此必须清楚明了。由于教学环境是在泳池，有些泳池周边还会有附设按摩池、涡轮池或是儿童戏水池，声音嘈杂，影响教练传达口令的清晰程度，因此教练可以配戴麦克风，以增加音量；同时为了避免与其他声音竞争，口令也必须简洁有力，省去不必要的内容；口令应保持一致，学员才能很快适应，例如第一次说"抬膝"之后也尽量以"抬膝"取代"抬脚"或是"抬腿"的口令；口令也要温和亲切，老年人喜欢友善的教练，口令当中也不要忘了给予适当的鼓励和赞美。

指令是指用身体的姿势变化以传达讯息，可以让学员看清楚即将进行的动作，尤其距离岸边较远的学员更需要指令的引导，使用得宜的指令可以保护教练的声带，避免不必要的喊或吼。教练在岸上教学时尽量面对面教学，所以引导学员时更应该充分地使用指令，例如引导学员往学员右边的方向时可以采用左手引导。要切记，指令虽然是在提示动作，但由于泳池边湿滑地板以及热环境可能引起的危险，教练要善用教学椅辅助一些高冲击动作，同时每个动作示范2～3次，之后采用手部指令引领即可。例如侧面移位时可以用手臂引导，而不必喊右边或左边；动作加大时也可以将双手张大；加速的动作可以单手做螺旋桨上升样。而教练脸部的表情给学员的感受很重要，要随时保持微笑，这样老年人才可以感受到欢乐的气氛。总之，教练可以自己设计出一套指令，并保持一致。口令和指令使用得宜不但可以减少教练的教学风险，更可以有效达到教学目标。

四、确认教学目标

虽然本文所指的老年人是有能力从事日常生活，不需要他人照护的65岁以上者，但教练也必须充分了解学员来上课的目的，有些学员是好友陪同，有些是医生推荐，因此建议教练在第一堂课先进行健康筛检及功能性体适能检测，了解学员的体能状况及特殊病况，并且提供这些结果给学员了解并进行沟通，取得良好的共识才拟订课程目标。老年人运动训练的主要目的是提升功能性体适能，因此必须将日常生活所需能力，例如走路、穿衣、打扫、爬楼梯、提物品等动作融入课程中。

五、音乐的使用

播放合适的音乐可以活跃课堂的气氛。在热身阶段可以选择轻快、朗朗上口的音乐，没有歌词也可以，因为这个阶段是教练要提醒学员正确姿势以及如何保暖的阶段，教练会使用较多的口令及指令，所以需要学员专注。而在心肺训练阶段可以选择节拍更快的音乐，即使跟不上动作，较快的音乐节拍中也可以提升学员学习动力。

一般来讲，教学可采用较慢节奏或是每分钟125～150拍的速度，每两拍才做一个动作。在放松阶段可以选择较轻柔的音乐，让学员感觉放松。要谨记两件事，首先，不要认为老年人的听力较差便将音量调得很大，这样泳池的回声也会很大，会感觉很嘈杂；再则，要切记水的特性，尤其是浮力会因每个人的身高、身体组成、体能状况产生极大的差异，切莫要求学员依节拍进行，应鼓励学员依个人的能力及配速进行，享受水中健身运动的最大乐趣。

六、辅助器材的使用

水中体适能运动是身体与水面垂直的运动型态，适当运用辅助器材可以达到独特的运动效果，有效地提升体适能水平、活跃课堂氛围。最常用的辅助器材之一便是水中手套，它可以辅助动作的平衡、增加受力面积及运动强度；另外，水中专用鞋也非常重要，尤其是有肌肉关节问题，或是患糖尿病的老年人，更需要穿着水中专用鞋，以保护足部安全，减少足部、踝关节与膝关节所受的冲击及避免足部受伤；同时可以增加足部与池底的摩擦性，避免滑倒，维持良好的体线位置，让动作达到最大范围。

为了能充分利用水的特性，适当应用水中专用辅助器材，如汽球、浮力条、弹力带、弹力绳、抗力球、浮板及浮力哑铃等均可以改变运动强度，并提升课程新鲜感及乐趣。

第四节　老年人水中运动训练原则及注意事项

水中健身运动主要是利用水的特性提升体适能水平，与陆上的运动训练一样，也应遵循相关运动训练原则，才能保证老年人运动课程安全有效。本文以ACSM 2014年发布的运动测试及处方指导原则手册中针对老年人提出的运动指导原则为依据，包括有氧适能、肌肉适能及柔韧度的运动处方，以及对运动频率、强度、时间和运动型态的建议，同时也针对老年人可能发生的跌倒风险，提出神经运动的建议；老年人的运动处方及训练原则请参考本书第2章第一节的说明。以下将SWEAT方程式应用于老年人的水中健身运动教学中。

一、将SWEAT方程式应用于老年人水中健身运动教学

本段将SWEAT方程式套用于老年人的水中健身运动教学中，一堂完整的水中健身运动应包含热身、有氧适能、肌肉适能、神经动作及放松运动等要素，其中热身及放松运动的顺序一定要严格遵守，而有氧适能、肌肉适能、神经动作的顺序及时间则可以依老年人的体能及目标加以调整。

（一）热身阶段

每一项运动开始前都必须有足够的热身时间，使心率、体温、血压逐渐提升，水中的健身运动也不例外。由于水中健身运动全程都在水中进行，因此热身运动也于水中进行，以适应即将运动的环境。为适应水的浮力及拖曳力，可以引导学员一手扶岸边，另一手持续摇橹行走、抬膝走、勾脚走，两侧均衡练习至适应水性再将手离开岸边；之后进行原地的全身关节活动，包括跑步、跳跃、后踢腿、侧踢腿、手臂前推、侧抬、手臂弯曲等动作。

热身运动主要是适应水温及身体因水的特性所产生的阻力，有时学员也会因重心不稳而失衡，此时可让学员学会在水中恢复至直立姿势的动作。热身阶段是教导学员新动作及正确姿势的最好时机，学员有时因为刚下水会感觉寒冷及全身僵硬，教练必须一再提醒学员要维持良好身体姿势，包括下巴内收靠近脖子、肩膀下压、挺胸、背部挺直、臀部伸直等。最常看到的不良姿势是学员向上方看教练时脖子向前，或是因为浮力下半身不好控制而变成翘屁股姿势。

（二）有氧适能阶段

此为运用多种大肌群，让心脏及肺脏能充分地运用氧能力的阶段，针对老年人，更应融入模拟日常生活能力的动作设计。在日常生活中老年人可能因环境的阻碍，例如交通拥挤、路面不平、担心跌倒而无法大步走，久而久之，步幅及步速都减少，因为水有浮力及支撑力，所以此时应鼓励学员动作要加大（E），同时也要尽量利用身体四周（A）来强化一些平常较少用到的肌群，尤其需要做下肢爆发力的训练，可以采用加速（S）以增进走路的能力，例如膝关节屈曲可以强化腿后肌群、髋关节伸张可以强化臀大肌、单腿侧抬可以强化臀中肌等，利用水的阻力强化步幅和步态以提升日常走路的能力及安全性。另外，也可以应用身体姿势（W）中的弹跳来增加强度，也就是鼓励学员向上跳以增加爆发力。总之，必须让学员照自己的配速调整强度，尽量鼓励学员维持在波格自觉疲劳强度量表5~8分的范围内。

（三）肌肉适能阶段

　　在肌肉适能阶段应要求学员的躯干保持稳定，而且提醒学员要保持呼吸，不可屏气。肌肉适能阶段主要模拟日常生活的动作，例如手持浮力哑铃进行肱二头肌屈臂，便是模拟提重物的动作；或是在配戴蛙掌手套时，手指张开增加受力面积（S）；进行肱三头肌伸展动作，便是模拟起床时手撑直的动作；同时也要强化日常生活中所需的稳定肌群，尤其是背部肌群，可以利用双手手肘成90°投降姿势，加速（S）后退走，维持背部挺直姿势，这是一种肌肉的等长收缩训练。

　　由于肌肉质量随着年龄增加而降低，因此刚开始进行的肌肉适能阶段只要让老年人感受到局部肌肉稍微有些疲劳即可，即进行低至中强度训练即可。此外也可以充分运用各种辅助器材，例如将弹力球压入水中训练上肢肌力，两人一组以弹力带互拉训练上肢及躯干稳定性等动作，都是很好的肌肉适能训练方法，同时也可以增加训练课程的乐趣。

（四）放松运动阶段

　　放松运动主要是逐渐降低心率、血压及体温，因此速度要变慢（S），动作姿势（W）也避免悬浮或弹跳。虽然ACSM（2014）针对老年人的运动训练原则中建议，柔韧度训练尽量采取静态伸展，每个动作维持10～30秒，然而在台湾，找到水温维持在29～31℃的泳池实属不容易，因此在水温低于29℃的情况下实施放松阶段的静态伸展时，一定要注意保暖，保暖方式可以是减少伸展时间至5～10秒，或是同时维持身体活动的状态。例如伸展上背时，腿部依然进行小跑步，或是伸展左腿的股四头肌时，右腿仍维持跳跃状态。总之，在放松阶段进行柔韧度训练时不用像陆上运动时随时担心失衡，因此更应该利用此时进行肌肉关节动作并伸展至最大范围（E），如果有任何失衡的风险，都可以让学员面向池边墙壁或是侧身以单手扶墙姿势保持平衡。

（五）神经动作

神经动作包含了平衡、敏捷以及本体感觉等动作，因此可以结合动态及静态动作设计，将这些动作融入一整堂课的任何阶段。在热身阶段练习单脚站立，并尝试用脚来写自己的名字，或是在心肺训练阶段快跑之后立即停止保持原地不动，这样同时训练了敏捷性及平衡性，也可以在肌肉适能阶段融入一个动态平衡动作，例如一字步行走，双手向上伸直尽量维持身体稳定。另外亦可用数字卡或颜色卡给学员瞬间的指令，例如红色是停、绿色是向右跑、1是向前移动，2是向后退等游戏设计，以训练神经系统。

二、水中运动的注意事项

综合以上，老年人水中运动的注意事项如下。

1.针对初学者，应随时调整运动强度及时间，以说话测试或波格自觉疲劳强度量表评估。

2.对于体能较差者，不一定每次都要求有进步，只要能和上一堂课训练程度相当就很好。

3.针对体能较差或是有肌肉关节骨骼问题者，肌肉适能的训练时间比例应大于心肺适能。

4.对于体能较佳者则应鼓励超负荷训练，也就是能够进行到至少中强度以上。

5.即使是团体课程也应鼓励学员采取自我配速，让学员了解个体差异。

6.强调功能性体适能的动作设计，尽量融入日常生活能力相应的动作，避免竞争式的动作设计。

7.以趣味性动作设计取代命令式的教学方式，让学员感到轻松、自在。

8.靠池边墙的动作虽然可以辅助平衡及适应水性，但对于手部有关节炎的患者，不宜长时间扶在池边墙壁。

9.即使教练有急救资格证，也必须有救生员在场。

10.教练有必要持续学习关于老化、特殊疾病、课程设计以及紧急状况处理的相关课程。

第五节　课程范例

一堂安全、有效的老年人水中健身运动课程应包含热身、有氧适能、肌肉适能、神经动作及放松，同时还能针对参与学员的程度及需求调整动作及时间。本节依据前文所述内容，分析及整理应用于水中健身运动的运动处方，采用ACSM（2014）的老年人训练原则及WaterFit水适能教学手册（Sanders，2004/2005）所提及的六个核心基本动作（步行、跑步、踢腿、跳跃、剪刀步、摇摆），配合SWEAT方程式的动作变化，即强调改变速度或受力表面积、采用不同的动作姿势（包括弹跳、中性、悬浮或伸直、加大动作、运动身体或关节的各个方向、身体移位），设计一堂60分钟适合老年人的浅水水中健身运动课程范例（表10-2），下面按阶段介绍基本动作、动作变化及目标。

表10-2　老年人水中健身运动课程范例

动作阶段	基本动作	动作变化	目标
热身阶段 （5~10分钟）	原地跑步、踢腿	S、E、A	渐增心率、体温
	原地勾腿、抬膝	S、E、A	适应水性、维持正确身体线条
有氧适能 （10~15分钟）	第一组　步行	E、A、T	强化走路能力
	第二组　剪刀步	S、W、E、A	强化心肺功能、肌肉适能
	第三组　跳跃	W、E、A	强化心肺功能、肌肉适能
	第四组　摇摆	W、E、A、T	强化心肺功能、动态平衡

续表

动作阶段	基本动作	动作变化	目标
神经动作 （5分钟）	第一组 跑步	S、T	敏捷性、动态平衡
	第二组 单脚站立 手向上伸直	A	静态平衡
有氧适能 （10～15分钟）	第一组 步行	W、E、A、T	强化心肺功能
	第二组 踢腿	A、T	强化心肺功能、增加趣味性
	第三组 两人前后 一起跑	S、T	强化心肺功能、增加趣味性
	第四组 两人勾手 侧跑	A、T	强化心肺功能、增加趣味性
肌肉适能 （5～10分钟）	第一组 肩关节水 平内收	E、T	强化胸大肌
	第二组 髋关节伸 张及膝关节屈曲	E、T	强化腿后肌腱
	第三组 肱二头肌 屈曲	E、T	强化肱二头肌
神经动作 （5分钟）	第一组 跑步停看 听	S	强化敏捷性、动态平衡
	第二组 看数字传 球	W	强化反应
肌肉适能 （5～10分钟）	第三组 肩关节水 平外展	S、E	强化中斜方肌
	第四组 髋关节内 收	W、T	强化大腿内收肌群
	第五组 肱二头肌 伸张	S、E、T	强化肱三头肌
放松阶段 （3～5分钟）	第一组 心肺放松	S、A	渐降心率
	第二组 伸展运动	E、A、T	伸展肌肉适能所强化肌群

结语

　　水中健身运动对于老年人群，尤其是有体重、肌肉、骨骼或关节问题者，更具有健康效益，水中健身运动延伸水疗的理念，多以团体的方式进行，可以提升社交气氛。面对老龄化带来的诸多健康问题，水中健身运动又提供了一种老年人提升身体活动、强化功能性体适能的选择。在台湾地区，水中健身运动已经是一项较为普遍的运动，然而现有的游泳池规划大都属于游泳休闲或教学式的设计，针对老年人特别设计的友善环境少之又少，因此老年人参与水中健身运动的普遍性仍有待各界的重视。

　　老年人规律的参与水中健身运动已经被证实可以强化心肺适能、柔韧度、肌肉适能，更可以提升心理健康，如缓解抑郁及焦虑等。水中健身运动教学有别于陆上运动教学，课程设计与教学要领应首先考虑安全，教练也必须有正确的教学方法，包括教学位置的选择、音乐的使用、辅助器材的选择及确认教学目标。运动训练原则可以依据ACSM所提供的老年人运动训练原则，或是其他专业机构所提供的指导，而教练设计的整套课程应以提升日常生活所需能力为主，因此要强化功能性体适能，包括改善身体组成、有氧适能、肌肉适能、柔韧度、敏捷性及平衡性。

参考文献

[1] 李丽晶（2005）·改善适应能的水中活动：（I）心肺适能、肌肉适能及柔韧度·于国立台湾师范大学体育研究与发展中心主编，适应水中活动－概念与实务（99–109页）·台北市：教育部。

[2] Norman, K. A.（2011）·水中运动课程规画·于老人运动保健（李凌纯译）·台北市：和枫。（原著出版于2010）

[3] Sanders, M. E.（2005）·WaterFit水中体适能教学手册（柳家琪、李丽晶译）·台北市：易利。（原著出版于2004）

[4] Amelia, S. E.（2012）. Aquatic fitness and rehabilitation at individuals with disabilities, Medicina Sportiva, 8（4），1951–1956.

［5］ American College of Sports Medicine （2014）. ACSM' s Resource Manual for Guidelines for Exercise Testing and Prescription （9th ed.）. Baltimore, MD: Lippincott William and Wilkins.

［6］ Aquatic Exercise Association （2006）. Aquatic fitness professional manual: A resource manual for aquatic fitness professionals （5th ed.）. Champaign, IL: Human Kinetics.

［7］ Sanders, M. E. （2000）. YMCA water fitness for health. Champaign, IL: Human Kinetics.

［8］ Shibata, Y., Hayasaka, S., Goto, Y., & Ojima, T. （2012）. Effects of water exercise on physiological and psychological health in the Japanese: Kawane Spa Study. International Sports Medicine Journal, 13 （4）, 190–202.

［9］Tsourlor, T., Beniki, A., Dipla, K., Zafeiridis, A., & Kellis, S. (2006). The effects of a twenty–four–week aquatic training program on muscular strength performance in healthy elderly women. Journal of Strength and Conditioning Research, 20, 811–818.

［10］Nagie, E. F., Robertson, R. J., Jakicic, J. J. Otto, A. D., Ranalli, J. R., & Chiapetta, L. B. （2007）. Effects of aquatic exercise and walking sedentary obese women undergoing a behavioral weight–loss intervention. International Journal of Aquatic Research and Education, 1, 43–56.

第十一章

老年人的传统运动处方

第一节　老年人的太极拳运动处方

太极拳作为东方文化的典型代表，注重形神合一，强调内外并重，能够全面提高人的生理、心理和社会适应能力，已经成为享誉海内外的良好健身运动方式，尤其受到中老年人的青睐。本书鉴于大众对太极拳科学健身指导的需求，依托太极拳良好的健身价值，通过太极拳健身运动处方的论证与制定，以及处方系统的开发，为老年人提供科学准确、优质高效的太极拳健身指导，同时也为太极拳更好地服务于大众健身、造福于世人提供了一个崭新的研究思路，拓宽太极拳健康促进的研究范式。

健康，是个体不懈追求的目标，是社会不断发展的基本要素。二战以后，国际健康界和体育界经过半个多世纪的研究，已经达成这样的共识，即经常参加体育活动不仅可以提高肌肉力量、耐力与柔韧性等身体素质，更重要的是可以降低患冠心病、高血压、糖尿病、骨折等疾病的危险，同时还可以缓解焦虑、压抑等心理情绪。

随着学界对体育健康促进效果的揭示和大众健康理念的提升，不同运动项目、运动强度和运动频率所带来的身体机能的改变越来越受到锻炼者的关注，而"运动即药物"等观念的提出更是将运动处方的研究带入了一个新的高度。

社会经济的繁荣和社会文化的进步，为人们带来了优越的物质生活条件和精神享受，相伴而来的社会压力和环境污染也对人类的生存健康构成挑战。太极拳作为东方文化的典型代表，注重天人合一，强调内外并重的健康理念，迎合了当代人对静谧祥和的追求，受到了中国，乃至全世界体育锻炼者的青睐。但太极拳流派众多，拳种丰富，并且其拳理建立在中国传统哲学、医学等基础之上，健身指导缺乏具体的量化标准和评价体系。鉴于此，我们提出了太极拳健身运动处方的研究设想和理念，旨在通过太极拳健身要素的提炼，技术动作的编创，太极拳健身运动处方的制定，以及处方系统的研制与开发，一方面为广大的中老年太极拳锻炼者提供科学、有效的健身指导，另一方面让更多的人了解太极拳，从事太极拳锻炼，使其进一步走出国门、走向世界，成为新世纪造福全人类的保健体育项目。更重要的是，本研究为太极拳健康促进领域开拓了新的研究思路，拓宽了太极拳理论与技术研究范式。

一、太极拳运动处方的制定原则

"运动即药物"的理念最早由在美国运动处方研究方面享有较高声誉的美国医学会和美国运动医学会所倡导。这一理念的提出推动了运动处方的研究与革新，从而对健身运动的科学性和安全性提出了更高的要求。美国学者根据已有资料，将健康成年人的活动量按照步行运动量分为5级；Ⅰ级：<5000步/天，为久坐生活方式的指标，即缺乏运动；Ⅱ级：5000～7499步/天，为低活动状态指标，即运动不足；Ⅲ级：7500～9999步/天，为基本活动状态；Ⅳ级：≥10000步/天，为运动活跃状态；Ⅴ级≥12500步/天，为高度活跃状态。美国联邦政府亦出台了健身锻炼指南，在以往科学研究的基础上，为大众健身提出了明确的健身内容、强度、频率等指

导，针对人群包括儿童少年、成年人、老年人以及孕妇、体重超标和残障人士。该指南论证详细，语言表述通俗化，为美国民众提供了翔实具体的科学健身指导。此外，还创设和完善了十几个健身指导网站。太极拳作为中华民族文化瑰宝之一，经历了多年的发展历程，形成了陈、杨、孙、吴、武等众多流派，以形神兼备、意气相随，注重身心俱养而著称于世，赢得了全世界数以万计的不同人种、不同肤色的爱好者，是目前世界范围内锻炼人群较多，参与度较高的传统体育锻炼项目之一。其健身养心的价值与效果已经得到了中国传统医学的肯定。但目前有关太极拳健身指导方面的研究相对较少，更不要说与"美国联邦政府的健身锻炼指南"相媲美的具体指导方案了。鉴于此，本研究提出了构建太极拳健身运动处方的理念，旨在借鉴中国传统医学、养生学的经典理论，依托现代实验科学的研究成果，结合太极拳的技术实践和理论思想，一方面，挖掘太极拳健身要素，编创一些突出太极拳健身要素和功能价值的太极操，结合经典的太极拳套路技术，形成太极拳运动处方内容，另一方面，以太极拳心率和气体代谢特征为依据，根据中老年人心肺机能特点和身体机能状况，确定运动强度、频度和持续时间等，从而形成能够针对不同体质状况、不同锻炼水平、不同年龄层次的太极拳健身运动处方，为中老年健康人群、亚健康人群提供太极拳健身指导。

健身运动处方就是为达到提高有氧耐力，增强肌肉力量和耐力，控制体重和改善柔韧性的目的而制定的锻炼计划，一般来说包括运动种类、运动强度、运动频率和运动持续时间。运动种类泛指所有的体育运动项目，可根据个体的身体状况和兴趣爱好进行选择。运动强度作为运动处方的核心内容，是制定运动处方时需要重点考察的方面。有研究认为，最适宜的锻炼强度是最大心率的60%～75%。有学者研究证实，太极拳是有氧运动，杨氏太极拳占最大心率储备的50%左右，陈氏太极拳强度略高于杨氏，太极拳运动强度的变化主要是由于锻炼架势不同所致。可见，与HR_{max}的

65%～75%这一适宜的运动强度相比，太极拳的运动强度偏低，可能无法达到提高心肺功能的效果。但大量数据说明太极拳对人体机能与素质的提高和改善作用，尤其是SSC Hui等人的研究证实了较低运动强度的太极拳与快走相比，达到了同样的锻炼效果。从经典的运动处方角度考虑，太极拳健身运动处方也应该包括运动种类、强度、频率和持续时间等四项内容。但运动处方的制定，重点不应放在运动强度的划分上，而应更多地考虑运动处方内容的差异，即为太极拳锻炼人群提供不同的太极拳锻炼内容。因此，太极拳健身运动处方是以太极拳为锻炼内容，达到提高身体素质和机能水平，身心俱养的锻炼计划。

（一）最优化原则

人类数千年的文明史，归根结底是一部自觉不自觉地追求社会乃至人生最优化的历史。在无边无际、无始无终、千姿百态、千变万化的客观世界中，在事物的普遍联系、自己运动、自我完善、永恒发展的各个过程和层面，到处都涌动着"最优化"的潜流：无机界的"合规律性"的吸引、排斥与变化，生物界的生存竞争、自然选择、"合目的性"的遗传与变异，人类社会形态的自觉不自觉的依次跃升与更替等，它们对于自身的本质规定及其存在、发展和完善，无不具有一定的最优化意义，无不与一定的最优化内容相联系。太极拳运动处方最优化原则的核心是如何最大限度地发挥太极拳的健身效果，实现太极拳的健身价值。它主要包括总体最优化和部分最优化，总体最优化是指太极拳运动处方在内容、强度、频率等整合上的最优化，局部最优化是指太极拳健身运动处方内容的最优化，主要包括本研究中编创的太极操和现有太极拳套路内容的排列与组合。这需要在评价太极拳锻炼者实际情况：年龄、学龄、体质等的基础上，做出综合判断，制定切实可行的针对性健身运动处方，给出合理的锻炼建议，从而实现太极拳健身效益的最大化。

（二）整体性原则

整体性思维是中国传统文化的主要特点之一。中国传统哲学思想的"天人合一"，就是在肯定了天、人二元对立性的基础上，把天、地、人、社会等看作密切相通的整体，强调它们之间的彼此联系，倾向于把自然和人各自的性质放在相包容的前提下进行探讨。传统医学也正是在整体性思维的影响下，衍生出了藏象理论、经络理论等独特的诊断与治疗方式和手段。传统养生学更是从人体与自然的类比关系中演化出"人身小宇宙"的观点，将精、气、神的全面炼养看作人体健康长寿的根本途径。古希腊时期的伟大哲学家亚里士多德就曾将整体性表述为"整体大于它的各个部分之和"，但由于当时的科学技术落后，人们对此尚无法领悟和理解。在经历了还原论、可逆性、简单性、线性有序性、因果决定论、绝对客观性为基本特征的经典科学发展之路后，20世纪40～60年代，系统论、信息论、控制论三大理论的出现奠定了系统科学的基础，从此人们开始利用系统科学的整体性思维，解决和阐释一些还原论所无法解释和说明的问题。太极拳健身运动处方的制定也同样需要遵循整体性的原则。首先，太极拳健身运动处方的服务主体是人，我们需要审视健身人群的年龄、学龄、体质状况等，综合考虑后予以太极拳的健身指导。其次，如前所述，各健身要素之间存在着部分与整体的关系，并且具有整体涌现性特征，运动处方制定中既要突出主要的健身要素，又要保障太极拳健身要素的整体性特征。此外，我们还必须把握不同太极拳内容对身体机能系统的影响，通过内容的有效组合，互为补充，实现人体的全面锻炼。

（三）动态性原则

太极拳健身运动处方制定的初衷是为大众健身提供科学的指导，必须随着大众健身需要的变化进行调整，即遵循动态性原则。实质上就是指运动处方的内容需定期地进行更新与重组。首先，随着锻炼者练习时间和程度的加深，健身要素的排序需要进行调整，即伴随着锻炼者学龄的增加，对太极拳技术要领的领悟能力和演练水平日渐提高，学练的侧重点将有所改变。其次，随着锻炼者身体机能的改善，一方面可以增加一些以往无法完成的动作内容，另一方面可以适当缩减已改善的机能系统的锻炼内容和比例，从而兼顾其他身体机能或系统，以便实现身与心、内与外的全面提高和改善。此外，随着锻炼者年龄的增长，身体不同系统的机能会由于增龄而出现退行性变化，运动处方内容也要据此进行调整。因此，遵循动态性原则制定太极拳运动处方，确保了健身指导的有的放矢和科学准确。

二、老年人太极拳运动处方的具体说明

太极拳健身运动处方源于经典运动处方，包含运动强度、运动频率、运动持续时间和运动项目等。其中运动项目即编创的太极操，24式太极拳、32式太极剑等现有太极拳套路内容，这是太极拳健身运动处方的核心内容。

（一）运动强度

运动强度是单位时间内的运动量，是运动处方定量化与科学性的核心问题。国内外科研成果表明，最适宜的锻炼强度在65%～75%，即心率在130～150次/分之间。日本池上教授认为，运动心率在110次/分以下时，机体的血压、血液、尿和心电图等指标均无明显变化，健身价值不大；心率为140次/分时，每搏输出量接近并达到最佳状态，健身效果明显；心率在150次/分时，心脏每搏输出量最大；心率在160～170次/分时，虽无不良的异常反应，但也未出现更好的锻炼效果；心率达到170次/分以上时，体内免疫球蛋白减少，易感染疾病，并易产生疲劳或运动损伤。

表11-1　年龄和运动强度与心率的关系

运动强度 年龄	84%	70%	60%	50%	45%	40%	30%
40 岁 -	160	147	136	125	120	114	103
50 岁 -	154	140	130	120	115	110	100
60 岁 -	146	133	124	115	111	106	97
70 岁 -	137	126	118	110	106	102	94

已有研究显示，太极拳运动中所能达到的平均最大心率低于130次/分，并且基本上只有陈氏太极拳运动的心率能够超过130次/分。另有研究显示，低架24式太极拳锻炼心率能够超过120次/分，高架24式太极拳的运动心率在100次/分左右。研究显示，持续3分钟左右单式太极拳锻炼心率在90~100次/分之间。结合表11-1可知，对于40岁和50岁以上的锻炼者来说，太极拳所能达到的最大运动强度相当于VO_{2max}的60%，其对应的心率为103次/分，可见，40~60岁的人可以任选一种太极拳作为运动内容，并以中低架势的锻炼为主。对于60岁以上的锻炼者来说，陈氏太极拳已经是大强度的运动项目了。因此，老年人对其锻炼内容的选择应以陈氏套路为主，并且锻炼架势应以中高架为主。

（二）运动持续时间与频率

反映运动量的另外两个指标是运动频率和运动持续时间，其中运动频率是指每周锻炼次数，运动持续时间是指每次参加锻炼的时间。相关研究表明，对一些慢性疾病患者来说，每周至少参加5天，每次30分钟以上的中等强度的体力活动或者每周3天，每次至少20分钟的高强度运动，才能达到疾病康复、维持身体良好健康状态的目的。

由于太极拳运动强度较小，并且本研究的运动处方是针对老年人健身需求而制定的，因此每次持续时间应相对较长。据研究，每次进行20~60

分钟的耐力性运动是比较适宜的。从运动生理学来说，5分钟是全身耐力运动所需的最短时间，60分钟对于坚持正常工作的人是最大限度的时间。库珀研究认为，心率达到150次/分以上时，最少持续5分钟即可收到效果，如果心率在150次/分以下，那就需要5分钟以上才会有效果。

　　本书参照这一标准，考虑到太极拳运动强度较低的特点，认为每周锻炼时间至少40分钟。具体时间根据运动强度进行适当调整。由于老年人太极拳锻炼目的主要是健身保健、改善身体机能，因此，建议每天坚持锻炼，或每周锻炼不少于4次。同时由于运动效应和蓄积作用，间隔时间不宜超过3天。

第二节　老年人的五禽戏运动处方

一、五禽戏的历史起源

　　据有关文献史料记载，健身气功五禽戏最初是由中国东汉名医华佗在前人的基础上结合中国医学的理论创编的。通过模仿老虎、熊、鹿、猿、鸟这五种动物的动作，在中医脏腑、经络和气血等理论的指导下，整理总结而成的一种体育健身疗法，是一套外动内静、动中求静，集导引、吐纳为一体的形神合一的体疗方法。"五"是一个约数，并非是一个确切的数字；"禽"指禽兽，古代泛指动物；"戏"在古代是指歌舞杂技之类的活动，在此指特殊的运动方式，由此得名"五禽戏"。1982年6月28日，原国家卫生部、教育部和国家体委发出通知，把五禽戏等中国传统健身法列为医学高校中推广的"保健体育课"的内容之一。2001年国家体育总局成立了健身气功管理中心，并且积极组织相关专家在整理古导引术的基础上创编了四套健身气功，新编健身气功禽戏就是其中之一，2003年国家体育总局把重新编排后的五禽戏等健身法作为"健身气功"的内容向全国推广。该功法是在陶弘景所记载的五禽戏的基础上，增加了起势和收势，以达到调息归元，意、息、形合一的目的；并且结合现代医学、审美学、运动生物力学创编而成的。该功法结合中国传统医学理论，并且融入了现代医学元素，套路编排合理，动作简单易学，健身效果显著，推广过程中深受广大练习者尤其是老年人群的喜爱。

二、健身气功五禽戏的特点

五禽戏主要是通过活动身体上下各个关节肌肉，以达到疏通全身气血经脉的作用：在练习动作的同时调理内脏，配合呼吸节奏与动作的结合达到疏通经络，舒活气血平衡人体阴阳。五禽戏不仅具备一般气功的要素，还具有意念运用方法。一般的气功功法只有一种意念，而五禽戏的每一戏都有一个意念。这种意念的锻炼方法可帮助人们有效地转换并调节精神情志和心理状态，减轻心理压力，有助于缓解精神紧张，保持健康状态。其特点为：　第一，相对于太极拳、易筋经等健身气功，五禽戏动作轻柔缓和、动作招式较少、动作内容易理解掌握。健身气功五禽戏动作主要是进行模仿老虎、熊、鹿、猿、鸟这五种动物的不同动作，如虎扑、鸟飞、猿摘这些动作，仅通过动作名称就可知动作形态易学习和掌握。　第二，五禽戏动作相较其他健身功法动作简单易学。五禽戏主要动作有11个动作"虎（虎举、虎扑）、鹿（鹿抵、鹿奔）、熊（熊运、熊晃）、猿（猿提、猿摘）、鸟（鸟飞、鸟伸）及过渡动作引起归元"，相对于太极拳、易筋经等同类型健身气功来讲动作较少，教学时间短。　第三，五禽戏对练习场地要求低，既适合在家中单独练习，也可以结伴一起练习。

三、老年人五禽戏运动处方的制定及效果

本书以健身气功五禽戏为运动处方对某社区老年人进行为期10周的运动干预。

✬ 运动处方

运动时间：受试者在教练的指导下进行10周的健身气功五禽戏锻炼，签到次数少于总次数的80%视为无效自动脱落。运动频率：每周锻炼5次，每次时间为60分钟左右。运动强度：保证其在有氧运动心率控制在 92~119次/分钟【心率＝（206.9−年龄×0.67）×运动强度（55%~75%）】。主观疲劳感为"稍感费力"。

✬ 测试指标及方法

通过检测社区老年人肺活量、闭目单足立、反应时、握力、身体成分、骨密度、心血管功能等指标来反映老年人体质状况。主要测试仪器为：握力测量仪、肺活量测量仪、反应时测量仪、闭目单足站立测量仪、血压计等，参照《国民体质测试标准手册》操作要求。

肺活量：使用电子肺活量计测试。电子式肺活量计精度为1毫升，测试时，受试者深吸气至不能再吸气，然后将嘴对准肺活量计口嘴做深呼气，直至呼尽为止。测试2次，取最大值。

握力：使用电子握力计测试。测试时，受试者转动握力计的握距调节钮，调至适宜握距，然后用有力手持握力计，身体直立，两脚自然分开（同肩宽），两臂自然下垂，开始测试时，用最大力紧握上下两个握柄。测试2次，取最大值，记录以千克为单位，保留小数点后一位。注意事项：用力时，禁止摆臂、下蹲或将握力计接触身体；如果受试者分不出有力手，双手各测试2次。

反应时：使用简单声光反应时测试仪测试。测试时，受试者中指按住"启动键"，等待信号发出，当任意信号键发出信号时（声、光同时发出），以最快速度去按该键；信号消失后，再次按住"启动键"，等待下一个信号发出，共有5次信号。受试者完成第5次信号应答后，所有信号键都会同时发出光和声，表示测试结束。测试2次，取最好成绩，记录以秒为单位，保留小数点后两位。

闭目单足站立测试：测试时，受试者自然站立，闭眼，当听到"开始"口令后，抬起任意一只脚，同时测试员按表计时。当受试者支撑脚移动或抬起脚着地时，测试员停表。测试2次，取最好成绩，记录以秒为单位。

⭐ 老年人五禽戏的运动效果

肺活量是体现老年人呼吸机能的测试指标，健身气功五禽戏运动干预后社区老年男性的肺活量数值变化具有显著性差异（$P<0.01$），老年男性肺活量由（2205.98 ± 600.736）ml增加到（$2658.52.78\pm727.358$）ml，老年女性肺活量干预前后也有显著差异（$P<0.05$）。其原因是在练习五禽戏的过程中要求老年人尽量做到全身放松、呼吸自然，动作与呼吸相结合，才能够达到健身气功练习要求的形意合一取得最好的锻炼效果。如在五禽戏的"虎举"练习时要求练习者双手呈虎爪状上举时自然吸气；五禽戏的所有动作都需要呼吸和动作的配合，在练习过程中呼吸变化幅度较大，胸廓随着呼吸节奏的变化收缩或者扩张，这样可以改善呼吸功能，提升摄氧能力，从而增强肺功能。

反应时是指人对外界刺激做出反应的快慢程度。简单反应时可以很好地评价人体神经系统的功能状况。有研究指出，长期坚持运动锻炼能够很好地改善老年人的反应速度。在本研究中社区老年人经过 10 周健身气功五禽戏运动干预后，受试者选择反应时老年男性为（0.53 ± 0.12）秒，老年女性（0.56 ± 0.11）秒，较锻炼前反应时有所缩短，但还未出现显著差异（$P>0.05$）。

闭目单足站立是评估平衡能力的一个重要指标。通过10周的锻炼，老年人的闭目单足站立指标发生了显著性的变化（$P<0.05$）。闭目单足站立女性老年人平均值由之前的3.59秒上升到5.3秒，男性老年人则由6.3秒上升到8.3秒，说明了健身气功五禽戏对老年人的平衡能力有良好的改善作用。由于习练健身气功五禽戏过程中，锻炼者无论是在动态还是静态的情

况下，都要着重强调重心的位置与下肢稳定性的锻炼，五禽戏11个动作当中有5个动作与平衡能力相关，很多动作为单腿站立、平衡支撑，所以健身气功五禽戏对减缓老年人下肢平衡能力的衰退有明显的功效。

此外，本研究的数据还显示，老年人的左手、右手握力也呈现上升趋势。这可能是由于在健身气功五禽戏的练习内容中，对手、脚部动作细节也有要求，不仅仅是手型的改变，还要求发力，例如"虎举"时要求双手呈虎爪状五指张开，第一、二指关节用力弯曲抓握发力动作。这对改善老年人手部力量有很大的帮助，由此推测增加干预的时间可能会对老年人握力的提升有更加明显的效果。

有研究指出运动过程增加对骨的机械应力，而机械应力具有促进成骨细胞活性的作用，有利于其骨质的生成。另外，经常参加体育健身活动可以增强食欲，促进钙的吸收，进而通过调节代谢而促进骨生成；同时，在运动过程中肌肉的收缩在一定程度上增加了血液中氧气含量，进而促进骨吸收的过程。健身气功五禽戏不仅增加了肌肉的弹性、力量，而且通过牵拉产生机械应力刺激了骨骼、增加血液含氧量、促进骨代谢等。从本研究桡骨超声骨密度指标测试结果可以看出，通过10周的健身气功五禽戏运动干预，社区老年人的超声声速（SOS）值、T值（T值为当前受试者 SOS值与同性别健康成人的平均峰值骨密度比的标准差数值）统计学检验显示无差异，但数值呈现增加趋势。由此推测，增加干预的时间可能会对老年人骨密度的提升有更加显著的效果。

经过10周健身气功五禽戏运动干预后，体现老年人血管功能的动脉硬化指数呈现良性变化，但统计学无显著差异。其变化原因可能是在健身气功五禽戏过程中无论是慢跑运动方式还是健身气功都要求呼吸配合动作，呼吸带动胸廓从而起到对心脏的挤压按摩作用。有关研究证实这样对心脏泵血功能有好处，尤其是健身气功五禽戏中鸟戏的"鸟飞"这一动作要求练习者两臂上下运动，这样可明显改变胸腔的容积，同时也可以起到疏通气血的作用，动作过程对心肺起到很好的按摩作用，增强老年人机体血氧的交换能力。在进行健身气功五禽戏干预时社区老年人呼吸时间明显长于平时，这样可以较好地促进老年人心血管功能的维持和改善。

参考文献

[1] 王丽娜，宛鹏起，胡精超. 浅谈太极拳运动处方 [J]. 戏剧之家，2017(24):220-221，229.

[2] 唐渊博，金宏柱，吴云川，方朝辉. 太极拳作为 2 型糖尿病运动处方的研究进展 [J]. 检验医学与临床，2014,11(8):1105-1106.

[3] 贾龙，官铁宇，唐孝龙，周洁，李金昆. 不同运动项目干预对老年妇女抑郁焦虑情绪的影响 [J]. 浙江体育科学，2012,34(3):75-77.

[4] 岳海侠，陈刚. 五禽戏锻炼对老年心肺功能影响研究 [J]. 内江科技，2011,32(5):52

第三部分

特殊人群的运动处方

第十二章

代谢症候群 / 糖尿病
患者的运动处方

目前全世界肥胖率不断增加，给人类健康造成巨大的威胁，如代谢症候群及2型糖尿病的人数不断增加。目前全球2型糖尿病人口约2.8亿，预计至2025年将会增加至3.8亿，约占全球总人口的7%。由于定义的不同、年龄及性别的差异，代谢症候群患病率从10%～50%不等。这些疾病的发生，除了遗传因素，也受到了现代生活营养过剩及活动量下降的影响。许多研究显示，借助饮食及运动介入，这些疾病是可以预防的，同时饮食及运动也是治疗这些疾病的有效方法。然而现代人却因为缺乏时间，肥胖者更因为身体的限制，或是因为糖尿病疾病进展不同、许多药物的使用，影响运动的选择。若能通过体适能评估，给予适当的运动处方，才能以安全有效的方式运动，进而达到改善代谢、提升心肺功能、降低死亡率的目的。

第一节　代谢症候群的概况及一般治疗方法

一、代谢症候群的概况

代谢症候群是指因营养过剩、缺乏活动，使得腰围过大、脂肪过多反映出一系列代谢异常的疾病，包括腹部肥胖、胰岛素抵抗、血脂异常、血压过高或其他异常，容易栓塞血管，引发慢性炎症、脂肪肝等问题。由于定义不同，患病率也不同，目前较常用的定义有世界卫生组织（WHO）、美国胆固醇教育学会成人治疗组第三版（NCEP ATP Ⅲ）及国际糖尿病联盟（IDF）的定义。2006年台湾地区卫生福利部也公布了代谢症候群的诊断标准：①男性腰围≥90cm，女性≥80cm；②甘油三酯≥150mg/dl或已使用降甘油三酯药物；③高密度脂蛋白胆固醇（HDL-C）男性<40mg/dl，女性<50mg/dl；④收缩压≥130mmHg或舒张压≥85mmHg，或已使用降血压药物；⑤空腹血糖≥100mg/dl或使用降血糖药物。以上五项中有三项以上异常者称为代谢症候群。

代谢症候群的病因目前仍不是很清楚，可能是环境与基因复杂的交互影响所致。生活型态的改变（如活动量减少）、不健康的饮食导致能量平衡失调，再加上慢性压力，促使代谢症候群发生。而能量平衡失调，导致肥胖，特别是腹部肥胖及胰岛素抵抗可能是核心的问题。

胰岛素是一种储存能量的激素，能促进脂肪及蛋白质的合成，促进肌肉及脂肪组织的葡萄糖被利用、增加肝糖原储存。定义一个人胰岛素敏感与否，主要是根据其对口服或静脉给予葡萄糖的反应而定。除了遗传因素决定胰岛素的敏感性或抵抗外，肥胖本身也会加重胰岛素抵抗，特别是脂质组织的胰岛素抵抗，在代谢症候群的病理、生理方面起重要作用。

胰岛素抵抗使得游离脂肪酸在脂肪组织的储存减少、葡萄糖在肝脏的合成增加、甘油三酯的合成增加及肝脏分泌更多的极低密度脂蛋白（VLDL），造成高密度脂蛋白（HDL）的代谢加快、浓度下降。脂肪含有许多炎性介质，使代谢症候群患者容易形成血管栓塞及炎症。因此代谢症候群患者心血管疾病的发生率会比正常人高2～3倍，2型糖尿病的发生风险高6～7倍。此外，有研究显示，代谢症候群者整体死亡率是非代谢症候群者的2.5倍，总死亡率也会较一般人增加1.5倍。

二、代谢症候群的一般治疗方法

（一）减重

代谢症候群的治疗主要是针对其相关危险因素介入治疗，特别是针对腹部肥胖及胰岛素抵抗方面，希望通过生活型态的调整，包含饮食控制、增加身体活动，达到减重的目的。

芬兰的糖尿病预防研究发现，减重并不是要恢复标准体重，若能有适度的运动及中等程度的体重减轻，相较于未控制者，可明显减少38%代谢症候群的发生；美国糖尿病预防研究也发现，生活型态的调整可明显减少41%代谢症候群的发生。即便只减轻5%～10%的体重，对改善胰岛素抵抗、血糖、血脂、血压也有帮助。

（二）饮食控制

饮食上建议碳水化合物占总热量的45%～65%。虽然研究尚无法证实高碳水化合物的摄取与糖尿病或代谢症候群相关，然而许多研究发现碳水化合物的摄取与总胆固醇、低密度脂蛋白胆固醇、甘油三酯成正比，与高密度脂蛋白胆固醇成反比。而短期减少碳水化合物的摄取，体重下降较明显，长期的效果则不一定。也有研究显示，若有摄取含糖饮料和高碳水化合物的习惯，会增加代谢症候群及2型糖尿病的风险，因此饮食上仍会建议限制碳水化合物的总量，最好能增加高纤谷类，减少精制糖类。

（三）运动

运动也是相当重要的治疗方法。低身体活动与代谢症候群的发生成正比。运动一方面会降低胰岛素抵抗，也可以减少腹部肥胖；另一方面若运动时间、强度足够，可以达到减重的目的及避免减重之后复胖。

如果生活型态调整之后，各项危险因素仍然存在，再分别给予药物治疗。由于代谢症候群会增加心血管疾病风险，患者应该戒烟，饮酒也不可过量。代谢症候群在早期并无明显的症状，再加上肥胖可能合并退化性关节炎等问题。患者生活型态的调整需要个性化的设计。

第二节　糖尿病的概况及一般治疗方法

一、糖尿病的概况

空腹血糖超过7.0mmol/L，或是75g口服葡萄糖测试饭后2小时血糖超过11.1mmol/L，或是有口渴、多尿、体重减轻等高血糖症状，合并随机血糖值超过11.1mmol/L，即是糖尿病。糖尿病可分为1型糖尿病、2型糖尿病、其他类型糖尿病及妊娠糖尿病，其中2型糖尿病占比超过九成。

（一）1型糖尿病

1型糖尿病的病因是胰岛细胞被破坏（＞90%是自体免疫系统的破坏），通常导致胰岛素绝对缺乏。其确切的病因尚不明确，而环境因素可能触发具有1型糖尿病遗传倾向的个体发病。

（二）2型糖尿病

2型糖尿病则有不等程度的胰岛素抵抗及胰岛素分泌缺乏的问题，由于经济繁荣及生活型态改变，全球2型糖尿病的患病率有不断攀升的趋势。我国18岁以上糖尿病的患病率已达10.4%，并随着年龄增加而增加；另一方面，2型糖尿病也有年轻化的趋势，与青少年肥胖的程度相关。

（三）其他类型糖尿病

其他类型糖尿病的诱因包括β细胞功能的遗传性缺陷、胰岛素功能的遗传性缺陷、胰脏外分泌疾病（如胰脏癌受伤、胰脏切除等）或内分泌疾病（如库欣综合征）、药物、感染及罕见免疫性疾病等。

（四）妊娠糖尿病

妊娠糖尿病是指在怀孕过程中发现的高血糖。由于肥胖的比例增加，也有愈来愈多的妊娠糖尿病日后会被诊断为2型糖尿病。若曾发生妊娠糖尿病，产后10年内发生2型糖尿病的比例高达六成。

二、糖尿病的一般治疗方法

（一）1型糖尿病的一般治疗方法

胰岛素治疗

1型糖尿病的患病率远低于2型糖尿病，绝大多数在35岁以下被诊断出来，儿童或青少年患病的比例最高。1型糖尿病患者若不治疗会出现高血糖及酮症酸中毒，因此，对于1型糖尿病患者，胰岛素是必要的治疗，积极的胰岛素治疗对减少并发症的发生是有帮助的。积极的胰岛素治疗，是指一天3～5次的皮下胰岛素注射，或使用胰岛素泵。

自我血糖监测

自我血糖监测也是治疗的一部分。自我血糖监测从一天2次增加到4次，可以降低糖化血红蛋白（糖化血红蛋白是糖尿病控制是否良好的指标，一般建议控制在7%以下）。血糖的波动越大，越容易产生慢性并发症，因此糖尿病的治疗一定要控制好血糖且保持平稳。

运动

运动虽然无法预防1型糖尿病，但可能改善血糖，所以建议1型糖尿病患者要保持规律的运动习惯。另外，运动还可以降低血脂及减少其他心血管疾病的危险因素，但需要注意运动后低血糖的风险。

（二）2型糖尿病的一般治疗方法

2型糖尿病的发生与遗传、肥胖及活动少有关。研究显示，在2型糖尿病初诊断或在糖尿病前期时，即有超过50%胰岛细胞功能的衰退，且有5%～10%发生慢性病变的风险，长期控制不好更会增加神经、视网膜、肾脏病变及心血管疾病的发生，所以治疗原则是尽早发现、尽早积极治疗。

一般来说，胰岛素敏感性降低及身体活动少是2型糖尿病的重要危险因素，而运动训练结合正确膳食可预防2型糖尿病的发展，故其治疗及预防的第一步即是饮食控制及运动。

★ 饮食控制

饮食方面强调高纤、少脂（包含少于30%脂肪，且最好是多单元及多元不饱和脂肪酸，减少饱和脂肪的摄取）；碳水化合物则建议高纤谷类，占50%～60%的热量摄取。同时强烈建议戒烟。

★ 运动

糖尿病患者罹患心血管疾病比非糖尿病患者高出3～4倍，规律运动对2型糖尿病有正面效果，尤其是在强化胰岛素敏感性及减少其他心血管疾病的危险因素方面，例如高血脂和高血压。增加对胰岛素的敏感性，主要增加骨骼肌对糖原的利用，从而导致对胰岛素的需求减少。良好的血糖控制可以减少糖尿病严重的晚期并发症；身体活动虽不一定会有更好的血糖控制效果，但会降低血脂和减少其他心血管疾病的危险因素。

2型糖尿病是一种进行性疾病，患病愈久，胰岛素分泌功能愈衰退，当饮食控制及生活型态的改变仍无法控制血糖时，则需要加强及应用多种药物治疗。使用刺激胰岛素分泌的药物或胰岛素者，有较高的低血糖风险，特别是血糖原本控制就偏低、体重较轻、糖尿病患病较久、低血糖症状不明显者，若再加上运动，常可能出现严重低血糖。当出现慢性并发症，如肾病变、增生型视网膜病变或神经病变等，运动时要注意的问题就增多了。

（三）其他类型糖尿病的一般治疗方法

其他类型的糖尿病则视其胰岛功能，可以选择口服降血糖药物或胰岛素治疗。有些症状相当轻微，如甲状腺亢进引起的糖尿病，可能因甲状腺功能恢复正常，血糖也恢复正常。但由于胰岛功能仍会随着年龄增长而衰退，因此维持健康的生活，也有助于预防将来发生2型糖尿病。

（四）妊娠糖尿病的一般治疗方法

妊娠糖尿病患者生活型态的调整可减少55%2型糖尿病的发生，可见运动及饮食控制在不同的糖尿病治疗中，皆有重要的作用。

第三节　代谢症候群／糖尿病的运动处方

没有相关并发症的1型糖尿病者运动指导原则与健康者相似；2型糖尿病则与代谢症候群相似，因此本节以糖尿病患者的运动处方为例，供代谢症候群／糖尿病患者、健康照顾专业人员作为参考。

一、糖尿病患者运动注意事项

（一）1型糖尿病患者运动注意事项

糖尿病易并发心血管疾病，所以身体活动是非常重要的。身体活动期间，1型糖尿病患者血糖量的改变很大程度上是因为血液中胰岛素量的改变；也是由于胰岛素缺乏，身体活动反易引发低血糖状况，这种情况可通过计划性的饮食及胰岛素注射来预防。因此，注射速效或长效胰岛素和活动之间的间隔，及饮食时间点的掌握，是运动时必须考虑的重要问题。

使用胰岛素治疗时，需注意使用胰岛素的种类，从而选择运动的最佳时段。例如注射速效胰岛素后，体内胰岛素的水平会在注射后1小时内快速上升，若此时运动，胰岛素的吸收会更快，低血糖的风险就更高了。注射部位也需注意，若运动会用到腿部，则建议不要在运动前将胰岛素注射在腿部，这样会加速吸收。

　　运动会加快胰岛素的吸收，也会增加肌肉组织对葡萄糖的吸收，但若是没有胰岛素，则肌肉组织无法吸收葡萄糖。也就是说，对1型糖尿病患者而言，运动前要确定体内有足够的胰岛素，否则可能导致酮症酸中毒。运动会增加胰岛素敏感度，可能因为运动时已将体内储存的肝糖原用完，所以在运动后24小时内都有发生低血糖的风险。因此学会自我血糖监测、运动时饮食的补充或胰岛素的调整，对维持血糖水平稳定很重要。

（二）2型糖尿病患者运动注意事项

　　2型糖尿病常伴随代谢症候群，也被认为等同心血管疾病，且有八成的患者死于心血管疾病。在开始运动训练前，对于确认患有心血管疾病者，或有呼吸急促、胸闷、心电图检查异常者，建议给予运动压力测试，检查结果可当作开立运动处方的参考。

二、糖尿病患者运动处方建议

　　增加最大摄氧量及肌肉的力量，可增加氧化能力，而氧化能力增加可使身体活动的能源部分减少糖类消耗，增加燃烧脂肪。1型糖尿病患者应每天运动至少30分钟，运动强度至少为中等强度，如快走、骑自行车等。若要进一步增进健康达到有氧健身效果，应每周进行至少3次高强度的体能活动，例如球类或个人喜好的类似活动。

　　对于2型糖尿病患者，建议从事中等强度的有氧运动（达最大心率的50%～70%），应该每天快走至少30分钟或骑自行车等类似活动，每周150分钟，最好分成3天以上，且休息不超过2天，若没有特殊禁忌，也建议每周进行2次抗阻运动。建议处方如表12-1。

表12-1 糖尿病患者的运动处方建议

运动型态	频率（每星期）	时间（每次）	强度	推荐运动类型
基本运动	每天	至少30分钟	微喘，但可以说话；或30%～50%最大摄氧量；或12～13 Borg量表	走路、园艺活动、快走、减少坐的时间
有氧训练	3～5天	20～60分钟	运动到很喘；或40%～70%最大摄氧量；或13～16 Borg量表	慢跑、骑脚踏车、游泳、有氧舞蹈、跳舞、球类运动
抗阻训练	2～3天	8～10组，每组8～12次反复	每次训练直到接近肌力衰竭	将身体当成负荷、阻力带、哑铃、重量训练室

为了进一步提高有氧健身效果，每周至少2～3次健身类、球类或类似的活动。从事抗阻训练时，如果是有心血管症状者，抗阻训练量应比表12-1所建议的少，例如使用较轻的重量负荷，且12～15次的反复，而不是建议的8～12次反复。如果有眼睛不适症状，应用更轻的重量配合15～20次反复。为了避免血压上升，每次运动应配合用力时吐气和放松肌肉时吸气的原则。

有氧健身和抗阻训练每次开始前应当热身，结束时须放松5～10分钟，包括小心伸展紧绷的肌肉和软组织。如果可能，运动应安排在饭后1～2个小时，运动期间避免胰岛素注射。如果身体活动的目标是减肥，则应减少热量的摄入。低血糖症较少发生在运动时，所以额外摄取碳水化合物是没有必要的。

结语

身体活动少是代谢症候群／糖尿病患者的危险因素，患者可以通过运动训练与饮食控制得到良好的控制。规律运动对胰岛素敏感性及心血管疾病的相关影响因素（如血脂与血压）有正向作用；进行有氧和阻力运动能改善2型糖尿病患者的血管功能，包括降低血压、改善血流和促进末梢血液循环，同时可降低血糖、身体脂肪。从事30分钟中强度运动（如快走、骑脚踏车）能强化血糖控制，若每星期能增加运动强度2～3次（如网球、游泳），效果会更好。

参考文献

［1］卫生福利部食品药物管理署（2009）．台湾营养健康状况变迁调查．取自 http://nahsit.nhri.org.tw.

［2］卫生福利部国民健康署（2007，5月1日）．成人（20岁以上）代谢症候群之判定标准．http://www.hpa.gov.tw/BHPNet/Web/HealthTopic/TopicArticle.aspx?No=200712250123&parentid=200712250023.

［3］Alberti, K. G., & Zimmet, P. Z. (1998). Definition diagnosis and classification of diabetes mellitus and its complications. Part 1: diagnosis and classification of diabetes mellitus provisional report of a WHO consultation. Diabet Med, 15 (7), 539−553.

［4］Alberti, K. G., Zimmet, P., & Shaw, J. (2006). Metabolic syndrome−−a new world−wide definition. A Consensus Statement from the International Diabetes Federation. Diabet Med, 23 (5), 469−480.

［5］American Diabetes Association (2012). Standards of medical care in diabetes−2012. Diabetes Care, 35 (1), S11−63.

［6］American Medical Association (2001). Executive Summary of The Third Report of The National Cholesterol Education Program (NCEP) Expert Panel on Detection, Evaluation, And Treatment of High Blood Cholesterol In Adults (Adult Treatment Panel III). JAMA, 285 (19), 2486−2497.

［7］Bantle, J. P., Wylie−Rosett, J., Albright, A. L., Apovian, C. M., Clark, N. G., & Franz, M .J. (2008). Nutrition recommendations and interventions for diabetes: a position statement of the American Diabetes Association. Diabetes Care, 31 (1), S61−78.

［8］Borghouts, L. B., & Keizer, H. A. (2000). Exercise and insulin sensitivity. International Journal of Sports Medicine, 21, 1−12.

［9］Boule, N. G., Haddad, E., Kenny, G. P., Wells, G. A., & Sigal, R. J. (2001). Effects of exercise on glycemic control and body mass in type 2 diabetes mellitus: a meta−analysis of controlled clinical trials. JAMA, 286

(10)，1218—1227.

[10] Cauza, E., Hanusch—Enserer, U., Strasser, B., Ludvik, B., Metz—Schimmerl, S., & Pacini, G. (2005). The relative benefits of endurance and strength training on the metabolic factors and muscle function of people with type 2 diabetes mellitus. Archieves of Physical Medicine and Rehabilitation, 86 (8)，1527—1533.

[11] Cornier, M. A., Dabelea, D., Hernandez, T. L., Lindstrom, R. C., Steig, A. J., & Stob, N. R. (2008). The metabolic syndrome. Endocrine Reviews, 29 (7)，777—822.

[12] Defronzo, R. A., & Banting, Lecture. (2009). From the triumvirate to the ominous octet：a new paradigm for the treatment of type 2 diabetes mellitus. Diabetes, 58 (4)，773—95.

[13] DeWitt, D. E., & Hirsch, I. B. (2003). Outpatient insulin therapy in type 1 and type 2 diabetes mellitus：scientific review. JAMA, 289 (17)，2254—64.

[14] Ford, E. S., Kohl, H. W., Mokdad, A. H., & Ajani, U. A. (2005). Sedentary behavior, physical activity, and the metabolic syndrome among U.S. adults. Obesity Research,13 (3)，608—614.

[15] Hill, J. O., & Wyatt, H. R. (2005). Role of physical activity in preventing and treating obesity. Journal Applied Physiology, 99 (2)，765—770.

[16] Holloszy, J. O. (2005). Exercise—induced increase in muscle insulin sensitivity. Journal Applied Physiology, 99 (1)，338—343.

[17] Hwang, L. C., Bai, C. H., & Chen, C. J. (2006). Prevalence of obesity and metabolic syndrome in Taiwan. Journal of Formosan Medical Association, 105 (8)，626—35.

[18] Ilanne—Parikka, P., Eriksson, J. G., Lindstrom, J., Peltonen, M., Aunola, S., & Hamalainen, H. (2008). Effect of lifestyle intervention on the occurrence of metabolic syndrome and its components in the Finnish Diabetes Prevention Study. Diabetes Care, 31 (4)，805—807.

[19] Inzucchi, S. E., Buse, J. B, Diamant, M., Ferrannini, E., Nauck, M., Peters, A. L., Tsapas, A., Wender, R., Matthews, D. R. (2012). Management of Hyperglycemia in Type 2 diabetes：A patient—Centered Approach—position statement of the American Diabetes Association (ADA) and the European Association for the Study of Diabetes (EASD). Diabetes care, 35, 1364—1379.

[20] Kim, C., Newton, K.M., & Knopp, R.H. (2002). Gestational diabetes and the incidence of type 2 diabetes: a systematic review. Diabetes Care, 25 (10), 1862−8.

[21] Kourtoglou, G. I. (2011). Insulin therapy and exercise. Diabetes Research and Clinical Practice, 93 (1), S73−7.

[22] Lakka, H. M., Laaksonen, D. E., Lakka, T. A., Niskanen, L. K., Kumpusalo, E., & Tuomilehto, J. (2002). The metabolic syndrome and total and cardiovascular disease mortality in middle−aged men. JAMA, 288 (21), 2709−2716.

[23] Lopes, S. D., & Paes, M. M. (2011). Physical exercises on glycemic control in type 1 diabetes mellitus. Nutr Hosp, 26 (3), 425−429.

[24] Malik, V. S., Popkin, B. M., Bray, G. A., Despres, J. P., Willett, W. C., & Hu, F. B. (2010). Sugar−sweetened beverages and risk of metabolic syndrome and type 2 diabetes: a meta−analysis. Diabetes Care, 33 (11), 2477−2483.

[25] Marwick, T. H., Hordern, M. D., Miller, T., Chyun, D. A., Bertoni, A. G., & Blumenthal, R. S. (2009). Exercise training for type 2 diabetes mellitus: impact on cardiovascular risk: a scientific statement from the American Heart Association. Circulation, 119 (25), 3244−3262.

[26] Nathan, D. M., Cleary, P. A., Backlund, J. Y., Genuth, S. M., Lachin, J. M., & Orchard, T. J. (2005). Intensive diabetes treatment and cardiovascular disease in patients with type 1 diabetes. New England Journal of Medicine, 353 (25), 2643−53.

[27] Ohkawara, K., Tanaka, S., Miyachi, M., Ishikawa−Takata, K., & Tabata, I. (2007). A dose−response relation between aerobic exercise and visceral fat reduction: systematic review of clinical trials. International Journal of Obesity (Lond), 31 (12), 1786−1797.

[28] Orchard, T. J., Temprosa M., Goldberg, R., Haffner S., Ratner R., & Marcovina S. (2005). The effect of metformin and intensive lifestyle intervention on the metabolic syndrome: the Diabetes Prevention Program randomized trial. Annals of Internal Medicine, 142 (8), 611−619.

[29] Peirce, N. S. (1999). Diabetes and exercise. British Journal of Sports Medicine, 33, 161−172.

[30] Sheard, N. F. (2003). Moderate changes in weight and physical activity can prevent or delay the development of type 2 diabetes mellitus in susceptible individuals. Nutrition Reviews, 61, 76−79.

[31] The Diabetes Control and Complications Trial Research Group (1993). The effect of intensive treatment of diabetes on the development and progression of long-term complications in insulin-dependent diabetes mellitus. The Diabetes Control and Complications Trial Research Group. New England Journal of Medicine, 329 (14), 977-986.

[32] Tuomilehto, J., Lindstrom, J., Eriksson, J. G., Valle, T. T., Hamalainen, H., & Ilanne-Parikka, P. (2001). Prevention of type 2 diabetes mellitus by changes in lifestyle among subjects with impaired glucose tolerance. New England Journal of Medicine, 344 (18), 1343-1350.

[33] Ratner, R., Goldberg, R., Haffner, S., Marcovina, S., Orchard, T., & Fowler, S. (2005). Impact of intensive lifestyle and metformin therapy on cardiovascular disease risk factors in the diabetes prevention program. Diabetes Care, 28 (4), 888-894.

[34] Rigla, M., Sanchez-Quesada, J. L., Ordonez-Llanos, J., Prat, T., Caixas, A., Jorba, O.,...Pèrez, A. (2000). Effect of physical exercise on lipoprotein (a) and low-density lipoprotein modifications in type 1 and type 2 diabetic patients. Metabolism, 49, 640-647.

[35] Ross, R., Janssen, I., Dawson. J., Kungl, A. M., Kuk, J. L., & Wong, S. L. (2004). Exercise-induced reduction in obesity and insulin resistance in women: a randomized controlled trial. Obesity Research, 12 (5), 789-798.

[36] Ryan, A. S. (2000). Insulin resistance with aging. Effects of diet and exercise. Sports Medicine, 30, 327-346.

[37] Volek, J. S., & Feinman, R. D. (2005). Carbohydrate restrication improves the features of metabolic syndrome. Metabolic syndrome may be defined by the response to carbohydrate restrication. Nutrition & Metabolism, 2 (1), 31.

[38] Volek, J. S., Phinney, S. D., Forsythe, C. E., Quann, E. E., Wood, R. J., & Puglisi, M. J. (2009). Carbohydrate restriction has a more favorable impact on the metabolic syndrome than a low fat diet. Lipids, 44 (4), 297-309.

[39] Wallberg-Henriksson, H. (1989). Acute exercise. Fuel homeostasis and glucose transport in insulin-dependent diabetes mellitus. Medicine and Science in Sports and Exercise, 21, 356-61.

[40] Wallberg-Henriksson, H., Motion K. A. (2005). In Agardh, C. D.,

Berne, C. & Stman, J. (Eds.), Diabetes (3rd ed., pp. 97—108). Stockholm：Liber AB.

[41] Wilson, P. W., D'Agostino, R. B., Parise, H., Sullivan, L., & Meigs, J. B. (2005). Metabolic syndrome as a precursor of cardiovascular disease and type 2 diabetes mellitus. Circulation, 112 (20), 3066—3072.

第十三章

乳腺癌患者的运动处方

　　乳腺癌一直是女性最常见的恶性肿瘤。根据国家癌症中心发布的《2017年中国肿瘤的现状和趋势》报告显示，乳腺癌发病率位列我国女性恶性肿瘤之首，发病率大概为42/10万。随着国家经济水平的发展、人民生活水平的提高，实际上这种疾病的发病率是在增加的，所以有时候会说这个病是富贵病，随着经济发展反而发病率增高了。

　　美国癌症协会（American Cancer Society）于2017年报告中指出，乳腺癌仍是位居美国女性癌症死因的第二位，女性乳腺癌病例预估将达252 710人，死亡人数预计有40 610人（不包括男性），比1999年乳腺癌病例175 000人及死亡人数43 300人增加了不少。与欧美国家相比较，台湾地区患乳腺癌的妇女以41～50岁居多，较欧美国家乳腺癌患者年轻约10岁，而此年龄段女性大多扮演着多重角色，对社会及家庭的贡献巨大，因此乳腺癌治疗后身体功能的恢复与照护有非常重要的意义。

　　美国癌症协会（1998）推荐且强调规律身体活动对维持能量平衡的重要性，除了可降低癌症患病率（如结肠癌、前列腺癌、子宫内膜癌、乳腺癌与肾脏癌），亦可影响激素的分泌，对乳腺癌和前列腺癌的预防有正面效果。因此本文探讨运动对乳腺癌预防的机制、运动康复的效果、相关癌症的运动处方及乳腺癌患者运动的注意事项，提供女性运动健康知识，并作为女性乳腺癌患者在治疗中或治疗后的运动康复指南，方便健康照顾专业人员（如医生、运动康复师、体适能专家等）更有效地计划并实施运动康复课程介入。

第一节　乳腺癌的概况及一般治疗方法

Schneider等（2003）指出，72%～95%的癌症患者有治疗后的不良反应。癌症与癌症治疗的不良反应包括腹痛（60%）、恶心（22%）、抑郁（10%）、疼痛（6%）及其他很多影响健康的症状，有些癌症患者甚至因此失去工作（28%）。37%的癌症患者有人际关系的问题，大部分患者的日常生活受到影响，例如打扫房间（69%）、走路（69%）及爬楼梯（56%）等。

郑素月等（2002）分析111位乳腺癌团体会员在乳腺癌手术后患臂不适情形及手臂活动困难的现状，一半以上乳腺癌患者在手术后曾经历患臂不适，依严重程度为肩关节活动受限、手臂酸、肿胀、无力、发麻及疼痛等。多数患者的手臂活动为想到就做（51%），并无规律性，且以每次做10分钟居多（53%），六成以上（61%）坚持未达半年。因此，通过运动帮助患者手术后手臂的康复以及改善自身其他功能（身心健康）和提高免疫力等，乃是乳腺癌治疗中很重要的一环。

运动可预防慢性疾病的发生已相当确定，但运动与癌症危险因素减少的相关性尚未获得100%的支持，身体活动或运动预防乳腺癌的可能生化机制包括：运动改变女性激素、减少女性排卵的月经周期，以及减少接触卵巢分泌的各类激素，因而降低乳腺癌罹患风险；规律运动可促进脂肪代谢，降低脂肪量因而减少女性激素的堆积，使乳腺癌罹患风险下降；同时，规律的适度运动能增强抗氧化能力，促进氧自由基的清除以减少细胞病变，进而降低癌细胞的增生。此外，有研究报告指出，经常从事身体活动和维持规律性运动也有助于降低罹患结肠癌、肺癌、前列腺癌及女性乳腺癌等癌症的风险。

Brown等（2007）分析身体活动量与乳腺癌的相关性研究指出，55岁以上女性每周能量消耗1000大卡以上，乳腺癌的风险会降低51%。然而，Tripathi等（2002）在运动强度方面，并不支持激烈身体活动可以降低乳腺癌风险的理论；此研究发现，活动强度>6METs与乳腺癌风险降低没有相关性，而乳腺癌患者最盛行的身体活动是走路（占所有报告的适度及激烈强度活动的40%）。Lee（2003）探讨身体活动对癌症预防效果的回顾性研究论文指出，从事规律性的身体活动的女性（必须每次进行30~60分钟中至高强度的身体活动）与不活动者相比，罹患乳腺癌的风险约可降低20%~30%。

第二节　运动训练对乳腺癌康复的效果及运动治疗处方

一、运动训练对乳腺癌康复的效果

Labourey（2007）探讨身体活动对癌症所致的疲惫感的影响，在收集到的11个随机或有控制组的相关报告中，发现有4个报告确定身体活动对疲惫感是有影响的，其中3个为正面影响、1个为负面影响。身体活动看似是一个对抗癌症治疗所引起的疲惫的好方法，然而此研究仍存在不少的问题，如需要更多随机的研究病例及更多的患者参与研究。Schneider等（2003）比较经过6个月运动介入的癌症患者与没有运动的癌症患者的差异，发现参与6个月运动的癌症患者有更好的身体功能、安静心率、在跑步机上跑步时间更长以及关节柔韧度更好，疲惫感与抑郁程度也同时降低。

Swedan（2001）从生理、心理及经济方面分析癌症患者的运动获益。生理获益包括：①减轻痛楚；②减少化疗所引起的恶心；③减少失眠；

④减少白细胞减少症的周期；⑤减少骨质疏松症的发生；⑥减少冠状动脉心脏病的发生；⑦防止肌肉流失。心理获益包括：①减少焦虑及压力；②改善情绪与增强自信心；③帮助建立更强的意志去面对危及生命的疾病与不舒适的治疗过程；④提升生活能力及生活质量；⑤增强独立性。经济获益包括：①减少住院天数；②减少家居特别护理的花费。

Holmes等（2006）针对身体活动与乳腺癌患者存活率的相关性，探讨身体活动是否可以提高乳腺癌患者的存活率，研究时间为1984～1998年，研究对象为年龄30～55岁、被诊断患有一、二或三期乳腺癌的2978名注册护士，并依其身体活动量分为两组，即每周运动消耗量高于9METs组及低于9METs组。研究发现，每周运动消耗量≥9METs的妇女，相对于每周运动量≤9METs的妇女，死于乳腺癌的风险是0.63（95%CI 0.48～0.81）。每周运动量≥9METs者对比＜3METs者，其5年之内未经修正风险率减少4%，10年内则减少6%；而有效果的运动量是5年之内每周运动量25METs，10年之内为17METs。

二、乳腺癌患者的运动治疗处方

乳腺癌患者运动处方的制订需注意该患者目前处于治疗中、康复期或是已痊愈。痊愈者的运动目标应着重在因化疗、放疗或手术而导致肌力、关节活动度及心肺耐力的损失，借助运动治疗或减少退化。根据癌症类别、分级、治疗方式及罹病前的身体状况，可拟订以下不同的运动目标：①癌症早期应避免患者身体状况恶化；②癌症治疗中的患者可注重增加肌力与心肺耐力及保持积极的心理状态，以对抗疾病与治疗带来的不适，进而恢复康复并避免过度劳累；③治愈后，在罹患癌症前没有规律运动者，以恢复至健康、活动的生活状态为目标，并配合患者身体状况拟订理想的运动频率与时间；罹患癌症前有规律运动者，则以恢复病前的运动计划为目标；罹患癌症前为竞技运动员，则以帮助其能再度从事激烈的运动训练为目标（ACSM，2001）。

综合国外专家学者对癌症患者建议的运动处方与效果，有氧运动是治疗过程中重要的措施，其可减少癌症症候群、降低抑郁状况、改善身体功能、减轻疲劳与反胃、减缓焦虑、预防沮丧、增加自信心及控制体重等。美国陆军军医处（Surgeon General of the United States）提出的最新有氧运动训练指导处方，无论是对于正在接受治疗的癌症患者还是在恢复期的患者，都是安全而且有帮助的，其强调中等强度的运动，运动强度为最大心率的50%～70%，每周数天，每次运动时间累计30分钟，可以显著增进健康。而ACSM（2001）针对癌症患者提出的运动处方，强调患者身体状况的差异与身体限制，应根据癌症患者的差异作适当调整，其建议运动处方如表13-1所示。此外，杨忠祥（2005）及Ehrman等（2003）对癌症患者所建议的运动处方如表13-2所示。

表13-1　癌症患者的运动处方建议（一）

运动型态	目标	强度／频率／时间	达到目标的时间
有氧运动 （大肌肉活动）	提高最大摄氧量与心肺耐力	· 疲劳程度 12～14 · 最大心率的40%～80% · 每周 3～4 次 · 每次 20～40 分 · 5～10 分钟热身及放松	4～6个月
肌力运动 （间歇训练）	提高肌力与肌耐力	· 最大肌力的40%～50% （避免屏气） · 每周 2～3 次 · 1～3 组，10～15 次／组 · 用 1～2 磅，手术后 6 周才逐渐增加阻力	4～6个月
柔韧度 （伸展／瑜伽、上半身肢体伸展）	增加关节活动范围	· 被动式伸展 · 每日 1～2 次或每周 2～3 天	6～12 周
神经肌肉 （走路、平衡）	增进步态平衡与协调	—	—

续表

运动型态	目标	强度／频率／时间	达到目标的时间
功能性（活动特殊性的运动）	提高日常生活的能力；回到工作岗位，提高生活质量	—	—

资料来源：American College of Sports Medicine; ACSM（2001）. The use of exercise in the cancer recovery process. Health and fitness journal, 5（1），6–10.

表13-2　癌症患者的运动处方建议（二）

运动型态	强度	频率	时间
有氧运动（大肌肉群活动为佳）	循序渐进增加活动时的心率，以达到最大心率储备的50%～70%为适合的运动强度	每周3～5次，但运动介入需配合化疗或放疗灵活运用	运动时间可慢慢增加，由刚开始的15分钟到30分钟，或更久的时间；若患者有需要，可视其身体状况分2～3个时段来进行活动
抗阻运动（整组的固定器械比移动式器材为佳）	大约为最大举起重量的50%～60%	每周1～2次，患者进行实验室检测前36小时应避免抗阻训练	每次一肌群，每组12～15次
伸展运动（静态伸展）	—	从事有氧运动或抗阻训练前、后实施	运动前伸展5分钟，运动后放松约5～10分钟，重要肌群伸展与关节活动5～10秒

资料来源：

1.杨忠祥（2005）·身体活动与癌症·国民体育季刊，144，41–46。

2.Ehrman, J. K., Gordon, P. M., Visich, P. S., & Keteyian, S. J.（2003）. Clinical Exercise Physiology. Champaign, IL: Human Kinetics.

在过去几十年，接受乳腺癌切除手术的女性都避免进行影响上半身的激烈运动，多因害怕发生淋巴水肿（lymph edema）。因此，对乳腺癌患者而言，手臂的康复非常重要。有效实施住院－居家两阶段手臂康复方案，可降低患者出院后并发症的发生，增进肩关节活动的功能和肌力的恢复与增加，使患者能尽快恢复日常起居生活和独立的作息。而手臂康复运动最主要的目标在于增强肌力与改善关节活动的范围，并借助肌肉收缩泵来减轻手臂的肿胀，以防止关节及韧带进一步的损伤。实施手臂康复运动计划可预防手术后出现的淋巴水肿，且于出院后第5周其肩关节活动度即可恢复至接近手术前状态。

手臂运动可分为住院与居家两阶段。住院期间以前臂屈曲、伸展及握拳等基础运动为主，于手术第一天开始，每天做5~6次，每次做15~25下，逐渐增加次数和时间，以感觉不疼痛为前提。出院且伤口引流管拔除后才可进行手臂摇摆运动、爬墙运动、毛巾运动、滑轮运动、转圈运动、梳头、手举过头等进阶运动。居家运动每天至少2~3次，刚开始每个动作重复3~5下，再慢慢增加到10~20下，每次运动时间在30分钟以内，运动量逐渐增加，以不牵扯伤口及影响愈合为前提，运动应持续至少1年，直到恢复全关节活动度。

第三节 乳腺癌患者运动治疗的策略

一、手术后何时可以开始运动？

对于手术后何时可以开始运动，专家建议并不统一。一般来说，等待炎症反应缓和后才开始全面性活动较安全，不过许多报告指出，若在专业人员判断与协助下，可尽早开始运动康复。同时进行乳房切除与整形手术，活动限制可能会持续较久，因此在医院休养时即可开始做手与手肘的伸展活动，及手与前臂的等长运动；待伤口积液消除，即可做肩部的伸展活动以及缓和的抗阻训练；几周后可开始渐进式抗阻训练；几个月后即可恢复从事正常运动，如游泳、高尔夫和网球等，只要注意避免伤口擦伤或晒伤。

二、乳腺癌患者运动的安全注意事项

乳腺癌患者在开始运动计划前，应注意以下几点运动安全事项：

1.开始运动计划前，要先有医师开立的运动许可证明。

2.身体检查：血小板、血红蛋白、血糖、电解质、心肺状态、胸部X线片、心电图等。

3.了解服药状况：如防止心脏病的β受体阻滞药会影响心跳反应。

4.运动计划团队应包括患者、肿瘤学护理师、医师、运动治疗师及教练、营养师。

5.运动建议：

(1) 穿适当鞋子与宽松的服装。

(2) 携带医疗数据及医师的建议。

(3) 结伴运动。

(4) 在一天中能量精力最充沛的时段进行运动。

(5) 在运动前、中、后补充大量水分以防止脱水。

(6) 注意营养摄取，以应付身体与运动的需求。

(7) 用运动日志记录运动状况及反应，作为日后调整运动计划的依据。

三、乳腺癌患者化疗期间的运动建议

化疗期间，患者应注意治疗、抽血化验当天不要运动，避免到拥挤的运动场所。以下针对患者血液状况提出几点运动建议。

1.血小板

(1) $(20 \sim 25) \times 10^9/L$：不运动。

(2) $(20 \sim 50) \times 10^9/L$：低强度的抗阻运动。

(3) $50 \times 10^9/L$：各种运动都可尝试。

2.血红蛋白

(1) $<100 \text{ g/L}$：等长收缩训练与伸展运动。

(2) $100 \sim 122 \text{ g/L}$：强度有氧运动与等张肌力训练。

(3) $>120 \text{ g/L}$：大部分运动皆可尝试。

当患者出现不正常的疲惫、肌肉无力、视力模糊、晕眩、失去方向感、发烧、出血、脉搏跳动不规律、腿部痛楚抽筋、脸色苍白、严重呕吐、恶心、突发性呼吸困难、血小板（20~25）×10^9/L、胸痛、24~36小时前有严重腹泻、24小时前曾做静脉内化疗、运动负荷增加时有脱水现象（心率与血压下降、低钾血症、低钠血症及低渗透压）等状况，则不适合运动。

结语

综合上述乳腺癌患者综合性运动训练后的相关数据，包括有氧、肌力、柔韧度、平衡及功能性特殊运动的处方介入，生理获益包括身体功能性、肌力与肌耐力、关节活动范围、肺功能、平衡能力、敏捷性及血液生化值等都有改善；同时发现运动可减缓癌症治疗的不良反应；心理获益则是痛苦指数与抑郁的程度减小，以及自信心、意志力增强；社会及家庭的经济获益包括减少乳腺癌后长期康复耗费的医疗资源、个人住院天数减少及聘请居家特别护理的花费。

本章综合近年来乳腺癌治疗后和运动康复相关的科学证据及研究论文，整理提供治疗中或治疗后的运动康复的运动评估、运动处方介入的信息，希望能引起人们对乳腺癌患者的重视，使乳腺癌患者、乳腺癌医疗团体及健康照顾专业人员（如医生、运动康复师、体适能专家等）能更有效地计划并实施运动介入。

◦ 参考文献 ◦

[1] 丁肇凤（2001）·乳腺癌术后妇女接受手臂康复运动方案于居家执行成效之探讨（未发表的硕士论文）·桃园县：长庚大学护理学研究所。
[2] 丁肇凤、史丽朱（2006）·乳房切除术后的守备康复运动方案·肿瘤护理杂志，6（1），19-27。
[3] 黄森芳（2003）·身体活动对乳腺癌之预防效果及其可能机制·大专体育，69，

167-174。

[4] 杨忠祥（2005）•身体活动与癌症•国民体育季刊，144，41-46。

[5] 卫生福利部国民健康署（2017，12 月 27 日）•104 年癌症登记年报•取自 http://www.hpa.gov.tw/Pages/List.aspx?nodeid=269

[6] 卫生福利部统计处（2017）•105 年度死因统计•取自 http://dep.mohw.gov.tw/DOS/lp-3352-113.html

[7] 郑素月、赖裕和、张利中、吴齐殷（2002）•探讨乳腺癌病人的症状困扰、自我效能、社会支持与生活质量之关系•新台北护理期刊，4（1），9-21。

[8] American Cancer Society （2017）. Cancer facts & figures-2017. Atlanta, GA：American Cancer Society.

[9] American Cancer Society （1998）. Cancer facts & figures-1996. New York：American Cancer Society.

[10] American College of Sports Medicine；ACSM （2001）. The use of exercise in the cancer recovery process. Health and fitness journal, 5（1），6-10.

[11] Brown, W. J., Burton, N. W., Rowan, P. J. （2007）. Updating the evidence on physical activity and health in women. American Journal of Preventive Medicine, 33（5），404-410.

[12] Ehrman, J. K., Gordon, P. M., Visich, P. S., & Keteyian, S. J. （2003）. Clinical Exercise Physiology. Champaign, IL：Human Kinetics.

[13] Gunnar, I., & Brita, F. （2000）. Morbidy from axillary treatment in breast cancer：A follow-up study in a district hospital. ACTA Oncologic, 39（3），335-336.

[14] Holmes, M., Chen, W., Feskanich, D., Kroenke, C., & Colditz, G. （2006）. Gynecological oncology：Physical activity was associated with a reduction in risk of mortality for women with a diagnosis of breast cancer. Evidence-based Obstetrics and Gynecoloty, 8, 124-125.

[15] Johansson, K., & Albertsson, M. （2001）. Arm lymphoedema, shoulder mobility and muscle strength after breast cancer treatment-A prospective 2-year study. Advances in Psysiotherapy, 3, 55-66.

[16] Karki, A., Simonen, R., Malk, E., & Selfe, J. （2004）. Postoperative education concerning the use of the upper limb, and exercise and treatment of the upper limb：cross-sectional survey of 105 breast cancer patients. Support Care Cancer, 12, 347-354.

[17] Labourey, J. L. （2007）. Physical activity in the management of cancer-relatedfatigue induced by oncological treatments. Annales de readaptation

et de medicine physique, 50, 450—454.

[18] Lee, I. M. (2003). Physical activity and cancer prevention—data from epidemiologic studies. Medicine & Science in Sports & Exercise, 35, 1823—1827.

[19] Morimoto, T., Tamura, A., Ichihara, T., Minakawa, T., Kuwamura, Y., Miki, Y., & Sasa, M. (2003). Evaluation of a new rehabilitation program for postoperative patients with breast cancer. Nursing and Health Sciences, 5, 275—282.

[20] Schneider, C. M., Dennehy, C. A., & Carter, S. D. (2003). Exercise and Cancer Recovery. Champaign, IL: Human Kinetics.

[21] Surgeon General's Office. (1996). Surgeon General's Report on Physical Activity and Health. Washington, DC: Government Printing Office.

[22] Swedan, I. N. (2001). Women's sport medicine and rehabilitation. Gaithersburg, MD: Aspen Publishers.

[23] Tripathi, A., Folsom, A. R., Anderson, K. E. (2002). Risk factors for uninary bladder carcinoma in post menopausal women. The Iowa Women's Study: Cancer, 95 (23), 16—23.

第十四章

退化性膝关节炎患者
的运动处方

退化性膝关节炎（degenerative arthritis），也称为骨关节炎（osteoarthritis，OA），是全世界最常见的关节慢性疾病。虽然身体每一个关节都有出现关节炎的可能，但膝盖是承受全身重量的负重关节，特别容易因经年累月的过度使用或突然受伤而变得脆弱。退化性膝关节炎的发生源于覆盖及保护关节的软骨纤维及软骨表面破损、硬骨与关节周围组织产生病变，症状包括膝盖部位发炎、产生碾磨声音、间歇性或是持续性的疼痛、关节肿胀或触痛感及坐或卧起身时有僵硬感。以上症状会让患者的关节活动范围受限制，严重则导致肢体功能障碍，同时也是严重影响老年人日常生活行动能力及健康生活状态的重要因素，不仅会夺走老年人的独立性及健康生活状态，更严重的是其并发的后遗症，如肥胖、心血管等疾病，直接导致医疗资源支出提高。

膝关节问题是门诊当中最常见的病症，60岁以上的老年人患病率高达20%，即5个人当中就有1人受到此病症困扰（佛教慈济综合医院大林院区，2007）。在美国，医师每年大约要为450 000位患者进行人工膝关节置换手术，然而，有15%～30%的患者对全膝关节置换术的结果感到不满意。

运动治疗能让患者减轻疼痛，增加平衡感及完成日常工作的身体功能性。退化性膝关节炎患者能成功通过非药物的运动治疗达到成效，然而，目前传统临床运动康复处方的实施仍然存在很多困难；各医院及诊所在退化性膝关节炎物理治疗上的主要目标只是减轻疼痛及增强关节的活动功能，而忽略了患者的全身健康，很少考虑患者的心理与情绪状态。大部分退化性膝关节炎患者属于超重及肥胖，其体重指数（body mass index，BMI）偏高，介于25.5～33.8，目前的常规运动治疗对肥胖危险因素并没给予足够关注，运动康复内容不够全面，各种运动项目介入的成效不明显。另外，患者运动康复流失率高，介于10%～54%，可见医嘱运动治疗实施并不理想，患者康复后未能建立规律运动的习惯。

第一节　退化性膝关节炎的概况及一般治疗方法

一、退化性膝关节炎的概况

现代医学研究已知罹患退化性膝关节炎的主要原因可能是过度负重及老化，也与肥胖、女性激素的变化、年龄及家族遗传有关，但真正的致病原因仍然未明确。Riddle等探讨接受膝关节手术的影响因素，发现曾经接受膝关节镜手术的患者多为年老、女性、教育程度为中学毕业或以下、BMI＞30、症状严重程度为Ⅳ级的退化性膝关节炎患者。迄今，退化性膝关节炎仍是一种无法治愈，但可被成功控制的疾病，适当的医疗处置及自我照护可减轻关节疼痛，并借助增加膝盖周边肌力以加强膝关节的稳定性，预防关节变形并增强其活动功能。

二、退化性膝关节炎的一般治疗方法

目前退化性膝关节炎的常规治疗方法包括药物治疗（非甾体抗炎药、止痛剂类固醇、外用止痛药膏、营养补充剂如葡萄糖胺、玻尿酸等）、非侵入性治疗（物理治疗、运动治疗、减重、针灸），以及后期以保守治疗难以治愈而必须进行的侵入性手术治疗（关节镜灌洗术、切骨矫正手术、全人工膝关节置换手术）。然而，关节炎最理想的治疗方法是多种方式同时进行，包括患者的自我管理、减重、运动康复及健康宣教。

物理治疗通常是关节炎或其他关节问题康复的一环，可减轻患者膝关节疼痛、促进关节活动功能的康复，同时实施骨科医生所拟订的康复方案。物理治疗师会针对患者的疼痛感、功能性、肌力及肌耐力程度作一个全面性评估，并采用冰敷、热敷、按摩或其他物理治疗方式减轻疼痛感，及教导患者可以穿厚垫的鞋子以减少走路时膝部承受的冲击力，可使用拐杖或其他辅助步行工具以减轻膝盖的负荷，同时教导患者参加团体运动及从事居家运动。

过去物理治疗师为退化性膝关节炎患者提供的服务多为膝关节活动或下肢消肿的治疗，以减轻术后膝关节活动受限或下肢水肿问题。除了针对疾病的生理照护外，也需要协助慢性退化性膝关节炎患者保持其情绪及心理的健康。

第二节　运动训练对退化性膝关节炎的作用及运动治疗处方

一、运动训练对退化性膝关节炎的效果

运动最常被运用在退化性膝关节患者的物理治疗及康复。运动治疗意指让患者系统地实施有计划性的身体动作和活动，以改善或预防损伤、增进功能、降低危险、增进体适能及达成良好的整体健康状态为目标的运动。新的运动治疗概念除了改善症状，如身体功能、疼痛及膝关节活动范围，也包括了更人性化、更广、更多元的治疗目标。李淑芳等（2012）建议的运动康复目标，除了减轻患者膝关节疼痛、增进关节活动功能以外，

更重要的是能增进患者功能性体适能及情绪与心理的正面效果，使他们能尽快恢复独立生活的能力，并拥有优质的健康生活质量。过去研究证实，运动量"达到健康建议"的患者比运动不足及不运动患者在健康生活质量、功能性体适能及疾病症状上都有更高的评分。

运动对退化性膝关节炎的正面效果已被证定。在一篇分析70篇1989~2010年原创性研究的文献中，Beckwee等（2013）总结了退化性膝关节炎患者的潜在运动治疗效果，包括肌肉、本体感觉、平衡、运动学习、能量消耗、稳定性、结缔组织、骨骼、软骨、炎症、关节润滑液、发病率、减重、有氧健身、幸福感增加、抑郁减少、安慰剂效应，以及自我效能提升；以上效果又被划分为五大类，即神经肌肉、关节周边、关节内、体适能与健康及心理社交等运动获益。

ACSM（2009）亦建议进行适当的规律运动，可有效减轻疼痛及关节僵硬、维持发炎关节附近肌肉力量、避免功能退化，增加心理健康及提升生活质量。可见建立规律运动行为及提升依从性是目前"运动治疗成效目标"的最新趋势。运动治疗内容及评估应包括让患者从准备的状态逐渐变为付出行动，进而让患者通过增加身体活动能量消耗而达到体重控制、提升独立自主生活能力、预防跌倒等安全有效的运动目标。

退化性膝关节炎患者规律进行有氧及肌力运动，不论运动强度大小、膝关节炎严重程度如何、是居家运动课程还是医院团体运动指导课程，都会自觉疼痛感降低、身体活动功能受阻碍的程度减轻。李淑芳、王秀华（2012）比较不同身体活动程度的退化性膝关节炎患者在症状、健康生活质量及功能性体适能上的差异，发现"有规律运动"的患者比"运动不足"、"没运动"的患者有较轻的"疼痛程度"、较佳的"身体功能"；在健康生活质量方面，"有规律身体活动"的患者的"健康生活质量总分"、"身体功能"、"社交功能"都优于"运动不足"及"没有身体活动"的患者；在功能性体适能方面，"有规律运动"的患者比"运动不足"及"没有运动"的患者有较理想的身体组成比例，也有较佳的"心肺功能"及"下半身肌力"。

二、运动治疗的处方

运动治疗的方式有肌力强化运动、关节伸展运动及有氧耐力运动三种。肌力运动能增强膝关节伸直肌肉群的肌肉力量，让膝关节能得到足够的支撑和保护，关节伸展则可以保持关节的伸展角度，甚至增加膝关节活动的角度。患者在发炎时比较缺乏规律运动，因此围绕膝盖的周边肌肉特别容易萎缩，游泳及骑脚踏车是比走路更好的选择，虽然走路时臀部肌肉的使用比膝盖多，但走路是腿部需要承受身体重量的负重运动（weight-bearing exercise），可能会让膝关节炎更加严重（图14-1）。使用重量训练器材可以强化膝关节周边的肌肉，如股四头肌（图14-2），扩大关节活动范围，维持关节功能及减缓僵硬程度。对于体重过重者，减轻体重对减少关节炎的疼痛最为有效。另外，运动治疗也包括步态训练，膝部问题使患者在正常走路时疼痛、关节活动受限或肌肉变得衰弱无力，导致行走时偏离正常步态，而引起更严重的关节问题。物理治疗师可以对患者的步态加以分析，教导如何正确走路；步态训练可以从泳池开始，水的浮力可以承载大部分身体重量而减少对膝关节的压力，同时减轻跌倒的恐惧。

目前尚无一种运动处方得到一致的认同并采用，因此本章所拟定的运动处方主要是参考美国老年医学会关节炎与运动专题小组（American Geriatrics Society Panel on Exercise and Osteoarthritis，2001）及ACSM（2009）所制定的分类原则。下面对运动型态、频率、时间及强度加以说明。

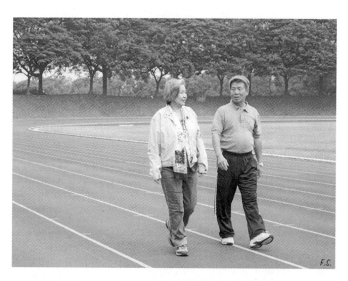

图14-1　走路可能会让膝关节炎更加严重

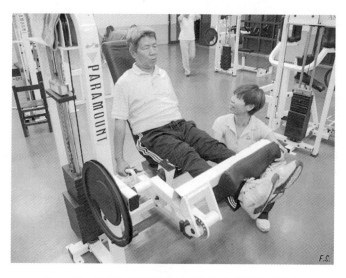

图14-2　利用重量训练器材强化膝关节周边的肌肉

★ 运动型态

选择非负重、对关节较少压力的有氧运动型态，如脚踏车或游泳、水中运动、椅子运动等。活动设计要以困难及容易的运动相互交替，以降低患者疲劳程度（ACSM，2009）。

实施肌力运动初期，应采取自主性的等长收缩训练（严重炎症者）；能活动自如时，再进行动态的等张收缩训练（如向心或离心）。其中必须以股四头肌及其拮抗肌（腿后腱肌群）等大肌肉群为主，膝关节邻近肌肉也应一并强化，以保持肌力平衡，因为这些都是维持膝关节稳定性的重要肌群，故应以最大关节活动范围的等张收缩，增加膝关节活动的角度。当关节出现炎症时，患者可以进行简易的、反复多次的腿后肌群等长收缩肌力训练。

Ince等（2008）建议患者进行闭锁式（closed chain）肌力运动，尽量避免对关节有过多负荷的开放式（open chain）运动；当使用重量训练器材，闭锁式的的大腿深蹲（leg press）比开放式的腿部伸展机（leg extension）更安全。而进行柔韧度运动训练也应以大肌肉群为主（ACSM，2009），静态伸展比较简单，本体感觉神经肌肉促进术（proprioceptive neuromuscular function，PNF）虽然不普遍，然而其效果比静态伸展更有效。

Blackham等（2008）综合家庭医师的共识，建议无论从事哪项运动，退化性膝关节炎患者需持续运动长达4～6周才能见成效；对于症状较轻的患者，无论进行有氧或肌力运动、高或低强度运动，均可以缓解疼痛。

★ 运动频率

有氧运动应坚持每周3～5次，肌力运动则为每周2～3次，关节伸展运动则建议每天坚持（ACSM，2009）。

⭐ 运动时间

有氧运动刚开始时每次持续5～10分钟，每天运动时间累计20～30分钟，最终目标是以中等强度完成每周150分钟。肌力运动则每个肌群进行一组或一组以上，每个肌群反复10～15次（ACSM，2009）。

⭐ 运动强度

有氧运动的强度会因患者关节严重程度及疼痛程度受到限制，因此需随时调整。运动强度采取中至高强度，中强度为3～6METs、最大心率的55%～70%或最大耗氧量的40%～60%；高强度则为6～9METs、最大心率的70%～90%，或是最大耗氧量的60%～85%。肌力运动应以最大肌力的10%进行，能忍受肌肉紧绷的情况下每周再增强10%，一般以低至中强度（最大肌力的40%～60%）进行，每个动作反复10～15次（ACSM，2009）。

第三节　运动治疗的策略

综合目前常规的传统临床运动治疗的问题，本文通过整理最新相关文献，提出下列四项策略。

一、结合医护人员与体适能专业人员对患者的辅导

ACSM（2009）认为医护人员的辅导及支持是患者开始运动的重要推手，因此希望医师与体适能专业人员能共同推动患者增进身体活动程度及养成运动习惯，以学术研究机构、医院及小区共同合作拟定的"团体运动模式"及"居家个人运动"两种方式进行，使患者得到安全有效的治疗。

二、运用运动心理策略以增加患者的运动依从性

患者康复成功最重要的决定因素是患者的运动依从性。因此，通过

心理教育辅导介入，协助慢性退化性膝关节炎患者克服运动阻碍，建立规律身体活动行为，能有效增进患者的生理心理健康，进而改善疼痛及身体功能。Mazieres等（2008）指出，患者的运动康复依从性可以通过让患者了解运动康复后成效、程度、依医嘱写自我评估运动日志，及以电话或电子邮件长期追踪评估患者运动康复情况等方式增强。Biddle等（2009）认为，运动治疗需以系统性运动心理策略满足患者的个性，如行为改变阶段应用"运动融入生活"等心理策略，以增强运动康复介入成效的持续性。

三、量身定做个性化运动课程与治疗方法（Tailored Behavioral Treatment Protocol）

设计运动课程首先需要了解患者的行为，并以其健康行为改变的动机作基础，考虑患者对课程内容及所提供的社交环境是否有积极的看法，也必须根据患者的运动能力及疼痛程度设计及调整课程内容。Horne等（2010）建议，应针对患者个体的情况、病理症状及需要，量身定做个性化的运动处方。Asenlof等（2009）让患者接受运动治疗师一对一的疼痛治疗一共10次，每次45分钟，发现行为治疗与运动治疗均有治疗效果，而随机分派至只参与运动治疗的长期疼痛患者，在实验后的2年对运动及伤害都有较高的恐惧感。此研究说明运动治疗配合行为治疗对长期肌肉骨骼疼痛患者的心理及行为需求的重要性，也建议不同阶段利用不同策略及自我奖励方式，以维持良好的健康生活管理行为。Sullivan等（2009）发现与疼痛相关的心理因素，如疼痛灾难化、因疼痛引起的运动恐惧感、抑郁等，均会影响关节置换手术的效果，因此建议退化性关节炎患者运动康复介入的设计，需要考虑与疼痛相关的心理因素。

四、建立"居家运动"规律运动习惯的策略

"居家运动"是由患者自行监测并实施的运动方法，ACSM（2009）

认为居家运动有许多优点，包括可降低成本，提高实用性与方便性，训练期间可运用电话、传真、拍视频、邮件等方式联系参与者，以提高其参与率。此方式可促进患者建立健康自我负责、内在自我控制的生活模式。

台湾学者建议，居家运动的综合性运动康复处方内容，应以安全有效的全面性功能性体适能为根据，包括心肺有氧耐力适能、肌耐力适能、伸展能力适能、核心肌群、平衡能力、协调能力与敏捷性等运动课程。

骨科手术通常伴随着长期的康复治疗，患者离开医院后的随诊状况很难掌控。因此，居家运动无论在时间、医疗经济成本、患者接受治疗的心理方面或是治疗成效上，都具有较大的优势。Yu-Yahiro等（2009）探讨65岁以上完成骨盆手术后出院的妇女实施每周5次"居家有氧肌力运动"的可行性，发现只要运动教练有严格监督辅导（82%的指导率），几乎所有参与居家运动的研究对象在有氧运动、肌力课程的强度及持续时间方面都有进步，这表明运动教练的家访及严格监督指导的重要性。

结语

规律运动对退化性膝关节炎的作用已被证实，然而目前仍无统一明确的运动处方，学者及运动教练必须继续验证膝关节炎运动处方及康复动机策略的有效性。本文总结了目前权威专家学者共同认可的"运动处方"，建议退化性膝关节炎应重视有氧、肌力、柔韧度、平衡协调及敏捷性的全面性运动训练；同时患者要参加"居家运动"及小区或医院的"团体运动"，以增加老年患者的运动动力及规律运动的依从性。

◇ 参考文献 ◇

[1] 王秀华、李淑芳（2009）·老年人功能性体适能之运动处方·大专体育双月刊，101，164-171。

[2] 吴岱颖、杨荣森、廖振焜、郭冠良、林光洋（2009）·美国骨科医学会（AAOS）膝部退化性关节炎的治疗指引·台湾医学，13（2），181-190。

[3] 宋威颖、雷文谷（2007）·以运动预防角度浅谈退化性关节炎·大专体育双月刊，92，169-173。

[4] 李淑芳、王秀华（2012）·退化性膝关节炎患者健康相关生活质量之决定因子：不同年龄、性别、与身体活动量之差异·大专体育学刊，14（3），387-398。

[5] 李淑芳、李丽晶（2010）·退化性膝关节炎运动康复处方之创新策略模式·中华体育季刊，24（4），1-11。

[6] 李淑芳、刘淑燕（2013）·老年人功能性体适能·台北市：华都。

[7] 佛教慈济综合医院大林院区（2007）·走路、跑步不再轻松自如？1/5民众饱受关节退化之苦·取自 http://www.tzuchi.com.tw/tzuchi/News_HotNews/Default.aspx?Action=ViewDetail&NewsType=0&NewsCategory=0&AppSiteID=4&IdentityID=415

[8] 林尹霈（2005）·应用常识模式探讨罹患退化性关节炎老人的疾病认知及其因应策略（未发表的硕士论文）·台中市：中国医药大学。

[9] 刘守庄、林佩欣、唐翔威（2008）·运动治疗对于改善长照机构中老年人身体功能表现的成效之系统性文献回顾·物理治疗，33（5），302-313。

[10] 钟承翰（2008）　全人工膝关节置换手术　取自 http://www.uho.com.tw/sick.asp?aid=4596

[11] American College of Rheumatology Subcommittee on Osteoarthritis Guidelines （2000）. Recommendations for the medical management of osteoarthritis of the hip and knee. Arthritis & Rheumatism, 43 （9）, 1905-1915.

[12] American College of Sports Medicine；ACSM （2009）. ACSM's guidelines for exercise testing and prescription （8th ed.）. Philadelphia, PA：Lippincott Williams & Wilkins.

[13] American Geriatrics Society Panel on Exercise and Osteoarthritis （2001）. Exercise prescription for older adults with osteoarthritis pain：Consensus practice recommendations. Journal of Geriatrics Society, 49, 808-823.

[14] Asenlof, P., Denison, E., & Lindberg, P. （2009）. Long-term follow-up of tailored behavioral treatment and exercise based physical therapy in persistent musculoskeletal pain：A randomized controlled trial in primary care. European Journal of Pain, 13 （10）,1080-1088. doi：10.1016/j.ejpain.2009.01.010.

[15] Beckwee, D., Vaes P., Cnudde M., Swinnen E., Bautmans I. （2013）. Osteoarthritis of the knee：why does exercise work? A qualitative study of the literature. Ageing Research Reviews, 12 （1）, 226-236.

[16] Biddle, S. J. H., & Fuchs, R. （2009）. Exercise psychology：A view

from Europe. Psychology of Sport and Exercise, 10 (4), 410–419.

[17] Blackham, J., Garry, G. P., Cummings, D. M., Russell, R. G., DeAlleaume, L. (2008). Does regular exercise reduce the pain and stiffness of osteoarthritis? Journal of Family Practice, 57 (7), 476–477.

[18] Blagojevic, M., Jinks, C., Jeffery, A., & Jordan, K. P. (2010). Risk factors for onset of osteoarthritis of the knee in older adults: a systematic review and meta–analysis. Osteoarthritis and Cartilage, 18, 24–33.

[19] Chen, D. Y. (2009). Updated therapy in elderly patients with knee osteoarthritis. International Journal of Gerontology, 1 (1), 31–39.

[20] Coltrera, F. (2012). The joint relief workout: Healing exercises for your shoulders, hips, knees, and ankles. Boston, MA: Harvard Medical School.

[21] Dincer, F., Erol, O., & Atalay, A. (2006). Effect of physical therapy on WOMAC scores and quality of life in patients with knee osteoarthritis. Journal of Musculoskeletal Research, 10 (1), 57–61.

[22] Deyle, G., Allison, S. C., Matekel, R. L., Ryder, M. G., Stang, J. M., Gohdes, D. D., ... Garber, M. B. (2005). Physical therapy treatment effectiveness for osteoarthritis of the knee: a randomized comparison of supervised clinical exercise and manual therapy procedures versus a home exercise program. Physical Therapy, 85 (12), 1301–1317.

[22] Edmonds, S. (2009). Therapeutic targets for osteoarthritis. Maturitas, 63 (3), 191–194.

[23] Frost, H., Lamb, S. E., & Robertson, S. (2002) A randomized controlled trial of exercise to improve mobility and function after elective knee arthroplasty. Feasibility, results and methodological difficulties. Clinical Rehabilitation, 16, 200–209.

[24] Horne, M., Skelton, D., Speed, S., & Todd, C. (2010). The influence of primary health care professionals in encouraging exercise and physical activity uptake among White and south Asian older adults: Experiences of young older adults. Patient Education and Counseling, 78, 97–103.

[25] Ince, S., & Parlikar, U. (2008). Knees and hips: Special health report. Boston, MA: Harvard Medical School.

[26] Jamtvedt, G., Dahm, K. T., Christie, A., Moe, R. H., Haavardsholm, E., Holm, I., & Hagen, K. B. (2008). Physical therapy interventions for patients with osteoarthritis of the knee: An overview of systematic reviews. Physical Therapy, 88 (1), 123–136.

[27] Manek, N. J., Hart, D., Spector, T. D., & MacGregor, A. J. (2003). The association of body mass index and osteoarthritis of the knee joint. Arthritis and Rheumatism, 48 (4), 1024-1029.

[28] Mazieres, B., Thevenon, A., Coudeyre, E., Chevalier, X., Revel, M., & Rannou, F. (2008). Adherence to, and results of, physical therapy programs in patients with hip or knee osteoarthritis: Development of French clinical practice guidelines. Joint Bone Spine, 75, 589-596.

[29] Millar, A. L. (2003). ACSM action plan for health series: Action plan for arthritis. Champaign, IL: Human Kinetics.

[30] Norton, K., Norton, L., & Sadgrove, D. (2010). Position statement on physical activity and exercise intensity terminology. Journal of Science and Medicine in Sport, 13, 496-502.

[31] Phillips, E. M. (2010). Special conditions. In S. Jonas & E. Philips (Eds.), ACSM's Exercise is Medicine: A clinician's guide to exercise prescription (pp. 95-229). Philadelphia, PA: Lippincott Williams and Wilkins.

[32] Riddle, D. L., Kong, X., & Jiranek, W. A. (2009). Two-year incidence and predictors of future knee arthroplasty in persons with symptomatic knee osteoarthritis: Preliminary analysis of longitudinal data from the osteoarthritis initiative. The Knee, 16, 494-500.

[33] Silva, L. E., Valim, V., Pessanha, A. P., Oliveira, L. M., Myamoto, S., Jones, A., & Natour, J. (2008). Hydrotherapy versus conventional land-based exercise for the management of patients with osteoarthritis of the knee: A randomized clinical trial. Physical Therapy, 88 (1), 12-21.

[34] Sullivan, M., Tanzer, M., Stanish, W., Fallaha, M., Keefe, F. J., Simmonds, M., & Dunbar, M. (2009). Psychological determinants of problematic outcomes following total knee arthroplasty. Pain, 143, 123-129.

[35] Weng, M. C., Lee, C. L., Chen, C. H., Hsu, J. J., Lee, W. D., Huang, M. H., & Chen, T. W. (2009). Effects of different stretching techniques on the outcomes of isokinetic exercise in patients with knee osteoarthritis, Kaohsiung. Journal of Medical Science, 25 (6), 306-315.

[36] Yu-Yahiro, J. A., Resnick, B., Orwig, D., Hicks, G., & Magaziner, J. (2009). Design and implementation of a home-based exercise program post-hip fracture: The Baltimore hip studies experience. Physical Medicine and Rehabilitation, 1 (4), 308-318.

第十五章

退化性椎间盘突出症并发慢性下背痛患者的运动处方

退化性椎间盘突出症（degenerative spondylolisthesis）是中老年人出现慢性下背痛时必须鉴别诊断的常见疾病。椎间盘突出症早已被认为是导致下背痛的重要原因。机械性下背痛主要与身体姿势和日常生活不良习惯有关。下背痛是中老年人常见的问题，国外研究统计，每10人就有8人一生中极有可能受到下背痛影响，影响层面不只是身体上的不适，亦影响其工作表现。针对美国白人的研究报告指出，退化性椎间盘突出在男性老年人中发生率约31%，在女性老年人则为43%；而罹患下背痛的亚洲人当中，退化性椎间盘突出症的发生率为8.7%。

退化性椎间盘突出症患者会表现为三种不同的主要症状，除了长期受机械性下背痛（mechanical low back pain）的影响外，也常伴随着下肢神经反射痛（radicular pain）及间歇性跛行（intermittent claudication）等症状，使患者无法正常从事日常生活中的各种活动，其参与各种休闲活动的意愿亦可能下降，长期将影响患者的健康生活质量。

退化性椎间盘突出症的临床治疗依其严重程度分为手术治疗及保守治疗。保守治疗包括生活型态调整、背部护具使用、药物治疗、物理治疗、运动康复等。然而，如何进行合适且安全有效的运动，在一般的门诊中难以详细说明。因此，本章将针对退化性椎间盘突出症的概况（包括正确认识退化性椎间盘突出症及并发的下背痛）、正确的运动治疗处方及运动时注意事项加以介绍。希望可以借此改善患者的症状及身心健康状况。

第一节　退化性椎间盘突出症的概况及一般治疗方法

一、脊柱的基本构造（图15-1）

脊柱是由脊椎、椎间盘、韧带、肌肉及神经系统等组成。脊椎包括7节颈椎、12节胸椎、5节腰椎、已融合为一体的骶椎及尾椎等五部分。

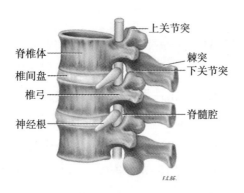

图15-1　脊椎的构造（腰椎）

（一）腰椎结构

腰椎包括前方及后方结构。前方是脊椎体，由许多富含钙质的骨小梁组成，是承受重力的主要结构（约85%的重量）；后方是一个环形立体结构，由两侧的椎弓（par interarticularis）及椎板（vertebral lamina）向后方延伸成棘突（spinous process）。这一环形结构的中央是脊髓腔（spinal canal），提供脊髓神经保护。在两侧椎弓的上下方分别是上关节突（superior articular process）及下关节突（inferior articular process），与邻近的脊椎相连接，构成小关节（facet joint）。因此，两侧小面关节与脊椎体共同提供脊柱的支撑力量。腰椎小面关节的活动方向是前后向的，主要是协助腰椎完成前弯及后仰的动作。脊椎上神经孔是由椎体后方、椎弓、椎板、小面关节围绕形成的环状结构，供神经根（neural foramen）通过。

（二）椎间盘

椎间盘是位于每节脊椎体间的结构，为承受重力的软骨组织。每一个椎间盘可分为富含纤维成分的外环及富含水分的内核。椎间盘如同汽车的减震器，在一般重力下，可以吸震，减少外力对脊椎骨的压力。

（三）韧带

韧带是使脊椎骨及椎间盘维持生理活动范围的内在力量。依韧带的位置可分为前纵韧带（anterior longitudinal ligament）、后纵韧带（posterior longitudinal ligament）及棘上韧带（supraspinatal ligament）。

（四）肌肉

肌肉是使脊椎骨及椎间盘维持生理活动范围的外在力量。可以通过自主动作控制及改变脊椎弯曲的方向。与脊柱活动有关的肌肉详见表15-1。其中，腰部的旋转主要靠腹横肌实现，然而受腰椎小面关节结构的影响，腰椎旋转会造成剪切力（shearing force），应尽量避免。

表15-1　脊柱活动相关肌肉

脊 椎	动 作	肌 肉
腰椎	向前弯曲	腰大肌、腹直肌、外腹肌、腹斜肌、腹横肌
	向后伸展	竖脊肌、椎突间肌、腰方肌
	侧向弯曲	背阔肌、腹横肌、横突间肌、腰方肌、腰大肌、腹外斜肌
	旋转	腹横肌
骶椎及骨盆	前倾后仰	髂腰肌、股直肌、脊柱伸肌、腹肌、后腿肌

（五）神经系统

神经系统包括脊髓及周围神经系统。脊髓位于脊椎后方的脊髓腔内。脊髓在对应的每一节脊椎都有神经根分支，沿着脊椎后方及后外侧的方向，穿过对应的神经孔，延伸至所支配的肌肉。

二、退化性椎间盘突出症的定义

"椎间盘突出症"是指某一节脊椎相对于另一节脊椎发生移位，"退化性椎间盘突出症"是指退化因素（包括脊椎多个结构，如椎间盘、脊椎骨及韧带）导致的椎间盘突出症。椎间盘突出症的成因可分为先天性及获得性；先天性的椎间盘突出症，主要是出生时即有脊椎骨发育异常，例如先天性椎弓缺损；获得性的椎间盘突出症包括外伤性（traumatic）、病理性（pathologic）、手术后（postsurgical）及退化性（degenerative）。

"退化性椎间盘突出症"可分为原发性及继发性；原发性退化性椎间盘突出症，是随着脊椎结构退化而产生的；继发性退化性椎间盘突出症则是除退化因素外，同时伴随其他先天性因素。大多数退化性椎间盘突出症发生于某一节脊椎（只有1/3发生于两节或以上的脊椎）；而某一节脊椎滑脱的患者，以脊椎前滑症占70%，其中又以第3、4节间滑脱最多（图15-2）。

依Meyerding分类方法，椎间盘突出症共分为以下5个滑脱等级（Meyerding，1932）。

1.第一级：脊椎移位介于1%～25%。

2.第二级：脊椎移位介于26%～50%。

3.第三级：脊椎移位介于51%～75%。

4.第四级：脊椎移位介于75%～100%。

5.第五级：脊椎完全滑脱下移。

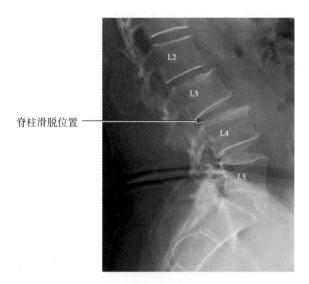

图15-2　第3、4节间脊椎前滑症的X线片

三、退化性椎间盘突出症的病理机制

退化可追溯至椎间盘本身。椎间盘退化时，不仅减震作用减少，椎间盘的形状也会改变（高度减小，或向后方突出），使得脊椎体的承重及脊椎体之间的摩擦随之增加，脊柱开始产生不稳定。而脊柱长期的不稳定使脊椎骨开始退化，产生骨刺（spur formation），脊椎后方两侧的小面关节亦开始出现增厚性退化，原本富有弹性的韧带出现骨化现象（ossification）而致弹性消失。这一连串的退化问题导致脊椎骨移位，邻近肌肉因不平衡力量的拉扯而产生疼痛。长期的疼痛继而引起肌肉收缩力量降低，导致稳定脊柱的肌力不平衡，造成脊柱不稳定的恶性循环。

退化后期，位于脊椎后方的脊髓腔及神经根也会受累。当退化的椎间盘向后突出、骨刺向神经孔突出、小面关节出现增厚，即可造成神经根被压迫而产生神经反射痛（radicular pain）。当脊椎产生移位、椎间盘向脊椎管突出、后纵韧带骨化增厚等，即可造成脊髓腔狭窄（spinal stenosis），甚至压迫脊髓神经，造成间歇性跛行。

四、退化性椎间盘突出症的临床症状

退化性椎间盘突出症表现为三种不同的主要症状：机械性下背痛、神经反射痛及间歇性跛行。

（一）机械性下背痛（Mechanical Low Back Pain）

机械性背痛主要与身体姿势和日常生活不良习惯有关。疼痛是脊椎滑脱后，背部肌肉受到拉扯、退化的椎间盘或小面关节受到刺激而导致的。患者下背部会出现"暗礁"（shelf，腰部有局部凹陷），站姿时会更明显，医学上特称为台阶征（step sign），腰部脊椎两侧肌肉会绷紧，当身体向前弯曲时，腰部的压力会增加，压迫退化的椎间盘，患者瞬间会感到下背疼痛；当身体后弯伸展及旋转时，即因刺激小面关节而引起局部或反射区域（如臀部、大腿后方）的疼痛。患者由坐姿站立时，常常需要用手扶桌椅，以减少疼痛。

（二）神经反射痛（Radicular Pain）

神经反射痛是由于脊椎滑脱后压迫邻近的神经根而导致的，其特征为沿神经根支配区域出现麻木感或感觉异常，严重时同一神经根支配的肌肉出现无力。另有少数患者因压迫到马尾束（cauda equina，为脊髓神经最尾端）而造成大小便功能异常（尿失禁或尿潴留）。

（三）间歇性跛行（Intermittent Claudication）

间歇性跛行是因为脊椎滑脱后导致后方的脊髓腔狭窄而引起的，其特征是站立及走路时臀部及两下肢疼痛，常伴随刺痛（tingling）、麻木感及无力。与双下肢血液循环不良常出现的血管性跛行相比较，间歇性跛行的症状可以通过身体前弯而改善，如推购物车时症状会减轻。因此，医学上又将间歇性跛行的现象称为购物车征（shopping cart sign）。

五、退化性椎间盘突出症的治疗方式

退化性椎间盘突出症的治疗主要分为手术治疗及保守治疗。两种治疗方法要点叙述如下。

（一）手术治疗

手术治疗方式包括减压手术（decompression）、减压及融合手术（decompression and fusion）、内固定手术（fusion with instrumentation）等。一般建议考虑手术治疗的适应证如下。

1.持续性或再发性下背痛、下肢痛或间歇性跛行，生活质量明显降低，经非手术性治疗3个月无效。

2.渐进式神经症状异常。

3.出现排便或排尿功能异常。

根据北美脊椎学会（North American Spine Society，2008）的临床指南，对于罹患第一、二级椎间盘突出症，伴随间歇性跛行，经保守治疗无效的患者，进行手术治疗将有利于改善症状。

（二）保守治疗

保守治疗包括背部护具使用、药物治疗、物理治疗、生活型态调整及运动康复治疗。

★ 背部护具使用

使用背部护具的目的是提供外在的支撑力量、减少肌肉及脊椎的重量负荷、限制脊椎各方向的活动。因此，患者使用背部护具后会感觉症状减轻。

背部护具种类繁多，常用于退化性椎间盘突出症的背部护具包括护腰（lumbar corset）、短背架（如knight brace）及长背架（如Taylor-knight brace）。短背架及长背架即俗称的铁衣。护腰与后两者最大的差异是前者没有坚硬的铁条结构，所以护腰提供的支撑力及对脊椎活动度的限制都不及后两者。

一般而言，临床医师会依据患者症状的严重程度建议使用不同类型的背部护具。不论穿戴哪一种背部护具，都不要长期穿戴，主要是因为使用护具时，相关的肌肉处于放松状态，肌肉长期不使用会造成肌力逐渐下降，进一步降低脊椎内在的支撑力。

药物治疗

药物治疗目的是减轻症状。例如：以止痛剂减少疼痛不适，肌肉松弛剂放松绷紧的肌肉；针对麻痛症状的药物包括抗癫痫药（anticonvulsant）、三环类抗抑郁药（tricyclic antidepressants）、镇静安眠药等。

物理治疗

物理治疗包括使用各种热疗、电疗仪器及腰部牵引等方法，放松背部绷紧的肌肉，减少疼痛及增加血液循环。若条件允许，建议患者采取侧躺（患侧在上方）或俯卧姿势（在腹部下方放一枕头），让腰椎在微弯状态下进行热疗及电疗，这样可使腹部及背部的肌肉在进行物理治疗时处于最大放松状态。

调整日常生活姿势

同其他疾病治疗一样，对患者的健康宣教是必需的。退化性椎间盘突出症的症状除了与滑脱程度有关外，日常生活中有许多不良的姿势都容易导致症状加重或影响治疗效果，例如反复的身体后仰或旋转动作等。因此，纠正日常生活行为，保持正确、适宜的活动姿势，将有助于减轻症状。

⭐ **运动康复治疗**

目前应用于退化性椎间盘突出症的运动治疗主要是增强腹肌、改善背部的柔韧度及增加脊椎稳定性等。过去研究显示腹肌训练的成效较佳，可减少患者对康复背架的需求、工作性质的调整、生活功能限制。

第二节　运动训练的效果

退化性椎间盘突出症并发下背痛的一般症状包括躯干肌肉衰弱乏力、脊椎僵硬及心肺耐力变差等。运动训练可改善下背痛，原因包括：促进保持良好身体姿势、增强肌力、改善体适能及活动功能、降低日常活动对脊椎的物理性压力、稳定脊椎以避免受伤，同时也有减轻疼痛感觉的效果；全身性的有氧运动可以产生脑内啡肽，可提高疼痛阈值而减轻肌纤维痛觉，也能促进全身性新陈代谢，减少肌肉缺氧及缺血而使疼痛接受器钝化。

正确的运动康复方式不但不会加重症状，反而可改善患者的体适能。除此以外，规律运动也可改善退化性椎间盘突出症患者的心理状态，包括增加积极情绪、减少焦虑程度及自我感觉失能程度，进而提高患者的整体健康生活质量。因此，近年来运动与身体活动已被广泛用于减轻下背痛及慢性失能程度的康复治疗，其有效性已得到证实及肯定。

在一项退化性椎间盘突出症与脊椎治疗的研究中，研究者探讨为期8周共10次的保守治疗，包括改良式的俯卧腰椎弯曲／拉伸运动（lumbar flexion/distraction）及腹肌强化训练，对退化性椎间盘突出症患者的效果，发现患者下背疼痛程度减轻70%，而自觉失能程度降低22%，证实了腰椎弯曲／拉伸运动对于退化性椎间盘突出症患者是安全而有效的康复处方。

Sinaki等（1989）对48位因椎间盘突出症并发下背痛的患者分别实施腹肌训练及背部伸展运动治疗3个月，运动治疗完成后追踪发现，腹肌训练组的疼痛感较背部伸展组低（前者为27%，后者为67%），第3年的追踪调查结果也相同（前者为24%，后者为61%）。

O'Sullivan等（1997）对22位退化性椎间盘突出症并发慢性下背痛的患者（症状持续超过3个月或以上）实施为期10周每次10～15分钟的脊椎稳定运动治疗，包括深层腹直肌、腹外斜肌及其拮抗肌、腰部多裂肌（multifidis）的强化训练，在运动康复介入后的6个月及30个月进行追踪评估，与控制组相比，实验组下背疼痛及慢性失能程度减轻、脊椎及骨盆的弯曲与伸展活动范围都增加；而30个月后追踪研究显示，退化性椎间盘突出症患者对止痛物的需求及用药量均降低。故O'Sulliva等（1997）认为，强化深层腹直肌及其拮抗肌、腰部多裂肌能让神经肌肉系统矫正及补偿脊椎滑脱症候，进而提供脊椎的动态稳定性及可塑性。

第三节　退化性椎间盘突出症／慢性下背痛的运动处方

本节介绍退化性椎间盘突出症的运动处方设计，分为三部分：运动康复的原理、运动处方、注意事项。

一、运动康复的原理

如同脊椎所有部位的训练，要保证腰椎活动度和稳定性的平衡，两者不平衡时会造成脊椎过度活动（hypermobility）或脊椎不稳定。退化性椎间盘突出症的患者腰椎处于脊椎不稳定的状态，这种不稳定被认为是破坏腰椎本体感觉的原因，并改变神经信号传递至中枢神经系统，造成位于深层、稳定脊椎的肌肉（如多裂肌）控制失调，继而破坏脊椎的本体感觉，导致脊椎更不稳定、脊椎排列变形和神经压迫。

使脊椎保持稳定的三大系统分别是：①被动系统：包括脊椎骨、关节及韧带；②主动系统：包括肌肉及筋膜；③神经系统：由支配脊椎关节的运动及感觉神经控制。对于退化性椎间盘突出症的患者，运动训练主要是改善主动系统及神经系统，脊椎核心肌群训练及伸展训练的目的是使脊椎回到最佳位置、减少脊椎长期不稳定带来的问题。

腰椎稳定性与整体生理状况有很大关联，神经肌肉系统的正常功能会影响腰椎的动态稳定度。而无论脊椎滑脱的病理症状程度如何，以往文献一致认为，特别针对慢性退化性椎间盘突出症而设计的深层腹肌及腰椎多裂肌训练，能有效减轻患者的疼痛及身体功能失调。这些皆以脊椎稳定性动作为基础，加入功能性的动作训练，帮助身体找回核心保护机制的记忆；其成效包括减轻身体活动障碍，使患者日常生活功能限制得以改善，并通过稳固核心肌群来达到预防或减少下背疼痛复发的目的。

另外，也有专家建议脊椎滑脱患者的康复应包含整脊治疗、俄式电刺激物理治疗及康复运动。其中的康复运动包含健走3200米、走斜坡路、居家弹力带、脚背勾起及足底弯曲的阻力运动、股四头肌及腿后肌的伸展、每周3次中等强度固定式脚踏车，每次骑乘大约40公里等。然而，对于何种运动类型、强度、频率及持续时间具有较佳的效果，目前尚无一致的结论。

二、运动处方

关于治疗退化性椎间盘突出症／慢性下背痛患者的运动项目，目前美国运动医学会（ACSM）及国际巴黎背痛工作小组提倡提升整体体适能的综合性运动，包括增进心肺功能的有氧运动（如健走及固定式脚踏车）、稳定脊椎及强化腰椎周边腹背部核心肌力的运动训练（如腿后肌群、股四头肌、下背伸展肌及躯干屈肌的强化）、关节柔韧度伸展（如髂腰肌、腿后肌群、梨状肌、臀大肌、股四头肌及腰方肌的伸展运动）等；若患者的渐进式运动课程进行顺利，也可增加职业性及功能性的运动训练。

退化性椎间盘突出症／慢性下背痛患者的运动处方包括心肺训练、核心肌群训练及伸展运动，以下分别说明。

（一）心肺功能训练

虽然有关增进退化性椎间盘突出症患者的有氧耐力的研究甚少，但学者认为，此类患者因慢性疼痛而不活动（immobility），加上罹患这类疾病的患者多已迈入中年，其他慢性疾病，如高血压、高血脂、糖尿病等也常常伴随，并导致患者体适能下降，因此建议进行适当的心肺功能训练，以维持良好的体适能，促进健康及防止机能退化。

由于退化性椎间盘突出症易并发下背痛、神经反射痛及间歇性跛行等症状，因此患者可进行下背部承受压力较小的有氧运动（如健走、较低阻力的固定式脚踏车训练、游泳及慢跑），采取低强度、多次短时间、身体微弯的方式进行。

（二）核心肌群

慢性下背痛患者适合有督导且安全的运动课程。一般来说，高剂量的运动处方比低剂量运动处方更能让患者获得较好的治疗成效。然而高剂量的运动处方并不适合很少运动或以坐姿为职业的急性下背痛患者。慢性下背痛患者可以进行等长及动态背部运动，运动的进程应着重在重复次数，而不在增加阻力。增进肌耐力的运动方式包括徒手重量训练（bodyweight training）、哑铃、杠铃或机械式重量训练。另外，患者也适合进行垫上核心运动，因脊椎在承受最小的压力下，可减轻下背部肌肉与周边软组织的张力，并能仅运用腹横肌及腹内斜肌，使深层核心肌肉获得最佳的训练效果（图15-3）。

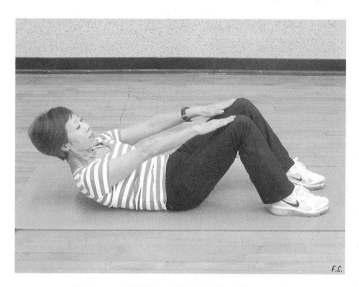

图15-3　训练腰、腹肌肉的垫上核心运动

　　稳定腰椎的核心肌群包括腹横肌及腰椎多裂肌，两者与呼吸横膈膜及骨盆底肌肉属于同一个功能单元。当小腹向脊椎方向收缩时，不仅引起腹横肌收缩，同时会引起腰椎多裂肌及骨盆底肌肉共同收缩，提供各节腰椎静态和动态的稳定性。因此，收腹动作是运动训练的基础，将力量由中心向外扩散，带动身体躯干远程产生动力。患者必须学习如何进行正确的收腹运动，在这基础上，再进行肢体各项动作。

　　为了增强腰椎周围肌群，即下腹及背部核心肌群的稳定性，退化性椎间盘突出症患者必须训练骨盆从前倾及后倾动作回复到中立的身体中心线（neutral body alignment），继而进行一系列稳定及强化腰椎的腹肌及背肌肌力训练。下腹和背部肌力训练包括各项增强核心肌群的动作，患者的最终运动目标为一天进行3次强化腰椎的10项肌力运动，每一项动作可重复2~3次，每次停留约8~15秒。为了保证安全及有效性，退化性椎间盘突出症患者应以正确的起始姿势开始，同时注意在训练过程中，身体必须保持正确的身体中心线（肩膀放松，持续收缩腹肌，骨盆及腰椎维持中立位置）；并且按照病症、疼痛状况及过去运动经验，遵循渐进原则慢慢增加运动项目（如先进行其中2～5项）、重复次数（如2～3次）或动作停留时间（如8～15秒），再逐渐增加运动强度。稳定及强化腰椎的肌力运动请见附录五。

（三）伸展运动

适当的伸展有利于放松因长期下背痛导致绷紧的肌肉。脊椎不稳定的退化性椎间盘突出症患者，背部伸展肌群长期处于绷紧状态，因此以等长收缩后放松（hold and relax）、闭锁式的伸展（如四足跪地姿势）较为适合。伸展动作也需缓慢进行，在伸展动作的末端位置需停留至少3～5秒。

三、注意事项

退化性椎间盘突出症患者的安全性是运动教练首先要考虑的问题。患者因长期身体疼痛不适可能出现肢体代偿动作及心理退缩行为。前者可能造成患者无法正确进行各项动作，甚至因代偿动作引起症状加剧；后者则可能导致患者运动意愿下降、放大或误解运动后正常的肌肉疼痛。因此在上述各项运动中，运动教练或医疗人员需仔细观察、详细了解患者运动前、中、后的感受，分辨疼痛症状改变的原因是病情恶化，还是运动后正常的肌肉酸痛。必要时，须重新调整运动方式及强度、调整药物剂量等，以期达到最佳的运动效果。

退化性椎间盘突出症与下背痛患者运动需要注意的事项如下。

1.退化性椎间盘突出症与下背痛运动康复处方必须伴随着多元指导方式，包括人体工程学的教育、健康宣教、心理技巧（如提升运动动力的方法）等。需以患者的年龄、健康状况及其运动能力作为拟订或修正运动处方的依据。

2.强调规律及定期的心肺功能训练、腹背部与脊椎周围肌力强化运动，及下肢柔软性伸展操为主的运动康复处方。研究显示，强化背部的器械训练并没有比传统的背部康复运动更有效；另外，背部肌群伸展并无法治疗急性下背痛的问题。

3.运动课程的进度取决于患者运动时产生的疼痛感，因此运动教练需监控患者运动时出现的疼痛、衰弱感及神经性症状。退化性椎间盘突出症／慢性下背痛患者可以在发生急性下背痛2周后进行躯干的强化运动，可以有效帮助患者减轻症状。

4.避免太长时间以坐姿的方式进行运动，因为坐姿运动对下背的压力比站姿及卧姿运动要高。

5.运动教练要避免让患者做弹振式运动、重复性或过度弯曲／伸展及躯干旋转动作，还要避免提举重物，或提举物品时弯曲或旋转背部，这些动作容易造成椎间压力而使症状加重。

6.指导患者时须强调正确的人体工程学、身体中心线、自我身体姿势的察觉、腰椎动态稳定训练的重要性，并在运动指导中监督及矫正。

7.安全性是退化性椎间盘突出症与下背痛患者首先要考虑的因素。运动教练需注意不同身体姿势与运动负荷可能导致的患者脊椎椎间盘压力的改变或加重的程度。

8.脊髓腔狭窄与髓核突出（herniated nucleus pulposus）患者在运动中较容易出现症状加重，应予注意。

结语

目前专家们一致认为治疗退化性椎间盘突出症及对抗慢性下背痛的主要策略是"保持活动／运动"的辅导及教育。身体活动／运动不仅能改善退化性椎间盘突出症及慢性下背痛患者的症状及身体结构，也能提升患者的积极情绪、减少焦虑、不再视自己为失能者。一般来说，只要注意安全及有效性，患者的运动及身体活动原则与一般人没有太大差异。

退化性椎间盘突出症与慢性下背痛患者的两个主要症状分别为肌肉

软弱无力及脊椎僵硬，强化躯干的肌力、肌耐力及增加身体的活动度便成了主要治疗目标。为了有效管理及治疗退化性椎间盘突出症与下背痛的症状及其并发症，患者短期运动目标应设定为增强运动的耐受性，以减轻因不运动而导致的退化、疼痛及失能程度，同时也要增强生活功能性，如站立、走路、弯曲的能力；长期运动目标应设定为提升整体的体适能程度，如增强心肺功能、柔韧度、肌耐力，以及规律运动的依从性。

总体而言，退化性椎间盘突出症与慢性下背痛患者的病因、病情持续时间、失能程度、疼痛严重程度、整体健康状况都各不相同，因此处方拟订及渐进式课程内容的调整都需要考虑生物、生理、心理的因素，再协助患者拟订个性化、整体性及适当的运动处方。退化性椎间盘突出症与慢性下背痛的运动康复动作，请参考附录五。

参考文献

[1] 邱俊杰（2004）·慢性下背痛治疗新观念－核心康复运动·台北市医师公会会刊，48（2），54-59。

[2] Abenhaim, L., Rossignol, M., Valat, J. P., Nordin, M., Avouac, B., Blotman, F., ... Vautravers, P. (2000). The role of activity in the therapeutic management of back pain. Report of the International Paris Task Force on Back Pain. Spine, 25 (4 Suppl), 1S-33S.

[3] Antonacci, M. D., Esses, S. I., & Kohl, H. W. (2007). Low back pain. In R. T. Cotton & R. E. Andersen (Eds.). Clinical exercise specialist manual：ACE's Source for training special populations (pp. 338-345). San Diego, CA：American Council on Exercise.

[4] Denard, P. J., Hoton, K. F., Miller, J., Fink, H. A., Kado, D. M., Marshall, L. M., & Yoo, J. U. (2010). Back pain, neurogenic symptoms, and physical function in relation to spondylolisthesis among elderly men. The Spine Journal, 10 (10), 865-873.

[5] Deyo, R. A., Battie, M., Beurskens, A. J. H. M., Bombardier, C., Croft, P., Koes, B., ...Waddell, G. (1998). Outcome measures for low back pain research. Spine, 23 (18), 2003-2013.

[6] Dunn, A. S., Baylis, S., & Ryan, D. (2009). Chiropractic management of mechanical low back pain secondary to multi-level lumbar spondylolysis with spondylolisthesis in a United States Marine Corps veteran: A case report. Journal of Chiropractic Medicine, 8, 125-130.

[7] Excoffon, S. G., & Wallace, H. (2006). Chiropractic and rehabilitative management of a patient with progressive lumbar disk injury, spondylolisthesis, and spondyloptosis. Journal of Manipulative and Physiological Therapeutics, 29 (1), 66-71.

[8] Gramse, R. R., Sinaki, M., & Ilstrup, D. M. (1980). Lumbar spondylolisthesis: A rational approach to conservative treatment. Mayo Clinic Proceeding, 55, 681-686.

[9] Hammerberg, K. W. (2005). New concepts on the pathogenesis and classification of spondylolithesis. Spine, 30 (6 Suppl), S4-S11.

[10] Iguchi, T., Wakami, T., Kurihara, A., Kasahara, K., Yoshiya, S., Nishida, K. (2002). Lumbar multilevel degenerative spondylolisthesis: Radiological evaluation and factors related to anterosthesis and retrolisthesis. Journal of Spinal Disorders and Techniques, 15, 93-99.

[11] Kalichman, L., & Hunter, D. J. (2008). Diagnosis and conservative management of degenerative lumbar spondylolisthesis. European Spine Journal, 17 (3), 327-335.

[12] Kristin, S., & Elizabeth, S. (2005). Integrating Pilates-based core strengthening into older adult fitness programs. Topics in the Geriatric Rehabilitation, 21 (1), 57-67.

[13] Magee, D. J. (1997). Orthopedic Physical Assessment (3rd ed.). Philadelphia, PA: W. B. Saunders.

[14] Makofsky, H. W. (2010). Spinal Manual Therapy: an Introduction to soft tissue mobilization, spinal manipulation, therapeutic and home exercises (2nd ed.). Thorofare, NJ: Slack Incorporated.

[15] Malanga, G. A., & Nadler, S. F. (1999). Non-operative treatment of low back pain. Mayo Clinic Proceedings, 74 (11), 1135-1148.

[16] McNeely, M. L., Torrance, G., & Magee, D. J. (2003). A systematic review of physiotherapy for spndylolysis or spondylolisthesis. Manual Therapy, 8 (2), 80-91.

[17] Meyereding, H. (1932). Spondylolisthesis. The Journal of Surgery, Gynecology and Obstetrics, 54, 371-379.

[18] North American Spine Society (2008). Evidence-Based Guideline

Development Committee. Diagnosis and treatment of degenerative lumbar spondylolisthesis. Burr Ridge, IL: North American Spine Society.

[19] O' Sullivan, P., Twomey, L., & Allison, G. (1997). Evaluation of specific stabilizing exercises in the treating of chronic low back pain with radiologic diagnosis of spndylolysis or spondylolisthesis. Spine, 22, 2959–2967.

[20] Oldridge, N. B., & Stoll, J. E. (1997). Low back pain syndrome. In K. H. Patetti (Ed.), ACSM' s exercise management for persons with chronic diseases and disabilities (pp. 155–160). Champaign, IL: Human Kinetics.

[21] Peer, K. S., & Fascione, J. M. (2007). Spondylolisthesis: A review and treatment approach. Journal of Orthopaedic Nursing, 26 (2), 104–111.

[22] Sengupta, D. K., & Herkowitz, H. N. (2005). Degenerative spondylolisthesis: Review of current trends and controversies. Spine, 30 (6 Suppl), S71–S81.

[23] Simmonds, M. J. (2010). Exercise and activity for individuals with nonspecific back pain. In K. Patetti (Ed.)., ACSM' s resources for clinical exercise physiology: musculoskeletal, neuromuscular, neoplastic, immunologic and hematologic conditions (pp. 148–161). Philadelphia, PA: Lippincott Williams and Wilkins.

[24] Sinaki, M., Lutness, M. P., Ilstrup, D. M., Chu, C. P., & Gramse, R. R. (1989). Lumbar spondylolisthesis: Retrospective comparison and three–year follow–up of tow conservative treatment programs. Archive of Physician Medical Rehabilitation, 70, 594–598.

[25] Tebet, M. A. (2014). Current concepts on the sagittal balance and classification of spondylolysis and spondylolisthesis. Revista Brasileira de Ortopedia, 49 (1), 3–12.

[26] Tulder, M.V., Malmivaara, A., Esmail, R. & Koes, B. (2000). Exercise therapy for low back pain: A systematic review within the framework of the cochrane collaboration back review group. Spine, 25(21), 2784–2796.

[27] Vogt, M. T., Rubin, D., Valentin, R. S., Palermo, L., Donaldson, W. F., Nevitt, M., & Cauley, J.A. (1998). Lumbarloisthesis and lower back symptoms in elderly white women: The Study of Osteoporotic Fracture. Spine, 23, 2640–2647.

第十六章

骨质疏松症患者的
运动处方

　　骨质疏松症（osteoporosis）是人类最常见的一种骨骼疾病，无论种族或性别，其发病率都随着年龄增长而增加，为目前国际所重视的公共卫生问题。美国国家骨质疏松基金会（National Osteoporosis Foundation，NOF）根据全美第三次营养调查（Third National Health and Nutrition Survey，NHANES Ⅲ），估计美国超过1000万人患有骨质疏松症，3360多万人有髋关节骨密度偏低的情形。白人女性中每2人中有1人，男性大约5人当中有1人曾经有过骨质疏松症所致的骨折。10月20日是世界骨质疏松日，中国国家卫生健康委员会2018年发布的首个中国骨质疏松症流行病学调查结果显示，中国50岁以上人群骨质疏松症患病率为19.2%。中国男性骨质疏松症患病率水平与各国差异不大，但女性患病率水平显著高于欧美国家，与日韩等亚洲国家相近。

　　调查显示，骨质疏松症已经成为中国中老年人群的重要健康问题，中老年女性骨质疏松问题尤为严重。50岁以上男性骨质疏松症患病率为6.0%，女性患病率则达到32.1%，65岁以上女性的骨质疏松症患病率更是达到51.6%。50岁以后低骨量率和骨质疏松症患病率开始增高，主要与年龄增大所致的性激素水平下降密切相关，而女性雌激素水平下降尤为明显，因此女性患病率显著高于男性。

运动对于维护人体的骨骼健康相当重要，且对于保持骨质密度、避免骨质流失有正向作用。在儿童与青年期最大限度地提高骨峰值，可降低老年期骨质疏松的风险。骨质疏松症为老年人发生骨折的主要危险因素，因此骨质疏松性骨折的预防极受重视。本章将归纳骨质疏松症的定义、危险因素、一般治疗方法，并提出老年人骨质疏松症的预防策略，包括提高骨锋值、预防骨质疏松症的运动处方以及生活管理方式等策略。

第一节　骨质疏松症的概况及一般治疗方法

一、骨质疏松症的概况

（一）骨质疏松症的症状

骨质疏松症是一种使骨头变得脆弱而容易引发骨折的疾病，骨头呈现多孔（porosis）或海绵状（spongelike）。WHO将骨质疏松症定义为一种全身骨骼疾病，其特征为骨量减少、骨组织的显微结构变差，造成骨骼脆弱，骨折危险性增高。其骨折最常发生于脊椎、髋部及腕部，脊椎因老化造成挤压而导致压迫性骨折，髋部及腕部骨折通常因跌倒所致。其中髋部骨折影响最为严重，恢复时间也较长。

骨质疏松症患者较常出现的症状包括：①骨头脆弱、有骨折风险；②身体畸形（脊椎后凸畸形）；③背痛或髋部疼痛；④体力及耐力降低；⑤影响平衡，增加跌倒风险；⑥功能性自主能力降低；⑦行动力减缓等。而骨质疏松症造成的其他并发症状包括颈痛、驼背、肠胃不适以及肺功能障碍（因驼背的关系）。

（二）骨质疏松症的诊断

1994年WHO以标准的诊断工具——骨密度检测仪（dual-energy

X-ray absorptiometry，DXA）的诊断结果作为划分骨质疏松症严重度等级的依据，临床上沿用至今。根据白人女性的骨量与骨折风险相关性制定一套骨质疏松症的临床诊断标准，此标准采用T值〔（骨密度测量值－年轻女性的骨密度平均值）／标准偏差〕的方式评估，即各仪器根据其检查值分布情形，求出年轻人的平均值及标准偏差，然后与受检者的骨密度值进行比较。检查部位包括全髋部、股骨颈、腰椎，若前述部位皆不适用时，可采用桡骨远端1/3处测量。骨质疏松症严重程度分级如表16-1所示。

表16-1　骨质疏松症严重程度分级

分类对象	分类类别	分类定义
绝经后妇女或50岁以上男性	正常（normal）	T 值≥ - 1.0
	骨质缺乏（或称低骨量、低骨密度）（osteopenia; low bone mass; low bone density）	- 2.5 < T 值 < - 1.0
	骨质疏松症（osteoporosis）	T 值≤ - 2.5
	严重性（或确定性）骨质疏松症（severe or established osteoporosis）	低骨量或骨质疏松合并骨折（low bone mass and prior fragility fracture）
其他或健康者	介于同龄期望值（within the expected range for age）	Z 值 > - 2.0
	低于同龄期望值（below the expected range for age）	Z 值≤ - 2.0

注：1. 本表合并 WHO 及 ISCD（International Society for Clinical Densitometry，国际临床骨密度学会）建议

2.T 值计算的参考人群为该目标人群的年轻年龄段人群；Z 值计算的参考人群为同年龄段的正常人群

资料来源：黄兆山，方耀凡，吴至行，等（2017，5月）·2017台湾成人骨质疏松症防治之共识及指引·取自 http://www.toa1997.org.tw/download/

（三）骨质疏松症的分类

骨质疏松症可分为两大类：①原发性骨质疏松症；②继发性骨质疏松症。原发性骨质疏松症分类如表16-2；继发性骨质疏松症则是疾病导致的

骨质流失，如：①类风湿关节炎；②男性及女性的性腺功能低下；③器官移植；④1型糖尿病；⑤甲状腺功能亢进；⑥肠胃道疾病；⑦慢性肝病；⑧慢性阻塞性肺部疾病。

表16-2 原发性骨质疏松症的分类及症状

类型	时期	机制	症状	经常骨折部位
绝经后骨质疏松症（1型骨质疏松症）	停经后15～20年间	绝经后体内雌激素量急剧减少，破骨细胞活性增强而吸收骨小梁，使骨小梁变细、断裂、数目减少、不连续，减弱骨强度	1. 绝经后骨质流失快速 2. 甲状旁腺功能降低 3. 尿液钙排出量增加	骨小梁含量较多部位： 1. 脊椎压迫性骨折 2. 腕部及髋部股骨转子间骨折
老年性骨质疏松症（2型骨质疏松症）	70岁以上女性、80岁以上男性，女性的发病率约为男性的2倍	造骨细胞功能衰退、钙质和维生素D摄取量不足、肠道吸收功能变差，导致骨合成减少，造成骨皮质变为粗松大孔、骨小梁消失，骨强度明显减低	1. 甲状旁腺功能亢进（尿液钙量正常） 2. 骨质流失，大约每年下降1%	1. 多发性脊椎楔形骨折 2. 肱骨、胫骨、髋部的股骨颈骨折

（四）骨质疏松症的危险因素

骨质疏松症是沉默的杀手，是一种普遍但不易察觉的骨骼代谢疾病，病因复杂且无法事先判断，往往是骨折后才发现患病。正常人的骨质于儿童及青少年时期不断增加，30岁时达最高峰；当骨发育完全之后，每年以1%速率逐渐递减。女性在停经后5年间，因雌激素缺乏（estrogen）而有一段骨质快速流失期。近年研究显示，最大骨峰值有助于延迟老年人骨质疏松的发生及预防因骨质疏松而跌倒的风险。若在30岁以前没有足够营养或定期运动，骨密度会逐渐下降，进而导致骨质疏松症。

许多研究发现，女性骨质疏松症患病率较男性高，其中绝经后的女性更是骨质疏松症的高风险人群。Cech（2012）指出，中老年人无论男女都处于骨质疏松的风险之中。由此可知，骨质疏松与老化过程有关，男性骨质疏松症的患病率也随着年龄增长而增加，只是女性较受重视。

导致骨质疏松的原因甚多，除了老化的因素外，还包括营养、身形瘦小、家族遗传、女性、更年期、曾经跌倒、种族（表16-3）。为了避免骨质疏松，必须了解其危险因素，并竭尽所能维持骨量及骨密度作为预防措施，以降低患病率。

表16-3 影响骨质流失速率的因素

因素	增加骨质流失	减少骨质流失	无明确成效
营养	高钠、咖啡因	钙	磷酸盐
体重	瘦小	肥胖	－
生活型态	饮酒过度、吸烟、长期制动	高冲击活动	一般活动
基因	家族病史、女性	黑人	－
性激素	早发性更年期、卵巢切除、更年期、闭经	－	－
疾病	肾上腺皮质功能亢进、甲状腺功能亢进症、甲状旁腺功能亢进症	－	－
药物治疗	糖皮质激素疗法、利尿剂、肝素、甲状腺素	激素治疗	－

资料来源：Eastell. R.（2013）. Identification and management of osteoporosis in older adults. Medicine, 41（1），47-52.

NOF（2013）建议以下人群应定期做骨密度检查：

1.65岁以上的妇女或70岁以上男性。

2.早发性更年期妇女、处于更年期过渡期的女性。

3.50岁以上曾经骨折的男性。

4.即将停经并具有临床骨折高风险因素的妇女，如体重过轻、曾经骨折、服用增加骨折风险的药物。

5.50～70岁具有骨折危险因素的男性。

6.更年期妇女以及50岁以上男性且具低冲击性骨折者。

7.患有可能导致低骨量或骨量流失的相关疾病者。

8.更年期妇女及男性50～69岁，身高减少3.8厘米以上。

9.长期接受糖皮质激素治疗者。

二、骨质疏松症的一般治疗方法

骨质疏松症又被称为"无声的疾病"，容易被忽略，但又是全球重视的健康问题，主要原因在于此疾病会影响个人的活动能力，成为家庭的负担，医疗费用也加重患者及家属的负担，所以各界都特别关注，并积极预防及治疗骨质疏松症。

防治骨质疏松症的方法包括非药物及药物治疗。非药物治疗需配合运动、饮食、生活型态以及预防跌倒，缺少任何一项都有可能导致骨折；药物治疗包括：①抗骨质流失药物，如双磷酸盐、雌激素受体调节剂、性激素类、RANKL (receptor activator of nuclear factor kappa-B ligand)单株抗体、抑钙素等；②促进骨生成的药物，如甲状腺素及活性片段等；③混合作用型药物，如锶盐。使用上述药物时，需注意患者有无药物不良反应，尤其老年人，更须谨慎用药。

患者必须遵从医师嘱咐，持续服药，改善生活方式，均衡营养并摄取足够的钙及维生素D，戒烟、戒酒并配合适当的抗阻运动，才能有效避免骨折的发生，达到真正防治骨质疏松症的效果。

第二节　健康骨骼饮食策略

骨骼是活组织，需要营养才能维护、保持其健康。骨骼所需养分大多无法由人体自行制造，必须经由食物摄取获得。钙质为构成骨骼的主要矿物质，想要拥有良好的骨密度，必须摄取足够的钙质，但是强化骨骼不能光靠钙质，尚需依赖维生素（如维生素D可促进小肠吸收钙质）及其他矿物质的帮助。

⭐ 钙质

NOF建议，50～70岁男性每天应摄取1000mg的钙质，51岁以上女性及71岁以上男性应每天摄取1200mg的钙质。中国营养学会推荐，51岁以上成人每天的钙质摄取量应为1000mg。钙质的食物来源有乳制品、奶酪、海鲜（沙丁鱼、鲑鱼）、深绿色蔬菜、豆制品等。

⭐ 维生素D

维生素D在强化钙质的吸收、促进骨骼健康、增强肌肉适能和平衡能力以及预防跌倒方面扮演着重要的角色。NOF建议50岁以上成人每天应摄取800～1000IU的维生素D，71岁以上老年人应摄取800IU的维生素D。DRIs建议，51岁以上成人每天应摄取400IU的维生素D。同时，维生素D也可通过晒太阳获得。

总之，目前没有一种食物可单独提供身体所需的一切养分，需通过摄取不同食物获得各种维生素、矿物质、蛋白质，以保持最佳营养及身体健康。饮食多样且均衡、多吃蔬果及谷类、减少脂肪与胆固醇摄取、少喝酒及咖啡因饮料、多喝牛奶、多晒太阳，才能保持健康的骨骼，远离骨质疏松症。

第三节 运动与骨质疏松症的预防

经常运动者其骨骼功能较佳，发生骨骼疾病的比例较少，骨折的情况也较少。目前临床上多以药物治疗骨质疏松症，但长期使用药物会产生不良反应。若要避免造成身体上的损害，适当的身体活动介入被公认是增加骨质及避免骨质流失的最有效策略。运动治疗常被用来提升老年人日常活动功能、延缓慢性病及强健身体机能，其中抗阻训练对改善停经妇女的腰椎骨密度有效果。

一、运动训练原则

为了提高骨密度，训练课程设计除了必须考虑骨质疏松症患者健康状况、体适能程度及运动需求的个体差异外，也须充分了解并应用以下运动训练原则。

1.**超负荷原则**　是指身体承受比以前高的负荷或总训练量的刺激，就会逐渐适应而产生运动效果。因此，骨质疏松症患者的运动强度要比日常生活所需的身体活动强度要稍高。

2.**特殊性原则**　运动训练会因特定运动方式及针对特定身体部位训练而有特殊的效果，所以对支撑及承受负荷的骨骼部位作训练，更能增进该部位的骨密度。

3.**渐进原则**　为了让骨质疏松症患者可以持续地进行超负荷训练，在调整或增加运动量时，必须遵守运动刺激逐步渐进的原则，才不会导致对骨骼肌肉的伤害及肌肉的过度酸痛。

4.**效果降低**（diminishing returns）　骨骼刚开始接受运动负荷时反应明显，之后反应将逐渐趋于缓和。

5.**起始原则**　运动前骨密度较低者，运动介入后骨密度增加幅度比运动前骨密度较高者更明显；相对而言，若运动前骨密度较高者，运动后骨质增加的效果较不明显。

6.**可逆性原则**（reversibility）　即运动后的骨质获益会因运动终止而降低。

二、提高骨峰值的运动处方

身体活动是影响骨骼生长的重要因素，从出生到青少年时期结束，骨骼不断成长，在成年早期达到最大的强度和骨峰值。Cech（2012）指出，经常运动的儿童成年后的骨量比少运动的儿童多，此阶段提高峰值骨量，未来将有较佳的骨密度，并降低骨质疏松的风险。因此，各年龄段需配合不同的身体活动和机制，以提高各阶段骨量生长。

为增进骨骼健康，青少年应每日进行60分钟负重（weight bearing）运动、40分钟中度到剧烈的身体活动量，以建立髋关节力量和骨骼结构，其中包括每周3次，共15分钟的跳跃性活动。ACSM建议儿童及青少年每周运动3~4天，运动强度以中高强度为主（表16-4）；并鼓励进行高冲击运动，例如：跳跃、踢足球等。

运动对骨质的益处需要日积月累，故应注重儿童的发育，趁早培养其运动习惯，积累身体"骨本"，以免年老时罹患骨质疏松症。

表16-4　儿童及青少年的运动处方

项目	处方内容
运动频率	每周3~4天（最好每天都能运动）
运动强度	以使骨骼承受较高负荷的强度为佳： 1. 中等强度：显著增加呼吸、排汗和心率的体力活动 2. 较高强度：大量增加呼吸、排汗和心率的体力活动
运动时间	中等强度运动30分钟、较高强度30分钟，每天运动时间累计60分钟
运动项目	散步、玩游戏、跳舞、跑步、竞技运动，及强化肌肉和骨骼的活动
注意事项	1. 儿童与青少年应在指导和监督下参与抗阻训练活动，以保证安全 2. 每个动作应该重复8~15次，达到中度疲劳 3. 只有在儿童可维持良好力学形态地完成预定重复次数时，才可以增加阻力或负荷

资料来源：Thompson, W. R., Gordon, N. F., & Pescatello, L. S.（2009）. ACSM's Guidelines for Testing and Prescription（8th ed.）. Baltimore, MD: Lippincott Williams & Wilkins.

三、老年人推迟骨质流失的运动处方

成年期维持每周3次，每次持续30~60分钟的中到高强度负重耐力活动、抗阻训练和跳跃性活动可以保持骨骼健康。老年期骨质流失是无法避免的，但规律运动可增加柔韧度、协调性、平衡感，有助于减低骨质流失、减少骨密度的降低。NOF建议50岁以上中老年人应以负重训练及肌力训练为主，增加肌力、姿势稳定度、平衡能力，并可有效预防跌倒。谢闵繶等（2012）指出，即使有运动介入，老年妇女也只能小幅增加和维持骨密度，防止骨质流失才是重点，其中负载体重的身体活动对老年妇女维持健康的骨骼最为重要。

老年人有氧机能及肌肉骨骼系统的退化明显，所以增进其有氧功能及肌肉骨骼强度的运动或活动最受欢迎。老年人骨骼肌肉训练课程应以约10分钟极轻度的有氧活动和伸展运动作为热身后进行肌力训练和有氧训练，最后再以舒缓的有氧活动和伸展运动结束。而较虚弱或是身体功能较差的老年人建议以全身性振动训练来减缓骨质流失的速度。老年人运动处方请参考本书第二部分。

四、骨质疏松症建议运动处方

适当的身体活动或运动处方可有效缓解上述骨质疏松症患者所面临的问题。然而患者在参与运动或身体活动时，须注意某些动作会对脊柱施加压力，造成伤害，因此在运动或身体活动，要保持身体正确姿势与动作。以下为几点注意事项。

1.**向前弯腰**　在运动中，避免做向前弯腰的动作，这会增加脊椎发生压迫性骨折的风险。

2.**提举重物**　避免提举重物，特别是躯干前弯时，包括提装满衣物的洗衣篮、整袋杂物或者重量训练器材。

3.**扭腰转身**　扭腰转身的动作会对脊柱施加额外压力。高尔夫和保龄球都需要做扭腰的动作，可能会造成伤害。

4.**高冲击活动**　有些活动涉及高强度、强烈的振动，以及瞬间停止或开始的快速重心转移，这些运动会对脊柱施加压力，可能导致跌倒或受伤。

跌倒是骨质疏松性骨折最主要的原因，一些容易造成跌倒的活动也要避免，例如：健身操（trampolines）、阶梯有氧（step aerobics）、溜冰或轮滑以及在湿滑的地面上运动。一般来讲，阻力运动对骨质疏松症患者的禁忌较少，当骨质疏松症较为严重时，就要特别注意阻力运动的强度（或重量）。抗阻训练结合心肺耐力训练（例如脚踏车与走路）被认为是骨质疏松症患者最理想的运动处方，此种运动处方不仅可以提升整体适能和骨密度，还可以减少跌倒的风险（ACSM，1998）。ACSM 2007年针对骨质疏松症风险者及骨质疏松症患者提出的运动处方，以运动频率、强度、时间及项目（frequency，intensity，time，type，FITT）为架构，有助于保持骨骼健康及防止病情恶化，如表16-5。

表16-5　骨质疏松症的运动处方

处方	频率和时间	强度		运动项目
		骨质疏松症风险者	骨质疏松症患者	
负重有氧运动	3～5天/周，每次30～60分钟	根据骨骼的承受力，可采用中等以上强度（即55%～70% $\dot{V}O_2R$ 或 HRR）	尽管一些患者能耐受更大强度的运动，但根据骨骼的承受力应采用中等强度（即40%～60% $\dot{V}O_2R$ 或 HRR）	网球、上下楼梯、步行合并间断式慢跑、跳跃的活动(如排球、篮球)
抗阻训练	2～3天/周	根据骨骼的承受力，从中等（如60%～80% 1RM、8～12次重复的抗阻训练）增加到高强度（如80%～90% 1RM、5～6次重复的抗阻训练）	中等强度（即60%～80% 1RM、8～12次重复的抗阻练习）	举重
伸展运动	5～7天/周，每次10～12分钟	每个动作伸展15～20秒		全身性伸展

五、骨质疏松症患者运动注意事项

1.负重运动能改善骨质流失。肌力运动可增加肌肉量，也有助于骨质疏松患者减少骨质流失，因为肌肉较少的老人比肌肉较多的老人更容易患骨质疏松症。

2.预防骨质疏松症应以中等程度的负重运动为主，如低冲击有氧及快步走路。进行激烈运动时应衡量其优缺点，以确保安全性。

3.避免弹振式运动或长时间以单脚站立的运动，单脚站立时应限制在重复8次以下。对于严重（末期）的骨质疏松症患者，最好避免运动时单脚站立的姿势，及上半身躯干过度前弯的姿势，以防脊椎折损受伤及内脏受伤。

4.椅子运动及椅子辅助运动非常适合患有严重骨质疏松症的老年人。学者建议，单纯的静止站立比完全卧床更能减缓骨密度降低。

结语

预防胜于治疗，预防骨质疏松的最好方法为年轻时多运动以积累"骨本"。各年龄段应通过不同的运动型态来保证各阶段的骨骼健康。老年人通过规律运动或适当的身体活动可增加骨密度、促进骨骼健康、降低因老化所造成的骨质流失，也可以增进肢体活动能力，降低跌倒的风险。而抗阻训练可以刺激特定部位肌肉适能及骨骼，亦可提升骨质密度（图16-1）。

建议实施渐进式运动计划，从简单、轻松的运动开始，再逐步增加运动强度、运动时间，并注意安全。除了运动习惯外，造成骨质疏松的因素多，平时应养成良好的生活习惯，多摄取钙质及维生素D，并建立正确的预防骨质疏松症的观念，了解骨质疏松症的成因，且有规律性的运动，才能切实维护骨骼健康。

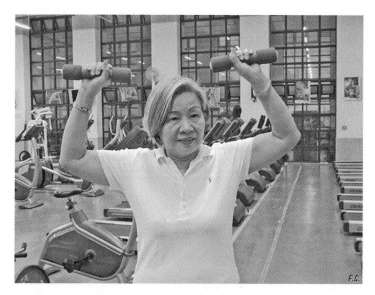

图16-1　从事抗阻训练可提升骨密度

参考文献

[1] 王秀华、李淑芳（2009）·老年人功能性体适能之运动处方·大专体育，101，
164-171。

[2] 方进隆（2014）·运动处方·台北市：华都。

[3] 李水碧、李志雄（2004）·阻力运动与骨质疏松症·中华体育季刊，18（4），
48-57。

[4] 黄兆山、方耀凡、吴至行、宋永魁、李晏荣、孙子杰…罗淑芬（2017，5月）·2017
台湾成人骨质疏松症防治之共识及指引·取自 http://www.toa1997.org.tw/
download/

[5] 杨南屏、杨荣森、周碧瑟（2008）·提早因应老龄化社会的特殊医疗保健需求：
以骨质疏松症为例·台湾卫志，27（3），181-197。

[6] 卫生福利部国民健康署（2013a，10月20日）·更年期后女性每4人有
1人骨质疏松·取自 http://www.hpa.gov.tw/Bhpnet/Web/News/News.
aspx?No=201310200001

[7] 卫生福利部国民健康署（2013b，7月）·骨质疏松症临床治疗指引手册·台北市：
中华民国骨质疏松协会。

[8] 卫生福利部国民健康署（2011）·骨质疏松临床照护指引·台北市：卫生福利部

国民健康署。

[9] 谢闵聰、林丽娟 （2012）·身体活动与运动对于女性个不同生理阶段维持骨质健康的意义·中华体育季刊，26（1），19−30。

[10] American College of Sports Medicine （2004）. American college of sport medicine position on physical activity and bone health. Medicine and Science in Sport and Exercise, 36, 1985−1996.

[11] American College of Sports Medicine （1998）. American College of Sport Medicine Position Stand：exercise and physical activity for older adults. Medicine and Science in Sport and Exercise, 30, 992−1008.

[12] American Physical Therapy Association. （2003）. Guide to physical therapist practice （2nd ed.）. Alexandria, VA：Author.

[13] Cech, D. （2012）. Prevention of osteoporosis：From infancy through older adulthood. Hong Kong Physiotherapy Journal, 30, 6−12.

[14] Dontas, I. A., & Yiannakopoulos, C. K. （2007）. Risk factors and prevention of osteoporosis related fractures. Journal Musculoskelet and Neuronal Interact, 7 （3）, 268−272.

[15] Eastell. R. （2013）. Identification and management of osteoporosis in older adults. Medicine, 41 （1）, 47−52.

[16] Fletcher, J. A. （2013）. Canadian academy of sport and exercise medicine position statement：Osteoporosis and exercise. Clinical Sport Medicine, 23 （5）, 333−338.

[17] Fraher. D. L. （2008）. Physiology of exercise and healthy aging：Bone health and osteoporosis. Champaign, IL：Human Kinetics.

[18] Goldberg, A. P., & Hagberg, J. M. （1990）. Physical exercise in the elderly. In E. Schneider & J. W. Rowe （Eds.）, Handbook of the biology of aging （3rd ed., pp. 407−423）. San Diego：Academic Press.

[19] International Osteoporosis Foundation （2013）. World osteoporosis day 2013：Postmenopausal women & their bone health. Retrieved from http：//www.iofbonehealth.org/world−osteoporosis−day

[20] Janz, K. F., Letuchy, E. M., Gilmor, J. M., Burns, T. L., Torner, J. C., Willing, M. C., & Levy, S. M. （2010）. Early physical activity provides sustained bone health benefits later in childhood. Medical Science Sports Exercise, 42 （6）, 1072−1078.

[21] Korkia. P. （2002）. Osteoporosis：Process, prevention and treatment. Journal of Bodywork and Movement Therapies, 6 （3）, 156−169.

[22] Marcus, R. （2013）. Osteoporosis ine adults. In Nurtrition in the

prevention and treatment of disease （3rd ed., pp. 859－873）. San Diego, CA：Academic Press.

[23] National Osteoporosis Foundation （2013）. Clinician's Guide to Prevention and Treatment of Osteoporosis. Washington, DC：National Osteoporosis Foundation.

[24] Nelson M. E., Rejeski W. J., Blair S. N., Duncan, P. W., Judge, J. O., King, A. C., ...Castaneda, S. C. （2007）. Physical activity and public health in older adults：recommendation from the American College of Sports Medicine and the American Heart Association. Circulation, 116, 1094－1105.

[25] Nichols, D. L., & Essery, E. （2006）. Osteoporosis and Exercise. In ACSMs Resource Manual for Guidelines for Exercise Testing and Prescription （pp. 489－499）. Baltimore, MD：Lippincott Williams & Wilkins.

[26] Singh, J. A., Schmitz. K. H., & Petit, M. A. （2009）. Effect of resistance exercise on bone mineral density in premenopausal women. Original Article, 76, 273－280.

[27] Thompson, W. R., Gordon, N. F., & Pescatello, L. S. （2009）. ACSM's Guidelines for Testing and Prescription （8th ed.）. Baltimore, MD：Lippincott Williams & Wilkins.

[28] Van Norman, K. A. （1995）. Exercise programming for older adults. Champaign, IL：Human Kinetics.

第十七章

老年抑郁症患者的运动处方

　　随着科技发展与医疗水平的进步，老龄化趋势已在发展中国家出现。我国老化趋势虽较加拿大、欧洲各国及日本等低，但较美国、新西兰、澳洲及其他亚洲国家偏高。由此可知，全世界人口老龄化速度加快，老年人的身心健康与保健问题显得格外重要。

　　老龄化导致老年人身体功能逐渐下降，易罹患各种慢性疾病，加上失能或是缺乏伴侣、家庭角色改变等，容易造成情绪适应不良，从而产生心理疾病，最后导致抑郁症。譬如，失眠对个人身心健康造成不良影响，抑郁是其中一个显著的症状。

　　一般来讲，抑郁症通常使用药物治疗，然而长期服用药物会产生不良反应，因此应优先考虑非药物治疗。近年来身心合一的课程广受瞩目，除了运动训练外，也强调心理层面对抑郁症的效能。2005年Forge提出心身合一运动课程（mind-body exercise），能有效减轻老年抑郁症状，其特点是动作缓慢、低至中等强度，注重强力呼吸，且具有较高的心理效能控制，是一种强调身心平衡的运动课程。

　　有鉴于此，本文将探讨老年抑郁症的成因，介绍身心合一的运动课程对老年抑郁症成效的相关研究，强调适当的运动介入与心理效能的影响，最后提出适合老年人的运动指导方针，希望能改善老年人的抑郁症状，促进老年人的身心健康与生活质量。

感觉闷闷不乐吗？可能是抑郁症正在悄悄找上你！

第一节 老年抑郁症的概况及一般治疗方法

一、老年抑郁症的概况

全球约有3亿人患有抑郁症，中老年抑郁症发病率更高。但他们被治愈的几率往往很低，因为他们不懂表达，不敢和子女说。

《中国国民心理健康发展报告(2017~2018)》指出，针对我国老年人的调查发现，这一群体的心理健康问题不容乐观，使用心理卫生自评量表(SCL-90)的调查结果显示，心理健康正常者占11.9%，低分者(临界组)占79.6%，高分者(心理疾病组)占8.5%，我国老年人的心理健康状况并不理想。在众多的问题中以抑郁和焦虑最为突出。空巢老人群体更是面临更大的心理健康风险。

就抑郁而言，大量的研究结果发现老年人抑郁检出率在15%以上，一些调查发现城市老年人的抑郁症状检出率高达39.86%。

（一）老年抑郁症的病因

抑郁症是一种身体与情绪失调的病症，不仅影响个人生活作息（如日常饮食、睡眠及使人情绪上感到沮丧、忧郁、悲伤），严重者可能会有自杀的倾向；且患者不会自愈，若缺乏适当的治疗方式，可能持续几个星期，甚至几年的时间。跟其他年龄段的抑郁症一样，老年抑郁症确切的发病机制目前也不是很清楚。林蓝萍（2007）归纳出罹患老年抑郁症的四大因素。

1.生物因素 家族病史、中枢神经老化等。

2.生理因素　特定的疾病、慢性健康问题等。

3.心理因素　失落、哀伤等。

4.社会因素　低社会经济地位、人际关系退缩等。

以上因素互相影响，在抑郁症中扮演着一定的角色。许多流行病学研究显示，抑郁症与脑中5-羟色胺（serotonin）系统的神经传导有关，与去甲肾上腺素（norepinephrine）以及多巴胺（dopamine）系统也有关系。

（二）老年抑郁症的诊断

老年抑郁症的诊断标准（criteria）与成人抑郁症基本相同，只是老年人通常倾向关注身体疾病状况而忽略或不懂得描述情绪问题，造成老年抑郁症的诊断困难。以重度抑郁症为例，都是以9项主要的抑郁症状中符合5项，且时间持续超过2周，作为诊断的标准。此9项主要的症状如下：

1.睡眠障碍。

2.注意力不集中。

3.容易疲劳。

4.情绪低落、悲伤或失意。

5.对事物失去兴趣。

6.自觉无价值、自责或有罪恶感。

7.食欲或体重改变。

8.死亡或自杀念头，或尝试自杀。

（三）评估老年抑郁症的注意事项

身体疾病是老年抑郁症的重要危险因素，两者有密切的关系。Montano（1999）指出，大约有50%慢性疼痛患者或40%以上的帕金森病患者会同时患有抑郁症。而身体疾病症状容易掩盖老年抑郁症的诊断，老年人常认为疼痛或抑郁症状是身体疾病引起的，如抑郁所造成的说话与动作迟缓的症状（psychomotor retardation），常会让老年人误以为是不典型的帕金森病；疲劳、疲倦常会被归因于肝脏疾病或是其他疾病所致；食欲不佳则常被认为是牙齿退化或肠胃不适所致；焦虑造成的心悸常被认为是心脏有问题。且老年人通常较关注身体状况而忽略情绪，加上他们较不擅长表达心理与情绪的状态，就算擅于描述自己的情绪，也可能会否认自己抑郁的情绪、拒绝承认自己的精神心理问题，也不愿到精神科就医及服用抗精神病药物，因此让老年抑郁症的诊断变得非常困难，必须由老年精神科医师、心理医生或心理咨询师协助了解究竟其症状是身体疾病还是由抑郁症所造成。即便如此，家人也可通过观察老年人的某些客观行为，譬如平时常有哭泣、哀声叹气、明显疲劳、食欲不振等异常行为，及早发现老年抑郁症。

颜敏玲（2008）通过简易智能评估（MMSE）探讨养老机构老人身体活动与认知功能的相关性，结果显示，年龄越大，老年痴呆症与抑郁症状越相关，女性的相关性更高；另外，身体症状数量与抑郁症状数量的相关性比其他变量更显著。由此可见，老年抑郁症与老年痴呆症具有高度相关性，是一种认知障碍状态，且身体症状与抑郁症密切相关，因此有多种身体症状的老年人，尤其女性，特别需详细评估其抑郁症倾向。

二、老年抑郁症的一般治疗方法

老年抑郁症是一种疾病，脑神经通过神经传导物质调控人的身心机制，如情绪、记忆及动作协调。研究指出，造成抑郁的主因可能是老化造成这些神经传导物质分泌失调，如脑中5-羟色胺释放不足，多巴胺或去甲肾上腺素浓度太低。目前抑郁症的临床治疗方法主要有下列三种，医师依抑郁程度而采用最适当的疗法。

1.*药物治疗* 通常轻度至中度抑郁可采用心理治疗；重度抑郁则必须采用药物治疗，通过调节神经传导物质在突触间的浓度，平衡后症状得以缓解。然而，药物治疗通常也会伴随着许多不良反应，如心血管相关症状、神经相关症状、抗副交感神经相关症状及性相关症状等问题。

2.**心理治疗**（psychotherapy）　心理治疗包括认知行为治疗、人际关系治疗、精神动力心理治疗等，皆对老年抑郁症患者有相当不错的疗效。心理治疗的重点在于处理老人失落、哀伤反应，对健康与体力丧失、孤独、空虚感的调适，以及对死亡的恐惧等。老人处在严重抑郁状态时，其专注能力、思考能力及表达能力会受到显著影响，建议先接受药物治疗产生一定疗效后，再考虑是否采用心理治疗。

3.**电抽搐疗法**（Electroconvulsive therapy，ECT）　又称电休克疗法，主要是在使用麻醉和肌肉松弛剂的前提下，通过电击脑部诱发痉挛。通常在重度抑郁症患者采用药物治疗与心理治疗都无效的状况下，精神科才会考虑使用此疗法。

第二节　运动训练对老年抑郁症的效果

一、理论基础

许多流行病学研究发现，有规律运动或是身体活动量高的老年人发生抑郁症状的可能性较小，规律运动可以预防慢性疾病，如心血管疾病、糖尿病的发生率，以及促进心理健康，包括对抗生活中的压力、提升积极的情绪、减轻抑郁症状，同时能有效增强肌力，提高生活质量与睡眠质量。

运动对改善老年抑郁症的机制到底是什么？简述如下。

1.**神经传导理论**　从生理学角度看，运动会增加体内5-羟色胺（serotoin）及脑内啡肽（endorphins）的分泌，具有镇静作用与止痛效果，能放松肌肉、舒缓紧张压力及减少抑郁情绪，为一种安全又简单的疗法。

2.**光照作用**（light exposure）**理论**　在户外运动接受阳光照射可以改善情绪而减轻抑郁症状。可见运动也是抑郁症患者有力的保护因素，应作为一种改善老年抑郁症的非药物疗法优先考虑。

二、相关研究

在早期著名的一项长期调查研究中，Camacho等（1991）针对老年人的身体活动和抑郁进行了18年追踪调查，发现不运动者罹患抑郁症的风险是经常运动者的1.6倍；但即使经常运动者的抑郁倾向较低，运动对于预防抑郁症发生的效果在此研究中也未得到证实，因为这是一个相关性研究，不是准实验介入研究。此后有不少准实验的运动介入研究，探讨运动训练对老年抑郁的影响与效果。

★ 运动、不运动与抑郁症

Mather等（2002）将具有抑郁表现的中老年人分为运动组和控制组，在运动介入10周后，发现老年抑郁量表得分皆降低，但运动组相较于控制组，其抑郁症状改善明显。

Singh等（2005）发现，抗阻训练10周以后，60岁以上具有轻度或重度抑郁症状的小区老人，与控制组进行比较，其抑郁程度明显改善。

★ 有氧运动、阻力运动与抑郁症

Penninx等（2002）对60岁以上患有退化性膝关节炎的老年人进行有氧运动和抗阻运动训练，发现有运动介入的老年人的抑郁改善情况较控制组佳，身体功能与疼痛情况也相同。

★ 身体活动量高低与抑郁症

Strawbridge等（2002）调查身体活动与一般及失能老人抑郁症的关系，以了解研究对象身体活动的频率、型态等相关情况。该研究依身体活动量分为低、中、高三个等级，再根据精神疾病诊断标准手册作为抑郁症的诊断依据。研究发现，低或中等身体活动量者的抑郁症患病率高于活动量高者，且失能老人的抑郁症患病率比一般老人高出4倍；同时也发现持续的较高身体活动量，对于一般老人和失能老人的抑郁症患病率与发病率，皆有5年以上的保护作用。

★ 睡眠与抑郁倾向

吴佳仪（2002）以台北市大安区100名小区老人为研究对象，发现身体活动量大的老年人群睡眠质量显著较好。在多元回归模型中，性别、自觉健康状态、抑郁、身体活动量四个自变量可解释睡眠质量变异的30%，单独"抑郁"一个变量即可解释28.5%变异量，表明抑郁倾向与睡眠质量密切相关。

★ 性别与抑郁症

施春华等（2005）探讨小区老人抑郁症情况发现，老年期面对身体、心理、社会角色等各种不可逆的改变时，经常被认为是人生开始走下坡路，此研究也指出慢性病、抑郁症对老年人的健康构成挑战，其中抑郁对妇女的精神卫生影响最大，女性、低学历、低家庭收入、有身体疾病、缺少小区活动参与者的抑郁症状较明显。

★ 运动、生活功能、生活质量、自我效能与抑郁症

陈慈安（2006）探讨8周运动训练介入对50名65岁以上老年人的抑郁症状、生活功能、生活质量及自我效能的效果，并以运动自觉量表12~14分作为强度的监测。观测指标包括抑郁症状（老年抑郁量表）、认知功能（MMSE）、生活功能[包括活动限制量表及30秒起站测试、2.44米坐起绕物、6分钟走路测试三项实际测量项目]、生活质量（SF-36）与运动自我效能。结果显示，经过8周的运动训练介入，老年人的生理功能表现确实有明显的进步，且抑郁情况的改变与生活功能的限制的改变显著相关；但是情绪、认知、生活质量及运动自我效能在组间的改变无显著差异。

第三节　身心合一课程对老年抑郁症的作用

近年来身心合一课程备受关注，除了运动训练外，也强调心理层面对睡眠质量与抑郁症的效能，例如：太极气功、瑜伽训练及有氧运动等。相关的实证研究如下。

⭐ 太极气功

蔡裕豪（2006）对18名抑郁患者进行研究，18名患者分为运动组9名（年龄为56.78±12.37岁）、控制组9名（年龄为47.11±11.52岁），运动组进行持续12周，共36节，每节60分钟的太极气功十八式第一、二套功法的气功训练，控制组则不进行任何的运动，并进行比较。结果发现，气功训练具有改善睡眠质量、减轻抑郁与焦虑程度等积极的作用，同时对血液组成具有正面调节效果。

⭐ 瑜伽训练

Chen等（2009）在南台湾8个老年活动中心将128名60岁以上（年龄为69.20±6.23岁）的小区老人随机分为实验组（62人）和对照组（66人），实验组进行每周3次，每次70分钟瑜伽训练。3个月后研究发现实验组的老人在睡眠质量、抑郁症状和自觉健康状况均有所改善，并且效果持续6个月。

Chen等（2010）更进一步将69名刚迁入至长期照护机构的衰弱老人随机分为瑜伽组（38人）和控制组（31人）。实验组进行每周3次，每次70分钟瑜伽课程，为期24周，并在第12周与第24周做睡眠质量（Pittsburgh Sleep Quality Index）与抑郁状态（Taiwanese Depression Questionnaire）评估。研究发现，6个月后瑜伽组老人的抑郁状态与白天神经官能障碍明显减轻，睡眠障碍、夜间醒来次数明显改善。

以上两项研究强调心身互动（a mind-body interaction）的非药物治

疗应该更进一步用于实践，以改善老年人的心理健康状态。

✖ 有氧运动

Chu等（2009）的研究也强调身心合一的运动课程，该研究比较三组不同强度的运动课程（高强度有氧运动、中强度有氧运动、低强度瑜伽伸展运动，每组18人）对患有低、中度抑郁症妇女抑郁状况的影响，发现5周后三组妇女的抑郁程度减轻，并且效果持续10周。10周后，高强度有氧运动的效果更胜于中强度有氧运动、低强度瑜伽伸展运动。该研究同时也指出运动课程介入后，参与者的运动自我效能（exercise self-efficacy）与抑郁症处理自我效能（depression copying self-efficacy）皆显著增加，且运动自我效能与抑郁症的变化呈负相关，提示这两种自我效能可能为运动减轻抑郁症状的心理机制之一。一般而言，运动自我效能是个人对自我运动能力的主观自信心，多项研究支持运动自我效能为规律运动的重要预测变量，是调节睡眠障碍的机制之一。此研究有力证实了运动训练与自我效能这种身心合一的方式是改善抑郁状态的机制之一。

第四节　改善老年抑郁症的运动处方

ACSM针对65岁以上老人或50～64岁有慢性疾病者、功能限制者提出和一般成人不同的运动指导处方建议，建议进行有氧运动、肌耐力训练、柔韧度与平衡训练；运动处方还包括运动频率、强度、种类、时间与渐进式负荷；同时强调应注意老年人运动的安全性与个人兴趣。

若老年人因经济或其他因素而无法出外参加有组织的身心合一运动课程时，也可采纳以下运动处方：

1.**运动形式**　尽量采用大肌肉、重复性的有氧运动方式，以强化心肺功能与肌肉耐力为主，如健步走、伸展操、肌力操等。

2.**运动频率**　尽量采取规律运动，即一周内至少要做3～5天的运动，最好是天天外出运动。

3.运动强度与时间　采取最大心率的40%～60%的轻度或中等强度运动，运动时间30～60分钟，以不过分疲劳为宜。若老年人的体力不能支撑持续运动30～60分钟，也可以分段进行，每段至少5～10分钟，一天累积运动时间能达到30～60分钟。体适能较佳的老年人若想采用高强度运动（较费力的运动），建议每周至少3次，每次至少达20分钟。

4.提升运动自我效能　老年人常因多种原因而中断规律运动，包括缺乏动力、害怕受伤、缺乏社会支持、气候因素等，因此家人与医师的鼓励有助于其养成规律运动习惯。规律运动能培养较高的运动自我效能，运动自我效能通常是参与运动与规律运动的重要预测变量，因为两者通常互为因果关系。因此，平时多鼓励家中老人多外出运动，增进体能进而强化运动自我效能，假以时日应具有改善情绪、睡眠质量及减轻抑郁症状的功效。

运动可以改善老年抑郁症状，促进其健康及生活质量。

结语

我国已迈入老龄化社会，随着人口老龄化的发展，老年人的心理健康与医疗问题逐渐受到重视。老年人常见的抑郁症状涉及许多层面，例如：生理方面（罹患慢性疾病或是脑中5-羟色胺、去甲肾上腺素以及多巴胺分泌不足）、心理方面（常常感到沮丧、抑郁）、社会方面（家庭及社会地位降低、丧偶、离婚）等。这些因素彼此相互影响，在抑郁症中扮演一定的角色。

从身体活动的相关研究发现，规律运动或较高的身体活动量，以及身心合一的运动课程，具有增进老年人运动自我效能、舒缓情绪，预防并消除抑郁的效果。建议针对身体活动的形式、频率、强度、时间及心理效能开立运动处方，提供有效的运动方法，通过运动提高老年人的身体活动量，改善其睡眠问题与抑郁症状。老年人除了身体上接受正确的运动指导外，心理上的运动效能指导也应受到重视，这样才能使其保持更好的日常生活能力及身心健康，并提升独立性与生活质量。

别让抑郁使你的下半生黯淡无光，运动可以帮助你挥别抑郁！

参考文献

[1] 内政部统计处（2018）·最新统计指标·取自 http://www.moi.gov.tw/stat/chart.aspx

[2] 朱哲生、叶庆辉（2010）·老人抑郁症·家庭医学与基层治疗，25（6），226–233。

[3] 吴佳仪（2002）·小区老人睡眠质量与身体活动、忧郁之相关性探讨（未发表的硕士论文）·台北市：国立台湾大学护理学。

[4] 李淑芳、刘淑燕（2013）·老年人功能性体适能·台北市：华都。

[5] 李碧霞（2001）·中年人运动阶段、身体活动及其相关因素之研究－以台北市中山区居民为例（未发表的博士论文）·台北市：台湾师范大学卫生教育研究所。

[6] 李薇萱、罗于韵、杜俊毅（2009）·老年人的运动处方·基层医学，24（1），8–13。

[7] 余文章、洪伟钦（2009）·运动与抑郁症之探讨·嘉大体育健康休闲期刊，8（1），228–234。

[8] 林怡君、余竖文、张哲宏（2004）·新店地区机构与非机构老人忧郁情形与相关因素之调查·台湾家医志，14，81–93。

[9] 林蓝萍（2007）·老人忧郁情形：流行病学与防治策略初探·台湾老人保健学刊，3（1），53–64。

[10] 庄凯迪、蔡佳芬（2008）·老年抑郁症·台湾老年医学暨老年学杂志，3（2），182–190。

[11] 沈奕良、庄国上、陈祈维（2008）·有氧训练对更年期妇女生理症状及睡眠质量之影响·真理大学运动知识学报，5，38–46。

[12] 施春华、侯淑英、杨明仁、张丽珍、张自强、黄俊仁（2005）·小区老人抑郁症状的流行病学及活动参与与介入之成效·实证护理，1（1），29–34。

[13] 张宏亮（2005）·运动能提升睡眠质量的原因·健康世界，234，94–98。

[14] 张春兴（2002）·张氏心理学辞典 台北市：东华。

[15] 曹德弘、吴惠莹（2009）·身体活动与抑郁症 大专体育，103，147–153。

[16] 曾家君、刘淑燕（2012）·老年人身体活动与睡眠质量、抑郁症之相关探讨 中华体育季刊，26（1），57–64。

[17] 刘惠瑚、陈玉敏、李月萍（2005）·老人睡眠问题之探讨·长庚护理，16（4），

408-412。

[18] 蔡裕豪（2006）・气功运动介入对抑郁症患者生理心理健康相关因素之研究（未发表的硕士论文）・屏东市：屏东教育大学。

[19] 颜敏玲、陈玉敏（2008）・赡养机构老人身体活动及其相关因素・证实护理，4（2），89-98。

[20] Baldwin, R., Chiu, E., Katona, C., & Graham, N. (2002). Guidelines on depression in older people: Practicing the evidence. London: Martin Dunitz.

[21] Camacho, T. C., Roberts, R. E., Lazarus, N. B., Kaplan, G. A., & Cohen, R. D. (1991). Physical activity and depression: Evidence from the Alameda Country study. American Journal of Epidemiology, 134 (2), 220-231.

[22] Chen, K. M., Chen, M. H., Chao, H. C., Hung, H. M., Lin, H. S., & Li, C. H. (2009). Sleep quality, depression state, and health status of older adults after silver yoga exercises: cluster randomized trial. International Journal of Nursing Study, 46 (2), 154-63.

[23] Chen, K. M., Chen, M. H., Lin, M. H., Fan, J. T., Lin, H. S., & Li, C. H. (2010). Effects of yoga on sleep quality and depression in elders in assisted living facilities. Journal of Nursing Research, 18 (1), 53-61.

[24] Chu, I. H., Buckworth, J., Kirby, T. E., & Emery, C. F. (2009). Effect of exercise intensity on depressive symptoms in women. Mental Health and Physical Activity, 2 (1), 37-43.

[25] Driver, H. S., & Taylor, S. R. (2002). Exercise and sleep. Sleep Medicine Reviews, 4 (4), 387-402.

[26] Forge, R. L. (2005). Mind-body exercise training. In C. J. Jones & D. J. Rose (Eds.), Physical activity instruction of older adults (pp. 232-245). Champaign, IL: Human Kinetics.

[27] Fulukawa, Y., Makasjoma, C., Tsuboi, S., Kozakai, R., Doyo, W., Niino, N.,... Shimokata, H. (2004). Age differences in the effect of physical activity on depressive symptoms. Psychology and Aging, 19 (2), 346-351.

[28] Haskell, M. L., Lee, I. M., Pate, R. R., Powell, K. L., Blair, S. N., Franklin, B. A., ...Bauman, A. (2007). American College of Sports Medicine, 116 (9), 1081-1093.

[29] Mather, A. S., Rodriguez, C., Guthrie, M. F., McHarg, A. M.,

Reid, I. C., & McMurdo, M. E. (2002) .Effects of exercise on depressive symptoms in older adults with poorly responsive depressive disorder randomised controlled trial. The British Journal of Psychiatry, 180, 411–415.

[30] Montano, C. B. (1999) . Primary care issues related to the treatment of depression in elderly patients. Journal of Clinical Psychiatry, 60 (20) , 45–51.

[31] Penninx, B. W., Rejeski, W. J., Pandya, J., Miller, M. E., Di Bari, M., Applegate, W.B., & Pahor, M. (2002) . Exercise and Depressive Symptoms A Comparison of Aerobic and Resistance Exercise Effects on Emotional and Physical Function in Older Persons With High and Low Depressive Symptomatology. Journal of Gerontology Series B: Psychology Science and Social Science, 57 (2) , 124–132.

[32] Singh, N. A., Stavrinos, T. M., Scarbek, Y., Galambos, G., Liber, C., & Singh, M. A. F. (2005) . A randomized controlled trial of high versus low intensity weight training versus general practitioner care for clinical depression in older adults. Journal of Gerontology Series A: Biological Science and Medical Science, 60 (6) , 768–776.

[33] Strawbridge, W. J., Delege, S., Robert, R. E., & Kaplan, G. A. (2002) . Physical activity reduces the risk of subsequent depression for older adults. American Journal of Epidemiology, 156 (4) , 328–334.

第十八章

精神分裂症患者的
运动处方

　　精神分裂症（schizophrenia）是一种有着多向度心理障碍的严重精神疾病，是退化性而且预后不佳的慢性病；主要症状包括：思考、知觉、情感等多方面的障碍，其精神活动与现实明显脱节，且呈现人格崩溃的状态，而其中40%～60%的患者明显社会功能不良或退化。

　　精神分裂症发病年龄多在15～45岁间，男女比率相当，大约为1∶1。根据统计，大约有95%的精神分裂症患者即使在药物治疗控制与社区照护下其认知功能也逐渐受损、退化，只有18%的患者可获得症状的缓解。精神分裂症患者死亡率高于常人，患者从发病开始到死亡都受到疾病的干扰，陷入无穷的痛苦情绪之中，造成生活质量下降，终生需要医疗和社会服务的协助与照顾，给家庭和社会带来沉重的负担。

　　患者常因治疗用药的不良反应、不良健康生活型态，包括坐式生活型态（低运动率或缺乏运动／身体活动）、吸烟量增加及营养较差，而容易出现体重增加、罹患肥胖相关疾病。适当的运动已被证实可以安全有效地减轻精神分裂症患者的病症，进而增进其健康相关生活质量。临床研究显示，贯彻体适能观念的运动处方，可改善精神分裂症患者的病症、抑郁忧虑等情绪、增进体适能及身体功能，同时减缓随着年龄增长所致的认知退化。近年来国外精神科的康复护理也逐渐应用运动治疗策略，但国内大多数康复医疗机构只注重稳定病情、病理症状，而忽略病症伴随而来的不健康生活型态、肥胖及其他重大慢性疾病所造成的死亡问题，也鲜少探讨如何改善患者的健康生活质量及心理情绪问题。

有鉴于慢性精神分裂症住院患者普遍缺乏规律的身体活动，缺乏专为其量身定做的运动处方及增进健康的建议运动方案，本章介绍精神分裂症的主要症状与一般治疗方式，进而探讨身体活动／运动对预防及治疗精神分裂症的效果，并为患者提供运动处方及注意事项。

第一节　精神分裂症的概况及一般治疗方法

一、精神分裂症的概况

依据精神疾病诊断标准手册第五版（Diagnostic and Statistic Manual of Mental Disorders，DSM-Ⅴ）的诊断标准分类，精神分裂症是一种思维障碍、幻觉、混乱或是行为表现异常的慢性严重精神疾病。一般来说，精神分裂症的治疗多注重稳定"特殊临床症状"，即阳性症状，如妄想、幻听、幻觉、语无伦次、紧张等显性行为障碍。精神分裂症患者还存在阴性症状，即情感迟滞、活力低下等异常行为表现，其中40%~60%的患者有明显的社会功能不良、职业功能缺损或退化现象。

事实上，患者除了终身与精神症状共存外，也面临着其他严重的健康问题。精神分裂症患者的饮食习惯不均衡，大多偏向脂肪类，摄取蔬菜水果等纤维类食物比一般正常人少，吸烟患者约占70%，药物使用不当患者约占52%，酒精依赖患者约占64%，加上缺乏规律的身体活动，也欠缺正确减重观念及医疗知识等，以上各种"不健康生活型态"往往导致肥胖问题，并因肥胖而罹患其他慢性疾病，如高血压、血糖过高与新陈代谢问题、2型糖尿病、冠状动脉疾病、心血管疾病及脑血管疾病等，严重影响患者生理、心理、社会各方面的健康相关生活质量；同时因体重增加而自尊心受损，进而影响服药的依从性。

因此，与一般人相比，精神分裂症患者有较高的死亡率，平均寿命缩短约12～15年，其中有超过40%是因幻听、幻觉而自杀，意外死亡。另外，肥胖也与精神分裂症患者的高死亡率有关。研究发现精神分裂症患者罹患冠状动脉疾病的比例增加，因肥胖及其并发症而造成的死亡远超过疾病本身。因此，除了关心病症之外，也应该给患者提供健康行为改变的处方及策略。

二、精神分裂症的一般治疗方式

精神分裂症的治疗包括抗精神病药物（antipsychotic）治疗、心理社会治疗（社交技巧、认知训练、个人及家庭导向治疗）及团体治疗、活动／娱乐治疗、艺术治疗等，目前仍然以药物治疗为主（黄宗正等，2011）。然而，照护者多关注临床症状的改善，而忽略患者因长期药物治疗而产生的不良反应。与传统抗精神病药物相比，非典型抗精神病药物（如氯氮平及奥氮平）容易导致血脂异常，增加罹患糖尿病概率（约9%），且较传统抗精神病药物容易导致患者食欲增加、体重增加。

以下是精神分裂症患者较常服用的药物处方及不良反应。

1.*抗精神病药物*（antipsycholtic） 如氯氮平、氟非那嗪、洛沙平、三氟拉嗪，会诱导睡眠或是使知觉变得迟钝。不良反应为镇静、恶心、呕吐、增重，最大心率比一般人慢8%～20%。

2.*抗抑郁剂*（antidepressant） 如阿米替林、氟哌啶醇，不良反应为失眠、增重及晕眩，会影响运动时的专注力、动机及对运动教学的了解。

3.*镇定剂*（antianxiety） 如劳拉西泮、阿普唑仑，副作用为困倦嗜睡、酒醉效应、退缩反应及感官失能。

4.*安眠药*（hypnotic） 可能改变精神行为症状。

5.β*受体阻滞剂*（beta blocker） 如普萘洛尔，是治疗高血压、中风、心绞痛及心脏病的用药，也同时能治疗社交恐惧症。β受体阻滞剂会减慢心率，降低神经刺激，进而减少患者的社交焦虑。无论患者以何种运动强度进行运动，都会减少其心脏需氧量，因此，运动教练须多关注有社交恐惧症者的心肺效应。

第二节　精神分裂症患者的运动效果

缺乏规律运动造成的肥胖是冠状动脉疾病的六大危险因素之一，同时也是高血压、高血脂症、中风、血管栓塞、骨关节炎、呼吸问题等疾病的危险因素。一周最少3次中等强度有氧运动，每次持续30分钟，可以降低心脏血管疾病的风险，改善心肺耐力，减少乳腺癌与直肠癌的发生，增加对2型糖尿病、骨质疏松症及抑郁症和焦虑沮丧的控制。因此，若能从运动与健康行为入手，提供精神分裂症患者运动处方与正确的运动知识，做好体重管理，势必能改善患者的体适能表现，从而降低因肥胖造成的相关疾病风险。

许多学者肯定规律运动对精神分裂症患者的积极影响及重要性。研究显示，身体活动或运动训练介入可以：改善或减轻患者精神病症状（神经保护，降低抑郁、焦虑、沮丧和压力程度）；促进生理健康（增加健康体适能、反应时间、代谢反应，改善体脂肪／体重，及增进身体活动行为）；心理健康（改善生活质量、心情与情绪，增进自我概念、睡眠质量及工作效能）等，更可缩短精神病的病程，延缓恶化。

✦ 改善或减轻精神病症状

身体活动／运动对于预防及治疗精神失常疾病是安全有效的。有氧运动、抗阻训练、增进柔韧性的伸展活动、神经肌肉运动系统（平衡、敏捷及协调）、身心运动（太极、气功及瑜伽）或综合运动训练，可增加精神病患者的免疫力及神经元可塑性，进而改善患者负性症状、认知退化与焦虑程度。

McDevitt等（2005）对重度精神分裂症患者实施12周、每周3次、每次1小时的健步走活动，结果显示患者在健步走介入后，阴性症状、情绪与社会功能上皆有改善。Faulkner等（1999）则实施10周的运动课程介入，结果显示运动课程使患者的阴性症状、沮丧、焦虑减轻，自尊心获得提升，对其社交互动能力有积极的影响。

身体活动预防及治疗精神疾病的生物机制如下：

1.运动训练后大脑容积及大脑功能增加，使认知表现变佳。

2.运动后释放脑源性神经营养因子（brain-derived neurotrophic factor，BDNF）、增加神经传导物质（如5-羟色胺），使认知功能改善，抑郁症状减轻。

3.运动通过降低促炎性细胞因子〔cytokines，为慢性脑部炎症的生物标记（bio-makers），亦是神经退化疾病（neurodegenerative disease）、情绪失调及精神失调（psychotic disorders）的危险因素〕，进而预防或治疗精神分裂症状。

⭐ 促进生理健康

运动治疗介入对精神分裂症患者的体适能及健康相关生活质量有积极的影响，包括改善"整体生理功能"、控制体重、改善睡眠质量。多数受试者认为健康状况比未参加渐进式整合性运动活动前要好，特别是心肺耐力、睡眠与消化（宿便）等问题的改善。李宜育（2006）为精神分裂症患者实施8周的体重控制方案（包含运动训练、饮食教育和行为改变策略介入），结果发现，实验组的身体组成（体重指数、体脂肪比、腰臀围）、饮食认知与行为皆有提升。

⭐ 促进心理健康

运动过程（无论何种运动型态，或是否为有氧运动）可以让精神分裂症患者获益。①自主性增强：包括自我、社交及身体；②心理健康：使心情愉悦、生活满意度提高，降低沮丧、焦虑或抑郁程度及紧张不安感，但若要有效增进心理健康，一般需要参与运动数星期或数月以上；③自我感觉：包括自我概念、自尊、自信及效能提升，同时增加对生活、学习与工作的控制力。规律运动的精神分裂症患者，在社会功能、社交能力、紧张、情感混乱、沮丧和焦虑问题、物质依赖以及情绪控制上，都比没有规律运动者更佳。由此可知运动与心理健康、正面情绪及全身健康有正向相关性。

综上所述，规律运动对改善症状及提升生心理健康的作用已被肯定，只是精神分裂症患者对营养的选择较差，加上体重过重，容易患有相关新陈代谢疾病，导致患者更难养成规律身体活动的习惯，且一般康复疗养院只注重精神症状的治疗，鲜少提供全面而完整的功能性全身健康的运动介入治疗。目前国内长期照护精神分裂症患者的医疗院所人力和经费不足，缺乏运动相关专业人士介入和专为患者量身定做的运动处方，及日常训练课程中缺少长期性、知识性和具有运动效能的运动处方等，都是导致住院患者缺乏运动的原因。虽然有些医疗院所会安排晨操活动或相关体能活动，但运动内容未能达到促进体适能（心肺适能、肌耐力、体重控制）的效能，更无法减轻患者的症状。

临床试验证实，身体活动是预防及治疗精神分裂症患者（住院或门诊）症状（如抑郁症及认知退化）的一项安全有效的措施。医护人员及运动教练应参考经实证性研究验证的运动处方及课程内容，遵循安全有效的原则，配合多元实施策略，使患者保持健康。

第三节　精神分裂症的运动处方及注意事项

一、精神分裂症的运动处方

回顾国内外文献发现，针对精神分裂症患者拟订的运动处方多为结构式、有督导的团体运动课程；除了运动强度建议低至中强度较为适合患者外，运动处方的其他要素（如运动项目、频率、长度等）大致上可以应用ACSM的运动处方及运动指导原则作为参考。从近期精神疾病运动治疗的系统性文献探讨中发现，大部分患者都在参与运动介入的同时服用抗精神病药物，较少是停止用药而单纯进行运动治疗的。Holley等（2011）指出，有效的运动介入时间为3~20周，平均时间为12.3周；每一节运动课程的时间为30~90分钟，平均时间为42.7分钟；运动介入频率为每周1~7次，平均频率为每周3.3次。一般来说，每周3次，每次45分钟，持续12周至8个月，治疗效果较明显。

居家或团体指导的运动方式对精神分裂症患者都能产生积极作用，但有运动教练带领的课程较能增加患者的运动动力（图18-1）。李淑芳等（2011）针对精神分裂症患者进行8周的体适能运动处方介入，频率为每周3次，每次60分钟，运动课程内容包含热身，运动强度维持在最大心率的60%~80%，进行30分钟有氧运动、15分钟的全身性肌力训练（也包括九大肌肉群的协调、反应及平衡训练）和15分钟的全身性伸展动作及放松运动等。结果显示，参与运动介入的患者的体适能、睡眠及消化问题都有所改善，活动力、情绪、人际关系及自信心也明显提升。

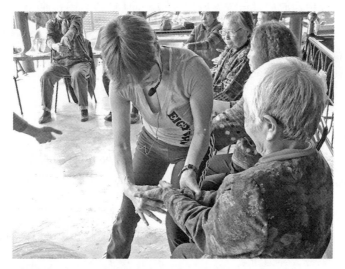

图18-1 有运动教练带领的课程较能提升患者的参与动力

在运动项目方面，精神分裂症患者与常人无异，可以尝试各种的运动／身体活动。有氧运动方面，健走、慢跑、爬山、游泳、骑脚踏车、球类运动、徒手体操、飞盘及园艺等项目皆适合；无氧运动包括人体康复体操、瑜伽康复、放松练习。而不同的身体活动类别，如跑步机及脚踏车、抗阻训练、柔韧度伸展练习、神经肌肉运动（含平衡、敏捷及协调）、身心运动治疗（包括太极、气功、瑜伽、冥想及专注减压练习）等，对于精神分裂症患者有不同的临床效果。

以下对精神分裂症运动处方的逐项加以说明。

1.增进心肺功能的有氧运动

（1）运动项目：有氧运动必须持续较长时间，是使用大肌肉的全身性运动、有节律性的运动，如散步、游泳、骑脚踏车等。

（2）运动频率：每周3～5次。

（3）运动时间：以20～40分钟为恰当。

（4）运动强度：最大心率（220－年龄）×（65%～80%）。

（5）运动流程：热身（有氧及动／静态伸展）5～10分钟；主要有氧活动20～40分钟；放松（低强度有氧及放松伸展）5～10分钟。

2.降低体脂肪的有氧运动

（1）运动项目：同上。

（2）运动频率：每周5～7次。

（3）运动时间：以40～60分钟为恰当。

（4）运动强度：最大心率（220－年龄）×（50%～70%）。

（5）运动流程：热身（有氧及动／静态伸展）5～10分钟；主要有氧活动30～50分钟；及放松（低强度有氧及放松伸展）5～10分钟。

3.肌耐力及功能性运动（增加平衡、敏捷及协调等功能性运动）

（1）运动型态：徒手重量训练（bodyweight training）、固定器械的重量训练、哑铃、弹力带。

（2）运动项目：九大肌肉群。

（3）运动强度（负荷重量与反复次数）：选择以每一组最多能持续反复12～25次的重量；每次运动1～3组为佳。

（4）运动时间：从事12～25组肌耐力动作为宜。

（5）运动频率：每周实施2～3次（有48小时以上的休息，休息不超过4天）。

4.增进柔韧度／关节活动范围的伸展运动

（1）运动型态：静态伸展操较受欢迎，伸展部位着重在主要大肌肉群。

（2）运动强度：达到紧绷的感觉。

（3）持续时间：保持静止（即伸展）状态10～30秒。

（4）反复次数：每项动作重复2～3次，中间放松休息5～10秒。

（5）运动频率：可隔天做一次，最好每天做1～2次。

二、精神分裂症患者运动的注意事项

精神分裂症患者运动量不足或不运动的原因，除了认知功能较低、负面情绪（伤心、焦虑、抑郁等）及生理心理疾病的影响外，更主要的是因为患者体适能程度低，缺乏量身打造的适当运动课程及运动教练，以及失去自我效能和希望，最终形成坐式生活型态。所以运动处方的内容必须由运动教练及精神病康复师共同拟订并实施，并通过运动的过程让患者获得社交互动、成功感及控制感。为了让患者建立规律运动的习惯，最佳策略是把身体活动／运动课程融入患者每天的日常生活、社交生活及临床的治疗过程中。

以下为设计精神分裂症患者运动课程时需要考虑的安全及有效性等因素：

1.患者长期服药容易产生倦怠、脱水、抑郁、情绪变化大，或因迟发性运动困难（tardive dyskinesia）引起步态障碍，这些因素会影响患者参与规律运动的动力及能力，因此运动教练必须专业、具备随时调整课程的能力，也必须充满耐心及关心。

2.患者不容易理解运动或动作指导、较难专注、缺乏动机，且常伴有生理心理上的障碍（如协调功能失调等），因此课程内容设计必须简单而有趣，要能激励学员、增强动力（如利用奖赏），同时让患者有充足的时间去认识医疗院所的照护者、运动教练、运动环境、体适能检测内容，多练习以熟悉测验或运动课程的内容，消除减少羞怯、不自在的感觉，这样他们才不会轻易退出。

3.由于服用药物的关系，患者最大心率比常人慢8%～20%，因此运动教练需要全程指导并多注意运动安全，根据学员的状况随时调整运动课程的内容（如以固定式脚踏车替代跑步机，以慢速取代快速）。

4.运动目标的设定必须实际而具体，可着重于建立健康行为、提升体适能，如控制或减轻体重、增进心肺功能及主要大肌肉群的肌肉力量，以帮助患者增强独立生活及工作的能力。

5.除了必须考虑精神分裂症患者的精神症状外，也要注意患者所罹患的其他慢性疾病对单次运动所造成的影响；若患者有其他慢性病，请参考下面及本书其他章节的内容。

6.对于不同的慢性疾病患者，ACSM提出了不同的运动处方。如退化性关节疾病患者的运动处方建议进行低阻力、低反复强度和固定式脚踏车、水中活动、椅子运动等活动；冠状动脉疾病患者建议在医生的指导下进行强度较强、持续的活动（如走路、脚踏车慢骑）；糖尿病患者则须监督病征和卡路里，进行低阻力、高反复和柔韧度运动，出现肥胖症状后可以无重量的训练作为治疗方法；骨质疏松症患者的运动处方为低阻力、低强度的重量训练。

7.传统抗精神病药物的不良反应较多，包括肌肉与四肢迟发性不自主运动、颈部肌肉僵硬等症状，甚至产生帕金森病的症状，这些不良反应会使患者的外观表现不同于常人，运动教练须注意患者的症状及药物治疗对运动所产生的反应，随时调整及修改运动课程的内容。

结语

规律而有督导的团体运动／身体活动对于精神分裂症患者的生理心理（抑郁、焦虑、认知退化）与精神症状（阳性及阴性）有正面且直接的效果，但阴性症状、生理心理及社交功能下降，缺乏活动力，易影响患者的参与动力，因此运动处方的拟订必须遵照安全有效的原则，再通过参照策略实施课程，才能使患者获得健康效益。医疗院所若能提供相关的运动课程，鼓励患者规律参与运动课程，让住院患者学习体重控制和管理的观念，在活动过程中让患者与患者之间、运动教练与患者之间密切互动，也可提升患者的健康体适能（心肺适能、肌耐力与柔韧度），改善睡眠质量及人际关系，增加自信心与成就感，进而减少医疗及康复系统的经济负担。

参考文献

[1] 孔繁钟（1999）·精神疾病的诊断与统计·台北市：合记。

[2] 李明滨（2000）·实用精神医学（二版）·台北市：国立台湾大学医院。

[3] 李宜育（2006）·体重控制介入方案对康复期肥胖精神病患减重之成效探讨（未出版的硕士论文）·台北市：台北医学大学护理学研究所。

[4] 李淑芳、蔡宜廷、王秀华（2011）·八周渐进式整合性运动对精神分裂症患者健康生活质量及健康体适能之影响·台大体育学报，21，17–32。

[5] 胡海国（2002）·精神分裂症之小区流行病学·当代医学，29（9），717–727。

[6] 胡海国（1999）·精神分裂症－描述性精神病理·台北市：橘井文化。

[7] 黄宗正、刘智民、刘震钟、谢明宪、简意玲、胡海国（2011）·脑与心智医学：精神分裂症的临床与精神病理·台湾医学，15（4），365–374。

[8] 黄敏伟、陈萱佳（2013）·创造双赢"精神分裂症"更名需要大家支持·取自http://www.sop.org.tw/Official/official_08.asp

［9］ 卫生福利部统计处（2017）•105 年度全民健康保险医疗统计年报•取自 http://
dep.mohw.gov.tw/DOS/np-1918-113.html

［10］郑淑利、冯焕光、李文贵（2005） 运动治疗于精神分裂症患者之应用 临床医学，
55（6），426-431。

［11］ Baptista, T., Kin, N. M., & Beaulieu, S. (2004). Treatment of the
metabolic disturbances caused by antipsychotic drugs：focus on potential
drug interactions. Clinical Pharmacokinetics, 43, 1-15.

［12］ Brown, S. (1997). Excess mortality of schizophrenia：a meta-analysis.
Diabetes Care, 28, 37-42.

［13］ Dimeo, F., Bauer M., Varahram I., Proest G., & Halter U., (2001).
Benefits from aerobic exercise in patients with major depression：a pilot
study. British Journal Sports Medicine, 35, 114-117.

［14］ Eyre, H. A., & Baune, B. T. (2013). Assessing for unique
immunomodulatory and neuroplastic profiles of physical activity subtypes：
A focus on psychiatric disorders. Brain, Behavior, and Immunity, 39,
42-55.

［15］ Faulkner, G., & Biddle, S. (1999). Exercises as an adjunct treatment
for schizophrenia：A review of the literature. Journal of Mental Health, 8
(5), 441-457.

［16］ Folsom, D. P., Depp, C., Palmer, B. W., Mausbach, B. T., Golshan,
S., Fellows, I., ... Jeste, D. V. (2009). Physical and mental
health-related quality of life among older people with schizophrenia.
Schizophrenia Research, 108, 207-213.

［17］ Goff, D. C., Sullivan, L. M., McEvoy, J. P., Meyer, J. M.,
Nasrallah, H. A., Daumit, G., ... Lieberman J. A. (2005). A
comparison of ten-year cardiac risk estimates in schizophrenia patients
from the CATIE study and matched controls. Schizophrenia Research, 80,
45-53。

［18］ Hansen, V., Jacobsen, B. K., Arnesen, E. (2001). Cause-specific
mortality in psychiatric patients after de-institutionalization. British
Journal of Psychiatry, 179, 438-443.

［19］ Hodgson, M. H., McCulloch, H. P., & Fox, K. R. (2011). The
experiences of people with severe and enduring mental illness engaged in a
physical activity program integrated into the mental health service. Mental
Health and Physical Activity, 4, 23-29.

［20］ Holley, J., Crone, D., Philip Tyson, P., & Lovell, G. (2011).

The effects of physical activity on psychological well-being for those with schizophrenia: A systematic review. British Journal of Clinical Psychology, 50, 84-105.

[21] Jerome, G. J., Young, D. R., Dalcin, A., Charleston, J., Anthony, C., Hayes, J., & Daumit, G. L. (2009). Physical activity levels of persons with mental illness attending psychiatric rehabilitation programs. Schizophrenia Research, 108, 252-257.

[22] Knochel, C., Oertel-Knochel, V., O'Dwyer, L., Prvulovic, D., Alves, G., Kollmann, B., & Hampel, H. (2012). Cognitve and behavioral effects of physical exercise in psychiatric patients. Progress in Neurobiology, 96, 46-68.

[23] Marzolini, S., Jensen, B., & Melville, P. (2009). Feasibility and effects of a group-based resistance and aerobic exercise program for individuals with severe schizophrenia: A multidisciplinary approach. Mental Health and Physical Activity, 2, 29-36.

[24] McCreadie, R. G. (2003). Diet, smoking and cardiovascular risk in people with schizophrenia: descriptive study. British Journal of Psychiatry, 183, 534-539.

[25] McDevitt, J., Wilbur, J., Kogan, J., & Briller, J. (2005). A walking program for outpatients in psychiatric rehabilitation: Pilot Study. Biological Research for Nursing, 7 (2), 87-97.

[26] McGrath, J., Saha, S., Chant, D., & Welham, J. (2008). Schizophrenia: a concise overview of incidence, prevalence, and mortality. Epidemiologic Reviews, 30 (1), 67-76.

[27] Osby, U., Correia, N., Brandt, L., Ekbom, A., & Sparèn, P. (2000). Mortality and causes of death in schizophrenia in Stockholm country, Sweden. Schizophrenia Research, 45 (1-2), 21-28.

[28] Scheewe, T. W., van Haren, N. E. M., Sarkisyan, G., Schnack, H. G., Brouwer, R. M., de Glint, M., ... Cahn, W. (2013). Exercise therapy, cardiorespiratory fitness and their effect on brain volumes: A randomized controlled trial in patients with schizophrenia and healthy controls. European Neuropsychopharmacology, 23 (7), 675-685.

[29] Schmitz N., Kruse J., & Kugler J. (2004). The association between physical exercise and health-related quality of life in subjects with mental disorders. Preventive Medicine, 39, 1200-1207.

[30] Skrinar, G. S. (2009). Mental illness. In J. L. Durstine, G. Moore, P.

Painter, S. Roberts (Eds.) , ACSM's exercise management for persons with chronic diseases and disabilities (pp. 380–395) . Champaign, IL: Human Kinetics.

[31] Suscem, M. T., Villanueva, N., Diaz, F. J., Leon, J. (2005) . Obesity and associated complication in patients with severe mental illness: A cross–sectional survey. Journal of Clinic Psychiatry, 66, 167–173.

[32] Teychenne, M., Ball, K., & Salmon, J. (2008) . Physical activity and likelihood of depression in adults: A review. Preventive Medicine, 46 (5) , 397–411.

[33] Ussher M., Stanbury, L., Cheeseman, V., Faulkner, G. (2007) . Physical activity preferences and perceived barriers to activity among persons with severe mental illness in the United Kingdom. Psychiatric Services, 58 (3) , 405–408.

第十九章

阿尔茨海默症患者
的运动处方

　　65岁以上老年人占世界人口的比例增长最快，此人群也是罹患失智症的高风险人群。目前，我国痴呆症患者超过1000万，65岁以上人群发病率为5%，80岁上人群发病率超过30%。事实上，认知衰退（cognitive decline）及老年痴呆并非正常的老化现象，只是这些症状好发于老年人，且年龄越大其患病率也越高。老年痴呆的真正原因不明，其特征为中枢脑神经组织衰退，脑组织萎缩。老年痴呆症患者会渐渐丧失记忆、认知功能，并且出现语言和情绪上的障碍，严重时，会丧失自理生活的能力。

　　老年痴呆症可分为最常见的退化性痴呆症及血管性痴呆症，阿尔茨海默症（Alzheimer's Disease，AD）是一种渐进式、不可逆转的神经退化性痴呆症，占痴呆症的60%～70%，在北欧及北美地区这一比例更高达70%～80%。因此，阿尔茨海默症又常常被称为老年痴呆症或是老年失智症，往往也是痴呆症的主因。本章针对阿尔茨海默症进行论述。

　　阿尔茨海默症治疗重点是增强脑部健康，减缓认知功能退化速度和病情发展速度。然而，药物无法成功预防或治疗阿尔茨海默症，因此过去20年流行病研究多建议以非药物方法（如认知活动参与、膳食补充剂、身体活动或运动处方）预防阿尔茨海默症的发生。目前有关认知功能障碍研究的重点也在于增强脑部健康，减缓认知退化速度及病情的发展。

　　运动对于大众身心健康的作用众所皆知，却很少有阿尔茨海默症患者能从规律运动中获益。事实上，规律的身体活动可以预防及治疗多种神经系统疾病。以往文献显示，身体活动可以改善阿尔茨海默症患者的生活质量、身体功能、心情、行为与认知技巧。近年医疗系统也开始重视非药物方法的重要性，身体活动对于防止或推迟阿尔茨海默症发病的作用更具意义。

　　本章目的在于了解身体活动是否可以改善阿尔茨海默症致病因素，进而达到预防或管理阿尔茨海默症的效果。首先介绍阿尔茨海默症的主要症状与一般治疗方法，进而探讨身体活动预防及治疗阿尔茨海默症的生物神经机制；同时研究运动及身体活动可能对阿尔茨海默症患者大脑功能及认知的作用，并介绍合适的运动处方及基本运动指导技巧。

第一节　阿尔茨海默症的概况及一般治疗方法

一、阿尔茨海默症的概况

　　传统老年痴呆症的诊断及治疗都注重认知功能障碍、生活功能的减退或记忆力丧失的改善，而"非认知症状"往往被忽略，国际老年精神医学会（International Psycho-geriatric Association）统称这些非认知症状为"精神行为症状"（Behavioral and Psychological Symptoms of Dementia，BPSD）。BPSD在临床上十分常见，约有70%的老年痴呆症患者合并有精神行为症状，其中包括精神症状（妄想、幻觉、错认）、行为障碍（睡眠、动作重复现象、攻击、迷路、饮食障碍）及情感症状（抑郁、焦虑）。精神行为症状常是造成家属无法照顾，而将患者送往疗养机构或长期照护机构的原因。迄今，对于这种令人苦恼的失智疾病尚无有效的治疗及介入策略。

(一)阿尔茨海默症的症状

阿尔茨海默症（或通称为认知障碍）也被定义为神经心理症候群，是一种导致个人自我意识丧失、对照顾人员依赖增加、和年龄相关而让人震惊的疾病。在美国，85岁以上老年人有40%患有阿尔茨海默症，它引起的认知功能退化，以年事渐长及糖尿病患者的风险较大。患者脑部结构及功能的退化，导致认知、记忆、身体功能及行动能力衰退，其记忆损伤也逐渐影响语言、逻辑、理智判断及认知能力，进一步造成日常生活或实施运动计划困难等。患者表现为情感漠然、激动、焦虑、妄想及易怒。

(二)阿尔茨海默症的危险因素

阿尔茨海默症的患病风险及发病率受年龄、性别、基因型态、运动型态及社会因素的影响。为了对抗伴随疾病而来的认知退化，许多学者尝试研究导致阿尔茨海默症发病的危险因素，发现高血压、糖尿病、中年性高血脂及肥胖、经常抽烟、抑郁症及缺乏运动等都是造成阿尔茨海默症的主因。修正上述因子可减少10%~25%的患病率，全球就有300万患者可以免于患病。此外，地中海式饮食习惯、叶酸及低到中度的酒精摄入、认知性活动、身体活动，都与降低阿尔茨海默病患病风险有相关性。

二、阿尔茨海默症的一般治疗方法

阿尔茨海默症的治疗主要以药物为主，定期服药可明显改善攻击、妄想等行为症状，使患者合作度提高，进而大幅减轻照护者的负担。服用药物对患者而言是必需的，然而让患者善于利用剩余的脑力，保存患者的自我照顾能力，多安排活动，包括听音乐、养宠物、种花等行为疗法，也能延缓疾病的进展。近年来非药物方法治疗渐受重视，规律身体活动已经被证实具有预防及治疗阿尔茨海默症的效果。较高的身体活动程度可降低罹患退化性失智症的风险，多进行规律性的身体活动，能有效减少28%因各种原因所产生的痴呆症，及45%的阿尔茨海默症。

第二节　身体活动及运动对改善阿尔茨海默症的作用

　　脑或是神经系统，不仅能调节身体活动行为，在运动表现中也扮演着一个十分重要的角色。反过来，身体活动对大脑功能性也具有潜在性的影响，两者属于双向关系。经常进行身体活动可预防及治疗多种神经系统疾病，如帕金森病、阿尔茨海默症、抑郁症及认知功能障碍等。在老年痴呆症患病率方面，一群经常参与运动的65岁以上人群，追踪6.2年后发现，仅有13‰患上老年痴呆症；而非经常性参与运动者患病率则为19.7‰。若从没有运动习惯改变为规律进行达到健康的身体活动量，则7人中有1人以上可免于阿尔茨海默症的发生。身体活动不足容易造成身体功能较差、心血管疾病的患病率增加，而这些状况都与老年痴呆症有间接的关系。然而，身体活动预防疾病的观念在国内并不普及。

　　适当的身体活动能增进脑部认知功能、脑部健康，达到预防老年痴呆症的效果及降低罹患阿尔茨海默症的风险。许多文献已证实中等或较高强度身体活动可减少罹患阿尔茨海默症的风险，预防罹患老年痴呆症的潜在可能性。然而，究竟要如何解释身体活动对大脑功能的影响呢？

一、身体活动预防及治疗阿尔茨海默症的机制

　　身体活动对整个生命周期，特别是在认知功能损伤风险高峰期的晚年，都有增进脑部健康的效果。一篇整合了流行病学研究、横断面研究及随机对照试验研究的分析显示，较高的身体活动量可有效降低晚年患上阿尔茨海默症的风险。学者研究身体活动、大脑体积及功能与阿尔茨海默症风险的关系，发现身体活动预防及治疗阿尔茨海默症的机制可以有以下两个解释：①阿尔茨海默症的代谢和神经病理的潜在风险因素可以通过运动而进行修正；②阿尔茨海默症的并发症状及其他生理心理健康问题可以通

过运动而改善。

(一)运动对改善阿尔茨海默症代谢和神经病理的作用

患者在罹患阿尔茨海默症初期会出现脑部氧化损害现象，包括脑部活性氧化增加、脑内血液流动及代谢减缓。身体活动可以减少多个器官（包括大脑）的活性氧化反应，进而推迟阿尔茨海默症的发病，并更进一步通过增加血管内皮生长因子（vascular endothelial growth factor，VEGF），促进颅内血液流动及代谢。在神经营养因子方面，身体活动能增加脑源性神经营养因子（brain-derived neurtrophic factor，BDNF），其在修复记忆及学习能力上扮演着重要角色。

使用脑部神经影像的随机对照试验及纵向研究报告显示，参与身体活动可以增加脑部记忆区域（脑内前额叶和海马）体积，也增加此区域的活动，从而抵消与遗传分子相关的危险因素，即有效减少皮质β-淀粉样蛋白（β-amyloid，Aβ；此物质被视为罹患阿尔茨海默症的生物标记）的堆积，及与神经发育与代谢有关的N-乙酰天冬氨酸（N-acetylaspartate，NAA）含量，进而降低记忆能力损伤，减少认知衰退的风险。另外，利用神经影像工具也可发现，越早参与身体活动的个体，其前额叶和海马区域的体积越大。

总体来说，身体活动预防及治疗阿尔茨海默症的机制是通过身体活动增进脑源性神经营养因子、减少脑部氧化受损、增加脑部代谢和循环、减少β-淀粉样蛋白堆积，让脑部变得更健康。

(二)运动改善阿尔茨海默症并发症状及其他生理心理症状的作用

个体认知功能降低时，往往伴随着抑郁症的发生；身体活动可以通过神经内分泌作用（如分泌多巴胺、肾上腺素、去甲肾上腺素、5-羟色胺等）减少压力、焦虑和抑郁症的影响，从而改善情绪，降低罹患阿尔茨海默症的风险，给抑郁的阿尔茨海默症患者提供一个活化因子。此外，身体活动也让患者的海马区域的神经增生及／或活动，刺激原本因为慢性压力导致受压抑的视丘－脑垂体－肾上腺轴（hypothalamic-pituitary-adrenal axis，HPA axis）反应效能提升，使BNDF的减少、发炎状况、氧化损害及脑皮质β－淀粉样蛋白的堆积因此获得改善，进而减轻患者的抑郁程度。

　　研究指出，3个月的有氧运动介入可以明显改善患者体适能状况及心情，维持多项语言能力，减缓常见的心理退化，减轻抑郁程度，减少不受欢迎的行为，如拉扯衣服、做出重复的噪音、说粗话及具有攻击性的行为；同时，在4个认知测量中，包括分类速度、文字链接、文字相似性、句子完成等，亦有显著的提升。患者常发生肌肉缺少症而导致体重减轻，此亦可通过肌力训练增加肌力及肌肉量，从而抗衡骨质流失的现象，并有效增加平衡能力而预防跌倒。

　　综上所述，我们得出以下结论。

　　1.大脑可以保持其体积及功能的可塑性一直到中年及晚年，参与身体活动可以让大脑保持这项优势。

　　2.适度的身体活动可增加脑部不同区域的体积及功能，从而改善认知功能。

　　3.即使对于有患认知损伤的高风险人群，较大的身体活动量也能有效减少罹患阿尔茨海默症及其并发症的风险。

第三节　阿尔茨海默症的运动处方

　　借助身体活动，可使阿尔茨海默症患者大脑形态变化、功能改善，显示了神经的可塑性；规律运动能减轻异常行为，减少精神病用药；把运动及健康生活型态融入患者的日常生活中，可以有效推迟阿尔茨海默症的发生和改善症状。事实上，单纯的有氧、肌力、伸展及平衡训练运动就可以让阿尔茨海默症患者重新行走；因此，长期照护机构不应限制阿尔茨海默症患者的行动，而应该提升患者的整体体适能以降低跌倒的可能性。

患病初期，患者适合从走路、椅子肌力运动、徒手伸展运动与平衡训练开始练习，课程内容宜重复，不宜有太多的变化，着重循序渐进增加运动频率及维持持续性运动，这比提升强度更重要。Fiatarone等（1994）认为肌力训练最能帮助老年人预防跌倒及身体功能丧失，以维持独立性。最近研究显示，阿尔茨海默症患者容易在进行高冲击运动时受到伤害，所以低冲击有氧运动可能更有利于保护及修复大脑功能。针对阿尔茨海默症患者的安全有效的运动处方与课程设计建议如表19-1。

表19-1　针对阿尔茨海默症患者的安全有效的运动处方与课程设计建议

运动型态	运动目标	运动频率、强度、时间	身体活动范例
有氧律动	热身，随音乐做动感运动	5分钟有氧热身，强度设定在目标心率的低限	坐姿，以手触碰鼻子、膝盖及肩膀
动态伸展关节活动	热身，减少身体的僵硬度，增加关节活动范围	5分钟伸展热身，全身性伸展每周3～5次，有氧活动前伸展主要大肌肉群，配合呼吸，动作持续10～15秒	1. 坐姿：关节的伸展及转动，挤压或转动小球 2. 站立：转动膝关节，弯曲膝盖等
有氧运动+认知刺激训练	增加足以参与小区团体活动的心肺耐力及刺激认知功能	以活动持续时间40～60分钟为最终目标，也可以15～20分钟为一节，或以10分钟为一节，大肌肉群有氧活动，强度为最大心率的50%～70% Brog量表为10～15/20，强调乐趣，而非增强运动表现	1. 室内进行主动步行、跑步机及固定式脚踏车 2. 有氧运动增加联想词语、照片描述、名人的名字、句子完成等认知活动
上／下肢肌力运动	增强肌肉力量、身体及生活功能性	每周3次（不连续），着重训练较大肌肉群及较软弱的肌肉（如股四头肌、臀大肌），重复8～12次，上肢及下肢的训练约1～2组，每组中间休息30秒	1. 以坐姿或立姿使用辅助工具（球、木棒等）作推、拉及托举活动 2. 各种不同程度的蹲姿 3. 以足尖站立，侧抬单脚慢节奏的起身坐下运动 4. 走路技巧 5. 重心转移运动 6. 功能性核心支撑运动

续表

运动型态	运动目标	运动频率、强度、时间	身体活动范例
身体中心线及平衡训练	预防跌倒、增加平衡能力	5分钟	1. 单脚站立 2. 重心移动从脚跟到脚趾
玩游戏、小肌肉运动	社交、协调性	5分钟，在日常生活中增加运动，如行走到市场或做园艺、有趣的家庭活动	传球游戏或按节奏拍手的手指活动，如右手指尖触碰左手，或反而行之，或以手捏纸球等
静态与动态伸展运动	放松运动	5分钟，伸展时深呼吸，主要肌群伸展与关节活动，每个动作持续 10 ~ 15 秒	全身性柔韧度运动

资料来源：

1.Fitzgerald, C. (2012). Alzheimer's Disease and Physical Activity: What are we Forgetting. Retrieved from http://www.uwo.ca/actage/pdf/Alzheimer's%20Disease%20and%20Physical%20Activity%20–Nov%20 2010%20–Clara%20Fitzgerald.pdf

2.Rimmer, J., & Smith, D. L. (2009). Exercise programming for patients with Alzheimer's disease. In J. L. Durstine, G. E. Moore, P. L. Painter & S. O. Roberts (Eds.), ACSM's exercise management for persons with chronic diseases and disabilities (pp. 227–229). Champaign, IL: Human Kinetics.

临床研究建议，早期到中期的阿尔茨海默症患者的运动处方如下。

★ 有氧运动

大部分早期到中期阿尔茨海默症患者都可以参与各种形式的有氧运动，如走路、保龄球、高尔夫、篮球、网球、步行、爬楼梯、桌球、撞球、固定式脚踏车、跳舞及在督导下游泳。考虑老年患者的体力，强度上只要能达到"有一点喘"或合并边运动边对话的程度即可，一周内进行多天，每次至少20~45分钟，即可提高注意力、言语及认知功能。这样坚持运动8周，就能够明显改善痴呆及情绪的症状。

★ 肌力训练与平衡训练

在健身房的设备与专业体适能教练的辅助下，用轻量或含铅的器材做举重与肌力训练，强化肌肉力量，能明显改善失智的症状、预防跌倒及身体功能的丧失，以维持独立性；或一周3天但不连续，着重练习较大肌肉群及较衰弱的肌肉（如股四头肌、臀大肌等），重复10~12次，以正常速度做大约30分钟。另外，使用重量器械或哑铃虽可有效增进健康和改善心情，但须强调全面性的综合肌力训练。

⭐ 徒手伸展运动

伸展运动可以着重训练全身主要大肌肉群，也可当作有氧运动前的功能性关节伸展。每周锻炼3~5次，配合呼吸，每一个伸展动作持续大约10~15秒。

⭐ 平衡及小肌肉运动训练

在专业运动员或受过运动指导训练的护理员指导下进行静态及动态平衡训练（重心转移，支持及行走运动）：①坐姿：双臂上举或下肢上提，或是双脚夹紧小球；②站姿：单脚举高，由一脚重心转移到另一脚，向不同方向移动，可以加入障碍物（如梯子、木桌等）。

第四节　阿尔茨海默症患者的团体运动教学策略

运动教练在实施运动计划时，必须考虑阿尔茨海默症患者的特殊症状，如认知功能受损、药物的不良反应（双脚无力、下肢水肿、体重增加、嗜睡等），及因身体衰弱而害怕跌倒、伴随疾病而来的疲劳等状况，运动教练需结合患者的情况随时作课程内容及改良动作的修正。此外，患者也如其他老年人一样，可能患有慢性病，如心脏病、高血压、糖尿病、骨质疏松症、关节炎、帕金森症、高血压、气喘等；也容易患上急性病，如肺炎、尿道感染、中风及跌倒相关的外伤（特别是骨盆骨折）。为了安全有效地实施运动课程，以下介绍阿尔茨海默症"运动安全指导原则"及

"团体运动课程的指导策略"。

一、运动安全指导原则

1.鼓励阿尔茨海默症初期患者养成经常性运动的习惯极其重要，协助患者培养兴趣或爱好，让其可以维持身体活动的习惯，包括园艺、走路、游泳、水中有氧、瑜珈、太极等。这样可防止因不活动而引起其他并发症，同时可以保护神经细胞及改善情绪。

2.在日常训练的最后，患者特别容易感到疲惫及困倦，而变得易怒或抗拒，所以训练最好安排在一天中较早的时间，患者的体能状况及认知能力都较高时进行。如果打算以30分钟的运动为最终目标，可先从一次运动10分钟开始，再循序递增时间。

3.患者可养成家里运动的习惯，若患者拒绝在家里运动，则鼓励患者培养一星期到疗养中心参与两次运动的好习惯。运动中若感到不适或疼痛则立即停止运动。

4.在安全的环境中进行活动，避免地板湿滑、照明不够及其他有潜在危险的状况。如果患者平衡有困难，可以扶栏杆作为支撑；如果站立起来有问题，则可以在床上或地板进行垫上运动，也可进行水中有氧运动。以上运动对关节负担较小，也较容易平衡。

5.可以使用功能性体适能对运动课程的效果进行评估。

6.对运动教练来说，阿尔茨海默症中期患者具有较大的挑战性。当病症严重之后，动作设计及训练计划需要更简单，并且随时要有因患者状况而终止计划的准备。这个时期的患者容易出现突然愤怒及过于激动的行为表现，之后会迅速忘记，教练要和照护者相互配合，适时给予支持及鼓励，也可播放患者喜欢的音乐，让其安静下来。同时，患者可能需要家人的协助以完成运动课程。

7.阿尔茨海默症后期患者参与身体活动是很困难的事情，因为思考、记忆、判断能力的损伤会限制患者独立运动的能力。因此，对于中后期的患者，必须有医疗人员及专业的运动教练经常性地在旁边引导其运动，以随时注意患者是否存在因体能状况及精神衰退而引发症状恶化的问题。

8.阿尔茨海默症后期患者特别需要照顾及支持，患者言语沟通困难、活动能力有限，当病情持续恶化时，可能情绪不稳、偶尔失控，影响运动课程的参与，故必须设计个性化的活动。此时可安排患者进行日常生活活动及轻度的低冲击运动，让患者从活动参与中获得趣味性及成功的经验。到末期，运动已变得不可能，但至少要保持肌力训练、动态及静态伸展活动，以维持肌肉量及关节的活动性。

二、团体运动课程的指导策略

阿尔茨海默症最常见的症状是记忆力衰退及情绪低落，有些患者可能忘了运动时间，或忘了之前所学到的动作，经常退出常规性活动，因此，运动教练需经常给予言语上的鼓励，以维持患者运动的兴趣和持续性。运动开始时，患者比较容易接受简单的重复性运动，如走路、飞轮或在不同的器械上举起一定的重量。

运动计划的主要实施策略包括协助患者设定对自己有意义的运动目标，专业的运动教练应以患者以往的运动方式及经验作为运动内容设计的参考（例如患者过去若有打篮球的经验，可以较轻的药球作为增强肌力的训练；也可以投橡皮球入圈作为协调训练），编排合适的运动内容，把动作分解简化，使用简单准确的语言指引，给予成功及成就的正向回馈（例如提供实时反馈），让患者较容易达成其运动目标，而增加其运动动力，从而建立规律运动的习惯。

以下为团体运动课程的指导策略：

1.了解及接受阿尔茨海默症学员短期记忆消失、学员能不能开始及完成活动，或拟订及达到体适能目标的重要因素。因此，课程内容不宜有太多变化，比起运动强度，运动频率及持续性更为重要。

2.以每星期2～3次，每次45～60分钟一节的团体运动课为目标，15人为上限，早上活动比下午更佳，开始运动时每节课不超过30分钟。

3.课程内容的安排可多样化，运动程序可以分为：热身（5～10分钟），有氧或肌力（20～40分钟），平衡运动（5分钟），游戏及小肌肉运动（5分钟），交流／放松（5～10分钟）。请参考表19-1。

4.开始时可以以坐姿进行低冲击有氧运动，在达到了基本体能要求后，可以用站立方式进行训练。

5.在训练过程当中适当地加入音乐，但要注意音乐有时会造成参与者分心或情绪激动。

6.休息时间以渐进式进行，在训练计划初期，运动教练需与学员一同参与，其他学员轮流活动。直到学员习惯了这种日常生活模式，可让学员成组进行互动，减少轮流等候时间，这样活动时间就可以自行调整。

7.准备一个防止跌倒的安全活动环境，也可让患者在坐在较高的位置上运动，如加垫的桌子或椅子，因为在地板上站起来蹲下去对体能状况不佳的患者来说比较困难。

8.确定运动课程内容、教材及环境是否会引起患者的过激反应，尽量教授一些运用简单、有趣、新奇而重复的动作，因为阿尔茨海默症患者虽然会忘记几分钟前做过什么，却能记得做运动后的感受。因此，运动教练应着重于创造正面的"感觉"，或多重感官产生的"快乐心情"，让学员在行为上得到正向回馈。

9.阿尔茨海默症患者对运动教学指令较难作出响应，因为他们不明白或没有足够的注意力去了解。因此，专业的运动教练要使用更精熟的沟通技巧，包括保持眼神接触、缓慢而清晰的口令、使用"是"或"否"的问题等。

10.在患者运动时加上一些有趣的认知活动以培养其注意力，有助于患者在使用跑步机及固定式脚踏车时保持注意力，从而可以运动较长的时间。认知或语言活动包括分类速度、词语联想、同类词及句子完成等益智活动。

结语

　　阿尔茨海默症患者的运动目标不在于增强其心肺功能、减少脂肪量或在跑步机上能跑多少距离，而是患者是否能从运动中得到乐趣。其运动目标包括提高生活质量，如让他们遛狗；使他们增强手臂力量，能从椅子上成功站起来；或能在自己家里附近散步等。总体来说，通过运动介入能增加阿尔茨海默症患者生活的乐趣，减缓不可避免的认知及技能退化，这便是阿尔茨海默症患者最重要的获益。

　　运动是一种低成本、低风险的治疗方法，可广泛预防及对抗阿尔茨海默症，对改善患者的神经病理特征及代谢、体适能程度及身体活动有潜在的益处。阿尔茨海默症患者，特别是初期患者，可以通过身体活动训练获益。但由于鲜有研究针对阿尔茨海默症进行，临床建议也比较少，故需要更多学者投入研究。在小区中，增加小区老人团体活动，提高老人的身体活动量及人际互动，使其从中获得生理、心理及社会健康的益处，降低罹患失智症的风险，进而达到健康老龄化的目的。

参考文献

［1］王锭钏（2013）·老年失智症的运动处方·高医医讯月刊，33（1），20。

［2］王骏濠、蔡佳良（2009）·以运动与身体活动预防失智症：文献回顾·台湾公共卫生杂志，28（4），268-277。

［3］李淑芳、刘淑燕（2013）·老年人功能性体适能·台北市：华都。

［4］张心玮、陈昭源、林忠顺（2008）·失智症合并精神行为症状的诊断及治疗照护·基层医学，23（6），153-157。

［5］Adlard, P. A., Perreau, V. M., Pop, V., Cotman, C. W. (2005). Voluntary exercise decreases amyloid load in a transgenic model of

Alzheimer's disease. Journal of Neuroscience, 25(17), 4217-4221.

[6] Akter, K., Lanza, E. A., Martin, S. A., Myronyuk, N., Rua, R. B., & Raffa, R. B. (2011). Diabetes mellitus and Alzheimer's disease: Shared pathology and treatment. British Journal of Clinical Pharmacology, 71, 365-376.

[7] Archer, T. (2011). Physical exercise alleviates debilities of normal aging and Alzheimer's disease. Acta Neurological Scandinavica, 123, 221-238.

[8] Ardern, C. I., & Rotondi, M. (2013). The role of physical activity in the prevention and management of Alzheimer's disease: Implications for Ontario. Ontario: Ontario Brain Institute.

[9] Canadian Fitness and Lifestyle Research Institute and Participation (2012). Physical activity and Alzheimer's disease. Retrieved from https://www.participaction.com/pdf/January%202012_ResearchFile-ENG.pdf

[10] Chapman, D. Y., & Osterweil, D. (2001). Working with clients with Alzheimer's disease. Idea and Fitness Source, 2002(6), 57-64.

[11] Chiu, M. J., Chen, T. F., Yip, P. K., Hua, M. S., & Tang, L. Y. (2006). Behavioral and psychological symptoms in different types of dementia. Journal of Formosa Medical Association, 105, 556-562.

[12] Craft, L. L., & Perna, F. M. (2004). The benefits of exercise for the clinically depressed. Journal of Clinical Psychiatry, 68, 613-618.

[13] Daviglus, M. L., Plassman, B. L., Pirzada, A., Bell, C. C., Bowen, P. E., Burke, J. R.,... Williams , J. W. Jr. (2011). Risk factors and preventive interventions for Alzheimer disease: state of the science. Archives of Neurology, 68, 1185-1190.

[14] De la Torre, J. C. (2002). Vascular basis of Alzheimer's pathogenesis. Annals of the New York Academy of Sciences, 977, 196-215.

[15] Erickson, K. I., Weinstein, A. M., & Lopez, O. L. (2012). Physical Activity, Brain Plasticity, and Alzheimer's disease. Archives of Medical Research, 43, 615-621.

[16] Fiatarone, M. A., O'Neill, E. F., Ryan, N. D., Clements, K. M., Solares, G. R., Nelson, M. E.,...Evans, W. J. (1994). Exercise training and nutritional supplementation for physical frailty in very elderly People. The New England Journal of Medicine, 330(25), 1769-1775.

[17] Fitzgerald, C. (2012). Alzheimer's Disease and Physical Activity: What are we Forgetting. Retrieved from http://www.uwo.ca/actage/pdf/Alzheimer's%20Disease%20and%20Physical%20Activity%20-Nov%202010%20

-Clara%20Fitzgerald.pdf

[18] Foley, L. S., Prapavessis, H., Osuchc, E. A., De Pacec, J. A., Murphyd, A. B., & Podolinsky, N. J. (2008). An examination of potential mechanisms for exercise as a treatment for depression：a pilot study. Mental Health and Physical Activity, 1, 69-73.

[19] Fuh, J. L. (2006). Study of behavioral and psychological symptoms of dementia in Taiwan. Acta Neurological Taiwanica, 15(1), 63-64.

[20] Loprinzi, P. D., & Cardinal, B. J. (2012). Interrelationships among physical activity, depression, homocysteine, and metabolic syndrome with special considerations by sex. Preventive Medicine, 54, 388-392.

[21] Loprinzi, P. D., Herod, S. M., Cardinal, B. J., & Noakes, T. D. (2013). Physical activity and the brain：a review of this dynamic, bi-directional relationship. Brain Ressearch, 1539, 95-104.

[22] McCurry, S. M., Pike, K. C., Logsdon, R. G., Vitiello M. V., Larson, E. B., & Teri, L. (2010). Predictors of short and long-term adherence to a daily walking program in persons with Alzheimer's disease. American Journal of Alzheimer's Disease and Other Dementias, 25, 505-512.

[23] Meehan, W. P., Mannix, R. C., O'B, M. J., & Collins, M. W. (2013). The prevalence of undiagnosed concussions in athletes. Clinical Journal of Sport Medicine, 0, 1-4.

[24] Namazi, K., Gwinnup, P., Zadorozny, C. (1994). Low intensity exercise/movement program for patients with Alzheimer's disease：the TEMP-AD Protocol. Journal of Aging Physical Activity, 21, 80-92.

[25] Palleschi, L., Vetta, F., De Genaro, E., Idone, G., Sottosanti, G., Gianni, W., Marigliano, V. (1996). Effect of aerobic training on the cognitive performance of elderly patients with senile dementia of Alzheimer type. Archives Gerontology Geriatric, 5, 47-50.

[26] Perez, C. A., & Carral, J. M. C. (2008). Benefits of physical exercise for older adults with Alzheimer's disease. Geriatric Nursing, 29(6), 384-391.

[27] Radak, Z., Marton, O., Nagy, E., Koltai, E., & Goto, K. (2013). The complex role of physical exercise and reactive oxygen species on brain. Journal of Sport and Health Science, 2, 87-93.

[28] Rimmer, J., & Smith, D. L. (2009). Exercise programming for patients with Alzheimer's disease. In J. L. Durstine, G. E. Moore, P. L.

Painter & S. O. Roberts (Eds.), ACSM's exercise management for persons with chronic diseases and disabilities (pp. 227—229). Champaign, IL: Human Kinetics.

[29] Rolland, Y., van Kan, G. A., & Vellas, B. (2008). Physical activity and Alzheimer's disease: From prevention to therapeutic perspectives. Journal of American Medical Directors Association, 9, 390—405.

[30] Rothman, S. M., & Mattson, M. P. (2010). Adverse stress, hippocampal networks, and Alzheimer's disease. Neuro-Molecular Medicine, 12, 56—70.

[31] Teri, L., McCurry, S., Buchner, D. M., Logsdon, R. G., LaCroix, A. Z., Kukull, W. A.,... Larson, E. B. (1998). Exercise and activity level in Alzheimer's disease: a potential treatment focus. Journal of Rehabilitation Research Development, 35, 411—419.

[32] Teri, L., Gibbons, L., McCurry, S., Logsdon, R. G., Buchner, D. M.,... Larson, E. B. (2003). Exercise plus behavioral management in patients with Alzheimer disease. A randomized controlled trial. JAMA, 290, 2015—2022.

[33] Tortosa-Martinez, J., & Clow, A. (2012). Does physical activity reduce risk for Alzheimer's disease through interaction with the stress neuro-endocrine system? Stress, 15, 243—261.

[34] Vidoni, E. D., Van Sciver, A., Johnson, D. K., He, J., Honea, R., Haines, B.,... Burns, J. M. (2012). A community-based approach to trials of aerobic exercise in aging and Alzheimer's disease. Contemporary Clinical Trials, 33(6), 1105—1116.

[35] Winchester, J., Dick, M. B., Gillen, D., Reed, B., Miller, B., Tinklenberg, J.... Cotman, C. W. (2013). Walking stabilizes cognitive functioning in Alzheimer's disease across one year. Archives of Gerontology and Geriatrics, 56, 96—103.

第二十章

幼儿及儿童的运动处方与实施策略

　　笔者曾随访过许多幼儿园孩子的家长，问他们对自己孩子的期望，家长绝大多数的回家是"希望孩子能快乐成长"。游戏，尤其是动态的肢体动作或运动游戏，是最能带给幼儿及儿童身心满足及快乐的方式，而只有通过有计划、有系统的课程或活动安排，在专业教师带领下，才能逐渐培养起孩子对运动游戏的兴趣，使他们获得足够的身体活动量，奠定良好的基本运动能力，增加人际互动的机会，从而达到身心健康的目标。

　　每一个孩子都有其独特性。即使同年龄的孩子，在感觉统合、动作发展、生理、心理、社会等方面也会有所差异，而不同年龄段孩子之间的差异又会更加明显。了解这些先天差异或自然发展的现象是必要的，因为理解这些事实与经验将能帮助运动教练拟订适合幼儿及儿童的运动处方与实施策略，提供符合孩子能力、发展及需要的最佳运动环境。

第一节　幼儿及儿童的特点与运动概况

　　良好的后天运动学习与环境的熏陶，可以弥补及改变孩子先天的动作发育迟缓或不足，一般孩子的运动潜能也将会被激发。因此，无论孩子先天身体动作发育条件如何，每一个孩子都需要在婴幼儿期开始持续地提供适当且多元的感觉统合游戏的刺激；在幼儿阶段则提供各种体适能游戏活动，各种动作学习游戏活动，以奠定孩子良好的协调能力和基础的运动能力；在儿童阶段则可以开始进入专项运动的学习、演练及比赛，渐渐引导学习复杂的动作技能，满足此阶段孩子生理、心理、技能及人际互动发展的需要。

6岁以前不仅是幼儿身心发展的关键期，更是基本运动能力发展的重要阶段，因此欧美发达国家的家长对于幼儿的运动生活极为重视，每天下午，他们都会带着孩子三五成群地一起玩运动游戏或学习某一项运动，他们乐于陪着孩子一起玩、运动，让孩子及早接触及学习一些专项运动。通过各种运动游戏的操作、理解、认知、竞赛、组织、问题解决等过程，除了可以满足孩子天生对运动的生理需要、自信心的建立、生活压力或情绪的释放，更可以从小让孩子享受运动，乐于运动。

不可否认，我们所提供给孩子的运动游戏环境都应以孩子为中心，因此我们首先要真正及仔细地了解每一年龄段或发展阶段的孩子，理解他们生理、心理、社会性及体力的发展情况，提供真正符合孩子需要的活动内容与设计，以及指导方法。为了达到上述目的，教师在带领幼儿及儿童从事运动游戏时，都应采用适合其发展阶段的设施、游戏或比赛规则，让他们觉得有趣好玩，有能力在赛场上进行比赛。这样将有助于孩子享受该项运动游戏，进而培养他们成为优秀的运动小健将。

顺应上述运动游戏规则的改变，教师指导的方法也需要进行一些改变，让游戏或比赛形式适合不同年龄段的孩子，重视在游戏中学习的重要性。优秀的教师可以帮助孩子入门学习，满足不同年龄段的需要；同时具备良好的组织与沟通技巧，了解该运动游戏的相关知识与经验，能示范、解释，培养孩子正确的运动技能，提供更多适宜的游戏活动。

第二节　幼儿及儿童的运动处方

一、2~3岁幼儿的运动处方

2~3岁的幼儿已有能力进行各大关节的活动操、各大肌肉群的伸展活动。可原地进行的体能游戏包括：单脚支撑站立的平衡动作、双脚上下或旋转跳跃、单脚支撑旋转、高举腿、青蛙跳、双手双脚俯卧支撑、双手单脚俯卧支撑、单手双脚俯卧支撑、双手双脚仰卧支撑、双手单脚仰卧支撑、单手双脚仰卧支撑、坐姿举腿等。可进行的动态移位体能游戏包括：前进走、退后走、侧并步移动，双脚往前跳跃，快速折返跑，绕圈持续慢跑，学猫咪走路、兔子走路、大猩猩走路等。

攀爬活动是2~3岁幼儿最为重要的活动形式。教师可设计适合幼儿的综合攀爬游戏区，安排垫上爬行或滚翻活动、攀绳或攀网活动、攀竹或爬竹竿活动、攀岩或攀梯活动，让孩子自由攀爬，进行探索，让他们在攀爬游戏中发展身体协调能力和肌肉力量，以及培养独立、自信心、判断力、专注力、问题解决等能力。

二、4~5岁幼儿的运动处方

此阶段是幼儿发展基本体能的关键时期，教师需要采取多样且有趣的运动游戏方式，发展孩子的基础运动技能，包括敏捷性、静态平衡、简单的协调和速度。活动内容包括：侧并步、前进跑、退后走、学各种动物走路；跑步，双脚或单脚前跳、后跳及上下跳跃；原地转动、旋转和滑动；投掷球和双手接球，以手击球和踢球；操作各种器材；快速反应与追逐技能等。

4~5岁幼儿的手臂和腿部发育相对于成人较短、力气较小、重心较高，教师需帮助他们学习基本的运动技能，例如跑、跳、平衡等，可在每课堂中练习。热身、伸展及基本的体能加强活动可以占整体活动或课程的

30%，时间约15分钟。

三、6～7岁儿童的运动处方

6～7岁儿童需要发展的重要技能包括：敏捷性、静态和动态的平衡、简单及较复杂的协调和速度；增强肌力和柔韧性。其活动内容包括各种折返跑、前进跑及退后跑、前跳、上下跳跃；转动、旋转和滑动；投掷、肩上投掷、双手接球、击球和踢球；操作各种器材；快速反应和追逐技能等。

第三节　幼儿及儿童运动处方的实施策略

一、2～3岁幼儿

1.一般来说，2～3岁幼儿的身体、心理、社会及运动能力都处在萌芽阶段，动作发展处于探索阶段。虽然服从性高，能完全听从教师的口令与指导，但是他们的认知、反应、协调、安全防护等的能力都较低，注意力集中时间非常短，因此教师的讲解及示范要力求简短清晰及正确，重复强调重点，监控活动的进行，以适当语调及音量的指导语不断提示，或以生动的肢体语言引导，以确保活动时的安全。

2.运动游戏必须简单及安全，因此教师设计的运动游戏须是孩子能力所及，活动中要让幼儿体验成功，时时称赞及鼓励他们，以增加其自信心。

3.让幼儿有较大的活动空间，多人活动时可采取男女分组的方式进行，可设计几个运动游戏站，让幼儿轮流或交换进行。

4.此阶段幼儿喜欢玩捉迷藏的游戏，喜欢在地垫上翻滚、玩各种攀爬及摆荡游戏。这些游戏都可以反复进行，逐渐增加他们的感觉统合能力。

5.此年龄段的孩子占有欲很强，教师所准备的器材应尽可能多，足够让每一位孩子都拥有，例如让每一位孩子都持有一个排球、呼啦圈、橡皮圈或短绳等。

6.活动应尽可能减少孩子等待的时间，避免让孩子花很多时间排队等待玩某一项游戏。

7.只要不影响安全，不会有冲撞的情形，就应让孩子全部参与，做到乱中有序。

8.通过有趣的活动或不同的器材吸引幼儿参与，增加幼儿器材操作的次数或运动的频率、身体活动的机会，例如热身阶段可放音乐，教师以律动的方式带领大家一起活动；大家一起操作各种气球伞的活动，利用充气棒、大笼球、滑溜布玩各种游戏，利用大量的海绵球、呼啦圈、飞盘、足球等进行活动。

9.观察孩子的表情，了解孩子可接受的运动量及强度，适时让他们休息，有一点时间喘息，因为他们常常无法控制自己的体力消耗。

二、4～5岁幼儿

1.教师要从心底爱护幼儿、体贴幼儿，站在幼儿的立场去思考、编排及设计游戏活动，设身处地想"他们会不会玩这项活动？喜不喜欢玩这项游戏？"活动设计不但要精采，而且要让他们获得充足的身体活动量，这样的运动处方才最适合此阶段的幼儿。高质量的活动设计与指导计划是要让幼儿在活动中忙碌，玩得开心，并且感觉良好。

2.4～5岁的幼儿具有高度的身体活动需求，对新事物充满着好奇心、喜欢探索、求新求变、容易感到厌烦、很快感到疲倦，因此教师要设计多样且新颖的游戏活动，每一项活动都必须挑战幼儿较高的能力水平，常常变化或转换游戏活动的内容，以增加他们的乐趣、吸引其参与，使他们乐于反复游戏。

3.不能让幼儿排队等待太久或花太长的时间讲解，因为此阶段幼儿很难专心听讲及接受后续指导，教导或说明一定要简短及明确。

4.教师要参与竞赛游戏，与孩子打成一片，有时假装落败或失误也能引起欢乐的气氛。

5.游戏活动不需要太难，要简单，应采用大多数幼儿能够成功完成的活动。一般开展活动时，应从简单且安全的游戏活动开始，可以经常重复他们喜欢的活动，教师要千方百计使活动本身变得有趣。

6.采用以幼儿为中心的指导方法，利用适当的游戏器材，充分满足此年龄段幼儿生理及心理的需要。生理的满足就是让孩子流汗，玩到气喘吁吁还想再玩；心理的满足就是让他们玩得尽兴，多次完成任务，多次受到称赞。

7.4～5岁的孩子大都有自己喜欢的事物，并且拥有丰富的想象力，因此教师应赋予每一项游戏活动一个简单而有趣的名称。

8.4～5岁幼儿缺乏运动经验，需要较长的反应时间判断、追踪或预测，例如适合他们玩的球通常较大、反弹速度较慢，如大笼球、排球、3号足球、泡沫球或气球。

9.此年龄段幼儿需要学习大肌肉运动技能，他们通常进行模仿学习，教师要多次示范，让他们清楚知道要做些什么，模仿些什么。让他们多模仿及练习简单的大动作，而不是将动作分解成细部动作去操作。

10.为了培养幼儿的自信心，教师需不断鼓励和激励他们。

11.4～5岁的幼儿通常以自我为中心，很难与他人合作及分享，因此教师应在小团体中，安排一位助手协助幼儿与他人建立关系。

12.此阶段的幼儿不会自己做决定，而且无法了解或很难理解输赢、计分等概念，因此教师需慢慢地将这些融入游戏活动中。

三、6～7岁儿童

1.需通过运动游戏的趣味性吸引幼儿，提高身体活动量，因此教师必须设计不同的学习活动以达成此学习目标。学习活动内容应经常变换，避免一成不变、枯燥无趣，而活动方式应简单可行。教师应该多设计互动游戏，采取两人一组或以小组方式进行，其学习进步效果将更快；设计循环式或轮站式的活动方式，让6～7岁幼儿持续保持高度的学习兴趣，并且增加成功的机会。

2.6～7岁儿童的自信心需要不断地被提升，也需寻求大人的认同与肯定，因此营造积极向上且激励的环境非常重要。6～7岁孩子已有足够能力听讲且能快速跟从教师简单的说明，因此教师应给予他们简要的指导说明和积极的回应，经常告诉他们哪些方面他们可以做得好，适时激励他们，并在他们遵守公约、规范时，赞美他们。家长和助手也必须明确表明他们要做些什么，怎么做，然后赞美和鼓励他们的努力成果。

3.此阶段儿童虽然较5岁前的幼儿能够集中注意力于一项任务上，但也仅能持续一小段时间。因此，教师应采取两人一组或小组方式指导他们，增进此阶段儿童的专注力。

4.儿童通常是通过模仿学习（如观察教师的示范动作学习），因此教师应考虑他们动作学习的需要，示范正确的动作给他们看，并且激励他们，让他们勇于尝试与练习，并让他们在教练所设计的活动中体验成功。一般而言，孩子大都能做出正确的动作。

5.6～7岁儿童正学习着如何做简单的决定，也就是学习在两件事情之间做出选择。因此教师可设计简单的问题或任务，鼓励他们自己解决，且当他们做出正确的选择时称赞他们。

6.孩子开始慢慢理解输赢及竞赛的概念，理解简单的规则和公平竞争的意义。教师要在没有压力的情况下，向他们介绍简单比赛的基本规则，提供孩子担任裁判及比赛计分员的学习机会。

7.6～7岁儿童经常会选择和自己喜欢的朋友在一起。因此，在运动学习课程中，首先要让他们继续和自己的朋友在一起，之后再将他们混合于小组中，使其乐于分享与帮助他人。

8.孩子乐于被赋予责任、执行简单的任务与要求。因此，在运动学习课程中，教师可以让孩子和一位伙伴一起承担简单的教学任务，并且称赞他们。

9.6~7岁正是儿童大肌肉动作技能的发展阶段，男孩在身体转动及移动重物的发展方面较女孩慢，虽然他们在练习之后的运动能力会快速提升，但反应仍较慢，不足以追踪和接触到球。相较于较大儿童，6~7岁儿童的技能水平仍较低，然而基本运动技能已可以在不同的运动和活动之间迁移，因此教师应以充满乐趣的方式发展不同的活动，让孩子参与多种身体活动。

结语

幼儿及儿童正处于成长阶段，有着特殊的身体、心理、情绪及社交能力，幼儿身体素质的发展将大大影响其未来专项运动技能的发展，了解影响不同年龄段幼儿发展的特殊问题是极为重要的。幼儿发展状况未必同步于实际年龄，不同年龄段孩子的发展有明显的差异，甚至年龄相同的幼儿之间学习过程也有个体差异，包括性别因素，这些都会大大影响幼儿运动能力的发展。教师必须了解各年龄段幼儿的全貌、特殊的生理变化，才能拟订符合该年龄段幼儿的运动处方。

3~7岁是培养各项基本动作与练习比赛的重要阶段。如果想让孩子更多地享受运动游戏和竞赛的乐趣，而且愿意继续参与竞赛，关键是在幼儿时期培养对运动游戏的兴趣，以及在积极向上的环境中获得成就感。教师必须使用适当的指导方法，让学习环境符合每一位幼儿及儿童的需要。尤其是5~6岁的幼儿，几乎每一件事或游戏活动对他们来说都是新鲜的，他们的注意力集中时间较短，需要来自父母的安全感，很难与其他幼儿合作，并处于想要获得经验、自信心及社交技巧的阶段。

教师的专业能力水平也会影响幼儿运动能力与兴趣的发展。教师只有具备熟练的技巧、丰富的知识及理解能力，设计高质量的运动游戏活动，才能让幼儿拥有良好的运动能力与技能，带给幼儿欢乐与兴趣。幼儿未来专项运动能力的培养，更需依赖拥有专精技术与指导能力的教师。

参考文献

[1] 曾沈连魁（2011）·幼儿体能与游戏·台中市：华格那。

[2] Gallahue, D. L. (1996). Developmental physical education for today's children (3rd ed.). New York：McGraw-Hill.

[3] Kelly, L. E. (2004). Maximizing learning and effective teaching. In L. Kelly & V. Melograno (Eds.), Developing the physical education curriculum：An achievement-based approach (pp. 175-194). Champaign：Human Kinetics.

[4] Richard, B. (2006). Physical education and sport in schools：A review of benefits and outcomes. The Journal of School Health, 76(8), 397-402.

附　录

───◦ 本章大 ◦───

附录一 热身有氧运动

注意事项

1.热身有氧运动应该以最轻松的动作进行。

2.先从脚步动作开始，动作掌握后再加上手臂动作，手部动作需要小而放松，完成8次重复后，再换另一侧进行。

3.以站姿踏步时需肩膀下压、挺胸夹背、腹部微收、眼睛平视，以保持良好的身体中心线。

4.注意运动时保持正常呼吸，并尽量跟着节奏。

5.若感到吃力或呼吸困难，动作放慢或原地踏步即可；若还感到很吃力、不舒服或疼痛，应立刻停止运动。

动作示范

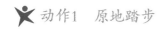 动作1 原地踏步

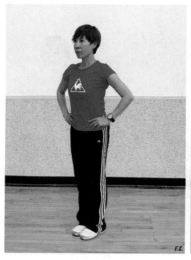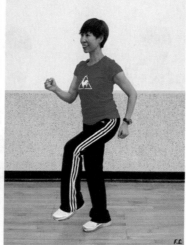

原地踏步，手脚一同摆动，完成8次

⭐ 动作2　脚前勾、手臂前弯

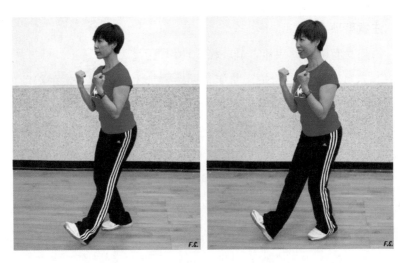

左右脚前勾8次，完成后，左右脚前勾加上手臂前弯8次

⭐ 动作3　脚侧点、手臂侧向水平摆动

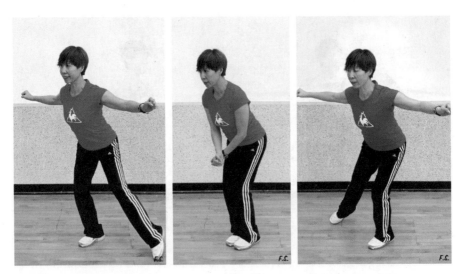

左右脚侧点8次，完成后，左右脚侧点加上手臂向侧边水平摆动8次

⭐ 动作4　原地抬膝、手部轻碰膝盖

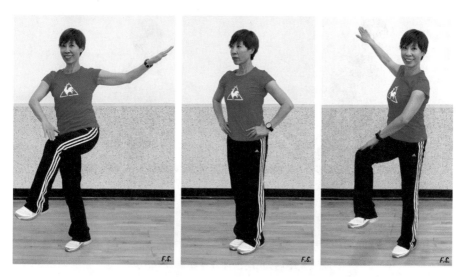

原地抬膝8下，最高与髋部同高，之后加上手部轻碰膝盖处再持续8次

⭐ 动作5　原地抬膝、身体交叉扭转

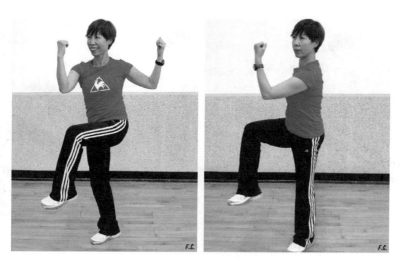

原地抬膝加上身体交叉扭转8次

⭐ 动作6　大腿后勾、双手扩胸

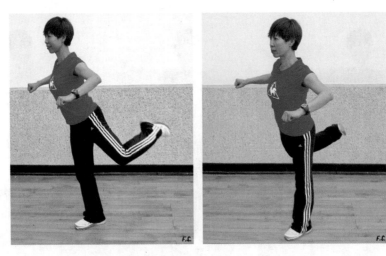

原地大腿后勾8次，加双手扩胸动作8次

⭐ 动作7　大腿前踢、手部轻碰小腿

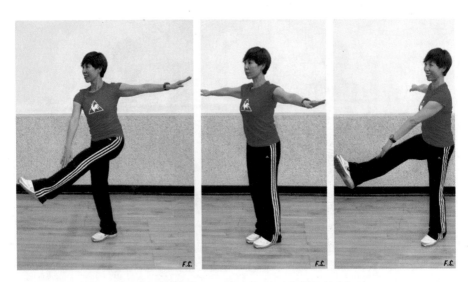

原地大腿前踢8次，加手部轻碰小腿再持续8次

★ 动作8　侧抬腿、双手平伸

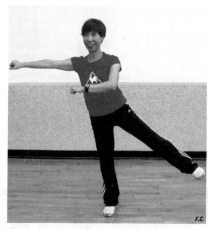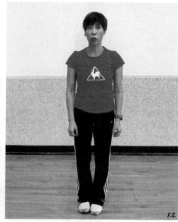

侧抬腿8次，加双手平伸8次

★ 动作9　手臂肩上推举

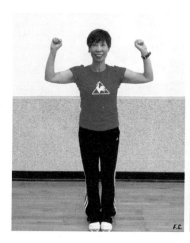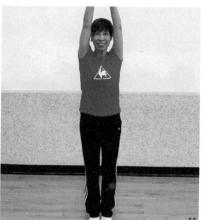

双手手臂肩上推举8次

★ 动作10　脚后点、手臂前推

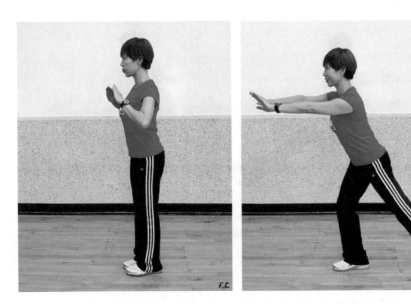

左右脚后点8次，完成后，左右脚后点加上双手手臂前推8次

附录二　热身伸展运动

注意事项

1.运动时每个动作停留大约10~15秒。

2.伸展过程中保持正常呼吸。

3.伸展时需确实感到每一个伸展的肌肉群有紧绷的感觉。

4.伸展时需肩膀下压、挺胸夹背、腹部微收、眼睛平视，保持良好的身体中心线。

5.伸展过程中以"不痛"为原则，如发现疼痛、肿胀等不适症状，则停止运动。

动作示范

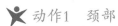 动作1　颈部

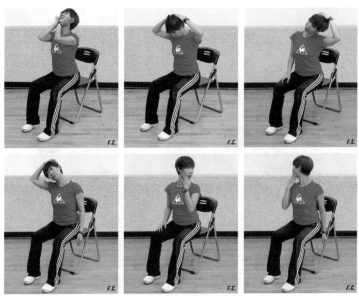

缓慢将头部推向上、轻压向下，耳朵向左靠肩、向右靠肩，向左侧转头、再向右侧转，可改善颈部僵硬

★ 动作2　肩及腹背　　★ 动作3　肩部　　★ 动作4　胸大肌

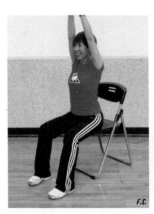 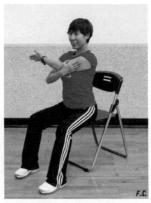 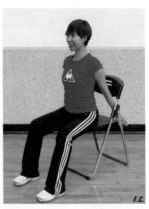

保持身体直立，双手向上抬高，手臂试着伸直轻轻贴住耳朵

右手掌贴在左手肘的上方，把左手臂慢慢朝右肩方向拉，完成后换另一侧进行

保持身体直立，背挺直，双手向后支撑，扩胸拉开，眼睛平视向前

★ 动作5　上背部

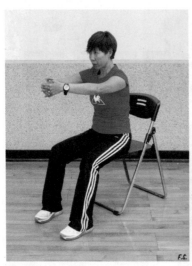 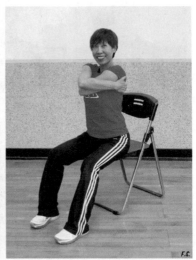

双手十指相扣，手臂前推，背部拱起；或者以双手臂在胸前做交叉抱胸动作，尽量感觉到上背肌群的扩展张开

⭐ 动作6　腹斜肌

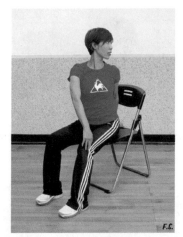

下半身固定，两脚与肩同宽，上半身躯干向左旋转，眼睛看向后方，感到腹部拉紧，完成后换另一侧进行

⭐ 动作7　肩与体侧

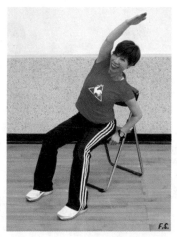

单手高举过头，手臂尽量伸直往左伸展，另一手支撑椅子，完成后换另一侧进行

⭐ 动作8　背部

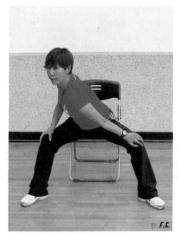

双脚外开，膝盖弯曲，双手支撑在膝盖，上身压肩扭转

⭐ 动作9　手臂后方（肱三头肌）

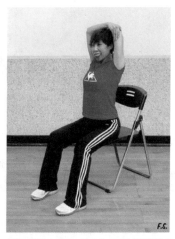

右手抓住左手肘，把左手肘轻轻往下拉，完成后换另一侧进行

✦ 动作10　腕部

✦ 动作11　小腿后侧（坐姿）

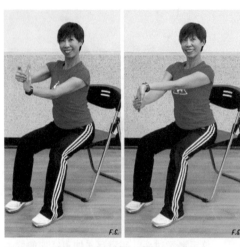

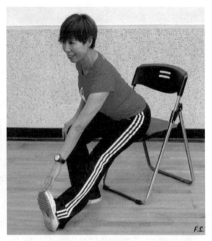

让手腕弯曲然后伸展，完成后换手进行

一脚向前伸直，脚背勾起，一手慢慢从大腿移动到膝盖及脚尖处，身体需打直，感到大腿后方有绷紧的感觉即可停住，并换脚进行

✦ 动作12　小腿后侧（站姿）

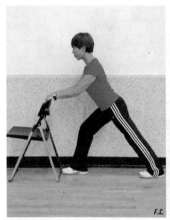
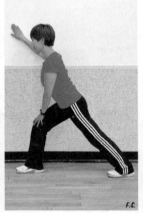
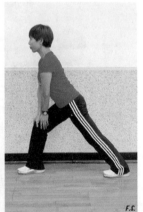

双手扶座椅，前脚弓箭部，后脚与身体呈一直线，感觉小腿有拉长绷紧感觉，完成后换脚进行

★ 动作13　股四头肌

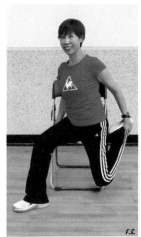 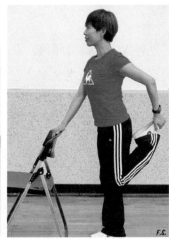 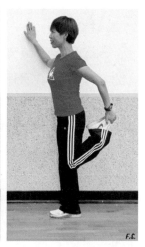

坐姿并一脚弓箭步踩地，另一脚往后弯曲，手抓脚背往上抬，感觉大腿前有拉紧感觉，并换脚进行；或采取站姿做相同动作，可轻扶椅子或墙壁

★ 动作14　臀部

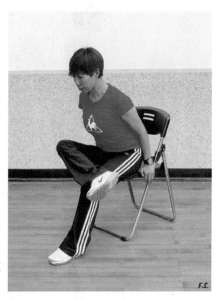

手抓小腿抬起跷脚，双手支撑椅子，上半身往前倾，完成后换脚进行

附录三　平衡、协调与敏捷运动

注意事项

1.每个动作建议重复10次，或量力而为，完成后再换另一侧进行。

2.所有动作可视自己身体状况决定是"自己独立"运动或是"扶持座椅"进行。

3.动作的节奏快慢可随身体状况而定。

4.运动中需肩膀下压、挺胸夹背、腹部微收、眼睛平视，保持良好的身体中心线。

动作示范

⭐ 动作1　平衡：重心前后转移

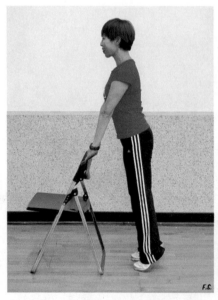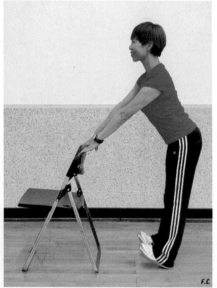

双手扶椅子，将脚的重心由脚尖移到脚跟

★ 动作2 平衡：微蹲、单脚平衡

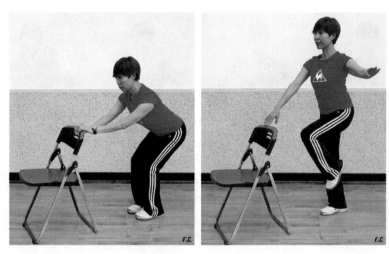

双腿微蹲，单脚抬高保持平衡约2秒，完成后换另一脚进行（可扶椅子）

★ 动作3 平衡：髋关节外转运动

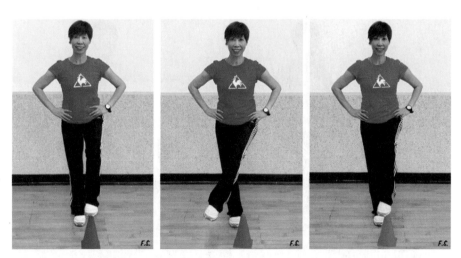

单脚独立，另一脚抬膝向外画半圆绕过圆椎筒，完成后换另一脚进行（可扶椅子）。若膝盖有疼痛感，则缩小画半圆幅度

⭐ 动作4　平衡：髋关节内转运动

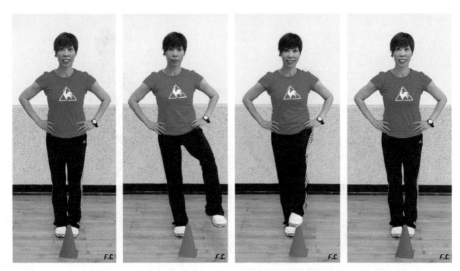

单脚站立（可扶椅子），另一脚抬膝向内画半圆绕过圆椎筒

⭐ 动作5　平衡：闭眼单脚站立

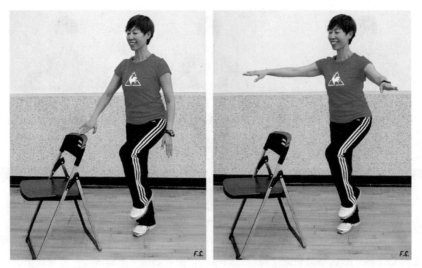

腹部微收，闭眼单脚站立维持10秒（可扶椅子），共做4次

⭐ 动作6　协调：踢毽子

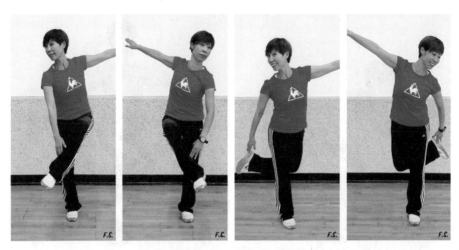

右手在身前碰左脚，左手在身前碰右脚，右手在身后碰左脚，左手在身后碰右脚

⭐ 动作7　敏捷：左右折返跑走

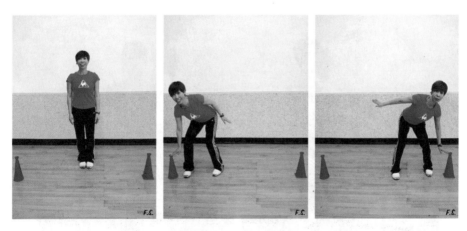

以适当距离放两个圆椎筒（或其他物体作标志）在身体左右两边，微蹲加速移步向右摸圆椎筒尖，再向左摸圆椎筒尖；进阶动作可以交叉步向左右摸圆椎筒尖10次

★ 动作8　敏捷及平衡：快步踏、单脚平衡

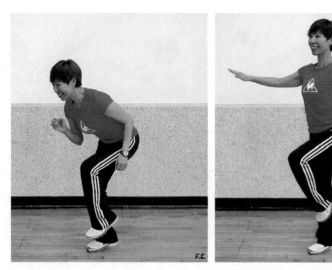

原地快步踏后，抬起一脚并停顿约2秒，以双手保持平衡（可扶椅子），左右脚共进行10次

★ 动作9　平衡：单脚平衡、骨盆外转动作

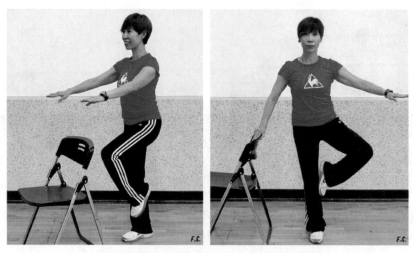

单脚抬膝向前再外转10次，换脚再做10次

★ 动作10　平衡：单脚直膝后抬

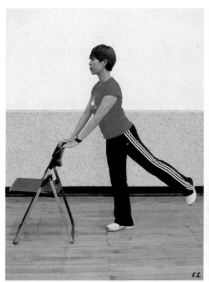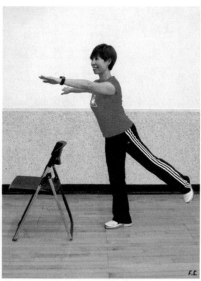

单脚向后直膝抬起，平举手臂使身体平衡（或轻扶椅子）

附录四　肌力运动

注意事项

1.准备一张高度适宜、稍具重量的椅子，放置于墙壁前方；也可以准备1～3组哑铃作重量辅助。

2.训练肌力时（无论坐姿或站姿）需肩膀下压、挺胸夹背、腹部微收、眼睛平视，保持良好的身体中心线。

2.做每一个肌力动作时保持呼吸：用力时吐气，恢复起始动作时吸气。

3.动作应缓慢、稳定地进行，每次动作持续约2.5～4秒，并尽量做到最大关节活动范围，需确实感觉所训练的肌肉群有收缩（酸酸的感觉）。老年人与患者可试着达到疲乏程度，而不一定要有"力竭"的感觉。

4.每个动作重复次数可以设定为大约10次，并根据自己身心状况增加或减少至6～15次，完成后再换另一侧进行。

5.肌力运动可对抗肌肉减少症（sarcopenia）、促进神经肌肉的协调性、增加骨密度进而预防骨质疏松症；因此，肌耐力训练应该每周进行3～5次，每次15～30分钟，采用8～16个项目，以得到最佳效果。但最重要的原则是视身体状况量力而为。

6.所有主要肌群都要训练到，以保持肌肉的平衡性（muscle balance），即注意上半身及下半身（如训练胸大肌时也需训练股四头肌）、有前有后（如练完肱二头肌，然后做肱三头肌的动作）。

7.训练过程中以"不痛"为原则，如发现肌肉或关节疼痛、肿胀等不适症状，则停止运动。

动作示范

（一）椅子肌力运动

⭐ 动作1　腓肠肌、胫骨前肌训练：小腿前后肌肉

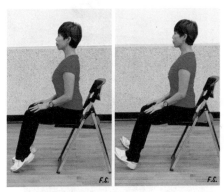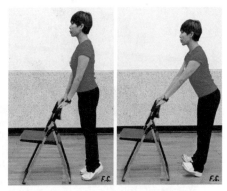

坐姿：双脚屈膝平放于地面，双脚同时垫
脚尖后脚掌再向前勾

站姿：双手扶座椅，双脚同时垫起脚尖，
身体保持直立，脚掌再向前勾

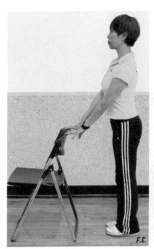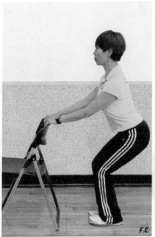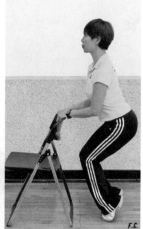

弓脚背（进阶）：身体直立后臀部向后微蹲，保持微蹲的姿势再脚背前推，接着在姿势
不变的情形下脚跟下压。此动作难度较高，实施时需注意自己的健康
及体能状况

⭐ **动作2　股四头肌训练：单脚抬膝**

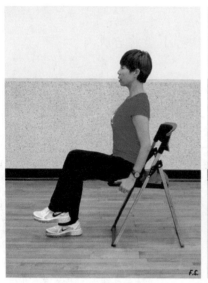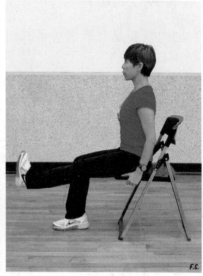

大腿与小腿弯曲成90°，再单膝向前伸直，脚背前勾

⭐ **动作3　臀屈肌训练**

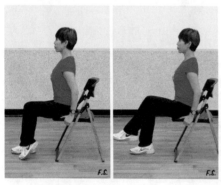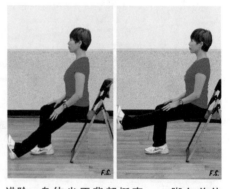

初阶：身体坐正背部挺直，一脚脚尖垫起，慢慢屈膝离地抬高后放下，完成后换脚进行

进阶：身体坐正背部挺直，一脚向前伸直，脚背勾起，慢慢直膝离地抬高后放下，完成后换脚进行

⭐ 动作4　腿后腱肌群训练：大腿后勾

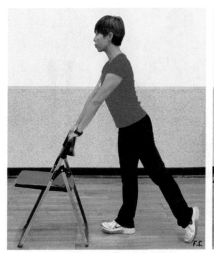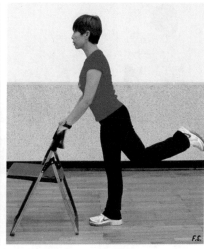

双手扶椅，背部挺直，一脚向后勾起弯曲，并换脚进行

⭐ 动作5　股四头肌、腿后肌、臀大肌训练：大腿蹲起

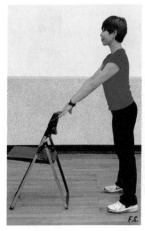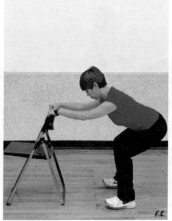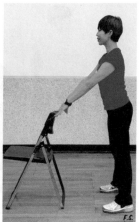

扶座椅：双脚与肩同宽或略宽，开始时身体保持直立，先吸气并收紧腹部与臀部，开始
下蹲时慢慢吐气，屈膝时让脚尖与膝盖同一方向，并慢慢让臀部向后移动。注
意要保持在背部挺直的状态下屈膝下蹲，下蹲时膝盖位置需保持在脚尖后方

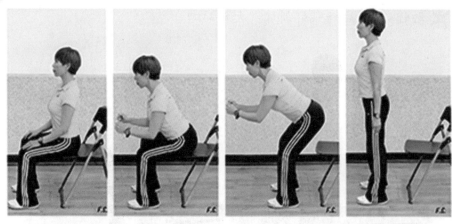

坐姿：坐姿时上半身保持直立，双脚与肩同宽平放于地面，先吸气收紧腹部与臀部，上身重心前倾，开始蹲起时慢慢吐气，臀部保持在椅子上方慢慢把膝盖打直、臀部前移至站姿

★ 动作6　腹直肌训练

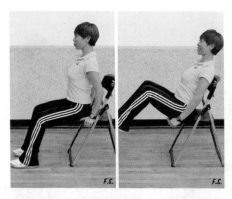 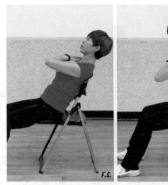

手扶座椅：上半身保持直立，背部可微微　　双手抱胸：背部向后微贴椅背，抬上半身
　　　　　贴椅背，双脚抬膝时吐气，感　　　　　　　　　时吐气，感到腹部收缩
　　　　　到腹部收缩

⭐ 动作7　臀大肌训练

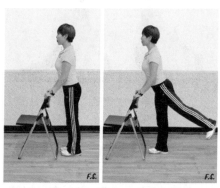

臀大肌上提：夹紧臀部，单脚缓慢向后方
　　　　　抬高

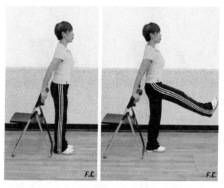

大腿前踢：夹紧臀部，单脚直膝缓慢向前
　　　　　方抬高

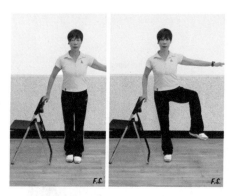

大腿外转、屈膝抬起：
站姿，单脚屈膝缓慢向身体左侧抬高

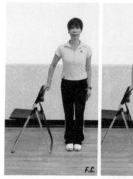

大腿向外侧踢（臀部外展肌）：
站姿，背部挺直，左脚向左侧抬高。本动
作可强化大腿外侧及臀部肌肉

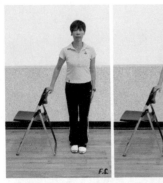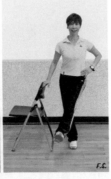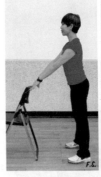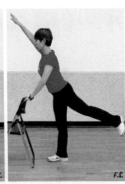

大腿向内侧踢（臀部内收肌）：
站姿，背部挺直，左脚向右侧抬高，这个动作可以强化大腿内侧肌肉。与大腿向外侧踢的动作刚好相反，这两个动作一般是接着做，以免大腿外侧与内侧肌肉的不平衡

站姿单手单脚上提（背肌、臀大肌）：
单手扶椅，夹臀，右手、左脚慢慢向上抬起，举高的手臂与身体、腿部成一直线即可，完成后换一侧进行。此动作的目标是强化脊椎（上背、下背）、臀肌与稳定肌

⭐ 动作8　侧弓箭蹲步

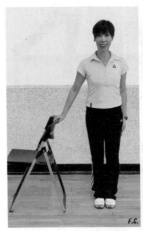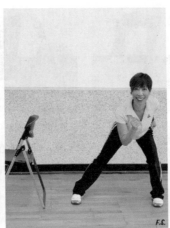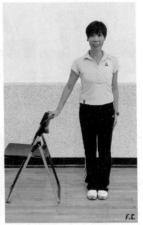

重心抬高，右脚跨步向右成屈膝蹲步后，再恢复起始的站姿

(二)哑铃肌力训练

⭐ 动作1 三角肌训练：肩上推举

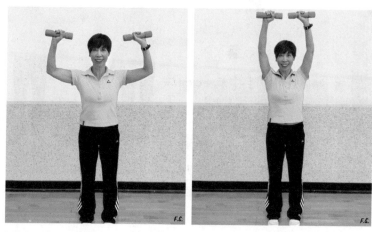

身体挺直，手肘弯曲，手握哑铃在耳朵旁，吐气将哑铃向上推举过头，再吸气回到起始位置

⭐ 动作2 前三角肌训练：肩膀前平举

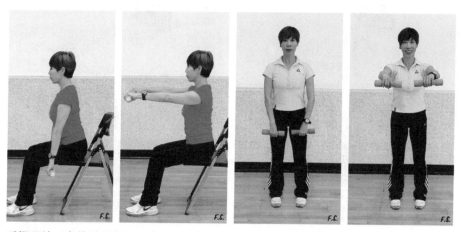

手握哑铃，自然垂于身侧，动作时吐气手臂直举向前方至与地面平行，掌心向下，与身体垂直，稍作停顿再慢慢放下哑铃回到起始位置

⭐ 动作3　中三角肌训练：肩膀侧平举

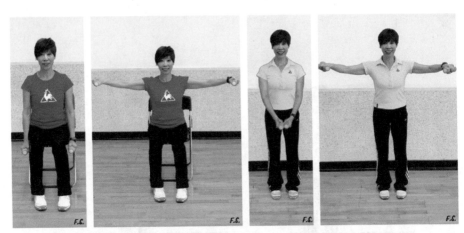

身体挺直，手握哑铃，掌心相对，手臂自然放于大腿两侧，双手侧平举至与肩同高，停顿一下再回到起始位置

⭐ 动作4　俯身飞鸟、后三角肌训练：俯立肩平举

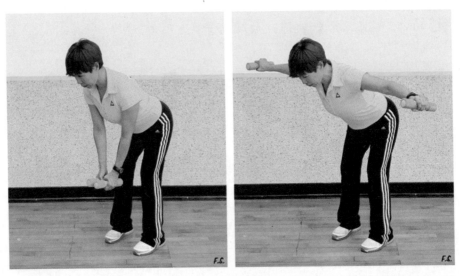

手握哑铃，身体前倾至45°，哑铃自肩膀下垂或相碰，掌心相对，保持身体挺直，手臂向两侧平举抬起至与身体成为一直线，停顿一下再回到起始位置

✖ 动作5　斜方肌训练：直立划船

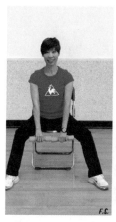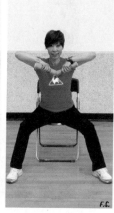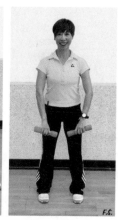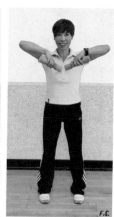

身体挺直，双手自然垂直置于身体前方，手心朝向身体，吐气时，手肘带动将哑铃提起至靠近下巴的位置，手肘位置高于双手，停顿一下再回到起始位置

✖ 动作6　肱二头肌训练：肱二头肌弯举

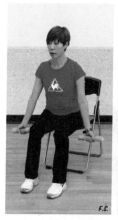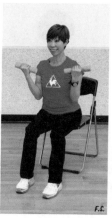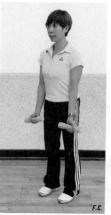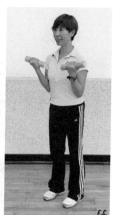

身体挺直，肩膀下压，双手握住哑铃垂放于身体两侧，吐气时将哑铃弯举至上胸位置，停留后再回到起始位置。注意背部挺直及身体的稳定

⭐ 动作7　肱三头肌训练

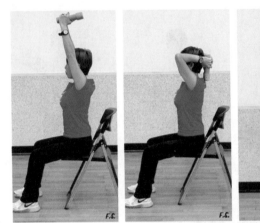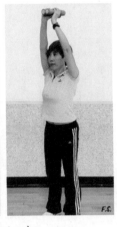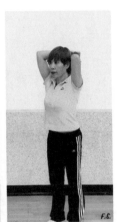

肱三头肌过头伸展（triceps overhead extension）：

身体挺直，双手轻握哑铃高举过头，再缓慢而平稳地将哑铃从头部往上背的方向下放，保持身体中心线，停顿一下后再向上恢复至原来位置

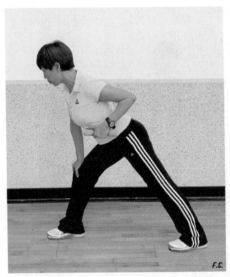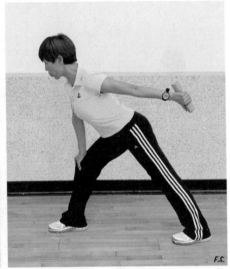

肱三头肌屈伸（triceps kickback）：

大腿成弓箭步，右手支撑于膝盖上方，左手手肘弯曲握住哑铃，接着以肘关节为支点，吐气并把前臂向后伸直，停留一下再回到起始位置

★ 动作8 下背肌训练：早安式哑铃动作，唤醒腿后肌群

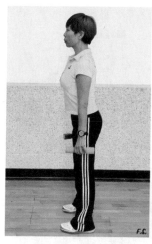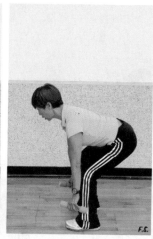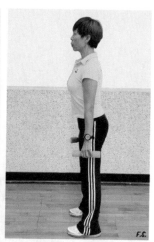

抬头挺胸身体站直，双手拿哑铃放于大腿旁，弯曲膝关节与臀部，上身往前倾，动作中保持下巴抬起及背部挺直，膝盖微弯，尽量让背部接近与地面平行后，再吐气恢复起始的站姿

★ 动作9 背阔肌训练：双臂屈体划船

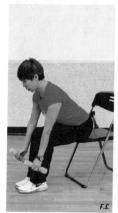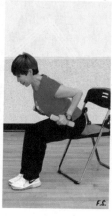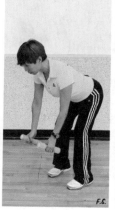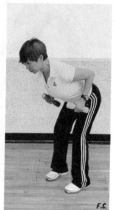

上半身前倾，保持背部挺直，双手拿哑铃放于膝盖外侧下方，把哑铃向上提起时吐气，弯曲双臂提高手肘直到哑铃碰触到体侧，稍作停顿再把双臂伸直回到起始位置

⭐ 动作10　胸大肌训练：斜躺座椅（或仰卧）上举

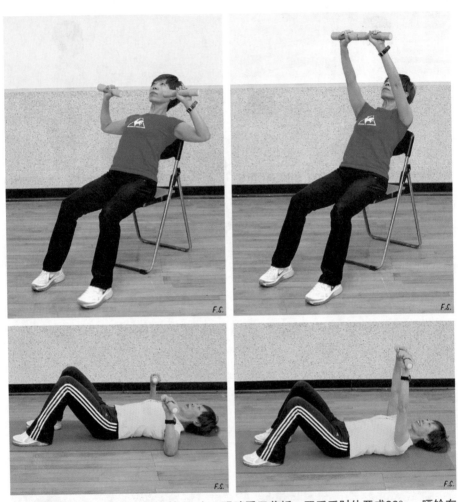

双手举轻量哑铃（男性2kg，女性1kg），眼睛看天花板，双手手肘外开成90°，哑铃在胸口两侧，吐气上推，停顿一下后再屈臂回到起始位置

(三)核心肌群训练

⭐ 动作1　腹部卷曲

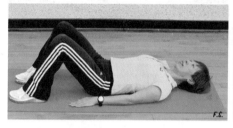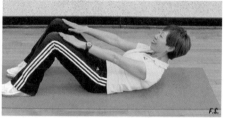

仰卧屈膝，脚掌平放于地面，臀屈45°，屈膝90°，继而收缩腹部，缓慢卷起上半身躯干，同时或相继弯曲臀部；过程中腹部内收，上背离地，双手向膝盖位置前伸

⭐ 动作2　摸脚跟

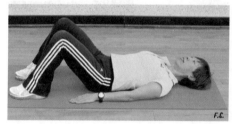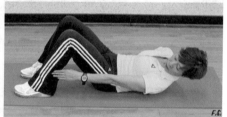

仰卧屈膝，脚掌平放于地面，左手碰左脚跟，右手碰右脚跟

⭐ 动作3　四字形卷体（Figure-4 Crunches）

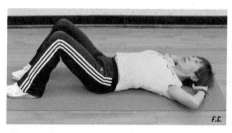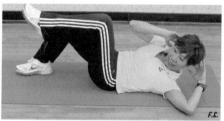

仰卧屈膝，脚掌平放于地面，双手轻置于耳朵旁，右手手肘试着碰触左膝，完成后换另一侧进行

⭐ 动作4 跪姿撑体（Bird Dog）

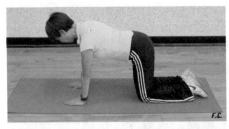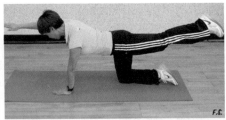

起始姿势为四足跪姿，下巴稍抬，身体挺直，维持良好的身体中心线，吐气时同时伸展右手左腿至平行于地面的位置，完成后换另一侧进行

⭐ 动作5 前俯棒式（Prone Plank）

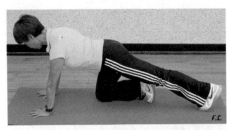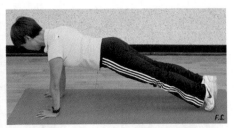

俯身做出四足着地的跪姿，双手置于肩膀正下方贴住地面，一脚向后伸直，留单膝跪在垫上，吐气时慢慢把另一脚也向后伸直呈棒式，维持头、躯干与腿部呈一直线，停留5~10秒后恢复起始姿势

⭐ 动作6 俯卧手肘棒式

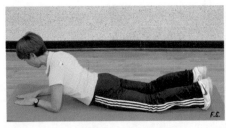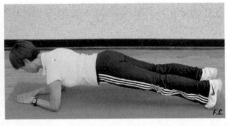

俯卧，手肘弯曲平贴于地面，髋部以下着地，做动作时吐气，用前臂手肘与脚尖撑起整个身体，维持头、躯干与腿部呈一直线，停留5~10秒后恢复起始姿势

⭐ 动作7　侧棒式

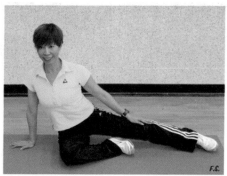

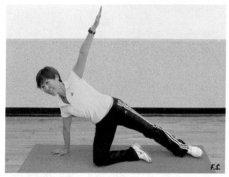 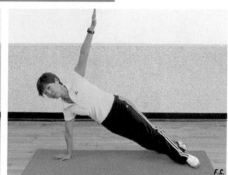

侧躺卧在右侧，右手掌放在体侧的地板上支撑身体，右膝弯曲，左脚伸直，做动作时先以单腿跪姿撑起身体，再把屈膝改为直腿，成为侧棒式，维持头、躯干与腿部呈一直线，停留5~10秒后恢复起始姿势

⭐ 动作8　俯卧单手单脚上提

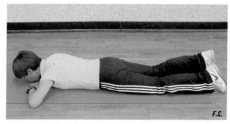 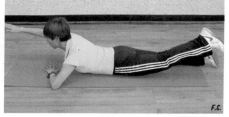

俯卧，手肘平放于下巴处，双脚伸直勾起，做动作时收缩臀部，右手、左脚慢慢向上抬起，臀部向上抬起须少于15°，以免引起骨盆过度前倾。完成后换另一侧进行

⭐ 动作9　俯卧夹背拇指向上

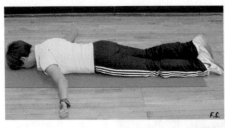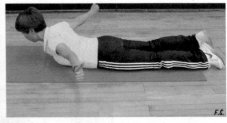

脸朝下平躺在地上，双手臂往身体两侧伸展，手握拳，拇指向上，做动作时将头与肩膀抬起离地，让两侧手臂尽量后拉到最高点，同时夹紧肩胛骨，停留一下，完成后换另一侧进行

⭐ 动作10　反向棒式（进阶动作）

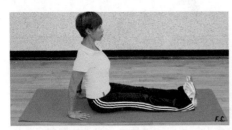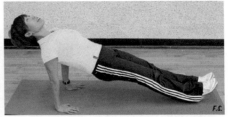

坐姿，双手垂直撑地，双脚直膝前伸，做动作时吐气将臀部及整个身体抬起，眼睛看天花板，尽量维持头、躯干与腿部呈一直线，停留2~3秒

附录五 退化性椎间盘突出症与下背痛的运动康复动作

注意事项

1.为了确保安全及有效性，椎间盘突出症患者应以正确的起始姿势开始，并且根据自己的病症、疼痛状况及过去运动经验，遵循渐进原则，慢慢增加运动项目（2~5项）、重复次数（2~3次）或动作停留时间（8~10秒），以调整运动强度。

2.运动中需肩膀下压、挺胸夹背、腹部微收、眼睛平视保持良好的身体中心线。

3.穿着运动服装及运动鞋进行运动。

4.运动前、中、后，适量补充水分。

5.身体若有不适或疼痛，应立即停止运动以免发生伤害。

6.请勿饭前及饭后1小时运动。

7.运动中需保持正常呼吸，不要憋气。进行肌力训练务必在肌肉用力时吐气，放松时吸气。

8.身体较虚弱者须有人陪伴。患有心脏病、高血压、糖尿病、气喘、关节疾病等特殊病患，应先征询医师意见并遵从医嘱再进行运动。

9.进行康复运动需根据每天身体状况调整运动强度或次数，谨记"量力而为"的原则。

运动康复流程

由附录一的"热身有氧运动"开始，然后进行附录二"热身伸展运动"，再进行下列肌耐力及核心稳定性的训练，最后实施腹背（脊椎）及骨盆的伸展运动。

动作示范

(一)肌耐力及核心稳定性训练

为了增加腰椎周围肌群的稳定性，退化性椎间盘突出症与下背痛患者必须训练骨盆的中立（neutral）及倾斜（tilt，前后左右侧倾斜）以及腹肌收缩的力量，继而进行一系列稳定及强化腰椎的肌力运动。

本运动课程包括9项增强核心肌群的肌力动作，患者的最终运动目标为"一天进行3组强化腰椎的10项肌力训练，每一项动作可重复2～3次，每次停留约8～15秒"。

★ 动作1　骨盆稳定动作

1.单脚脚跟滑动（初阶）

目标　渐进式增加脊椎及骨盆的负荷。

注意　骨盆须保持稳定，避免臀部前倾或后倾，两脚交替练习。

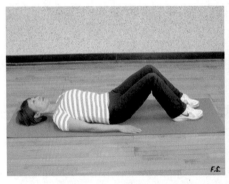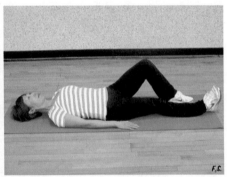

仰卧屈膝，脚掌平放于地面，脚跟贴着地面，慢慢滑动一脚并伸直

2.双脚脚跟滑动（进阶）

目标　渐进式增加脊椎及骨盆的负荷，是"单脚脚跟滑动"的进阶。

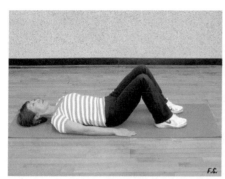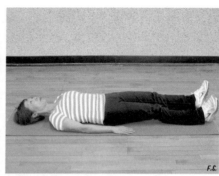

仰卧屈膝，双脚跟贴着地面，慢慢滑动两脚并伸直

3.单脚触地（进阶）

目标　渐进式增加脊椎及骨盆的负荷，是"脚跟滑动"的进阶。

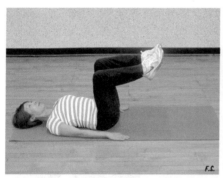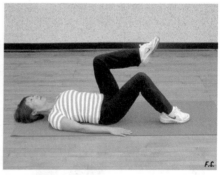

仰卧屈膝屈臀90°，小腿与地面平行，膝盖放松，缓慢伸展一侧臀屈肌，让脚掌触碰地面；两脚轮流交替作触地练习

4.单脚远侧触地（进阶）

目标 渐进式增加脊椎及骨盆的负荷，是"脚跟滑动"的进阶，可增加训练强度。

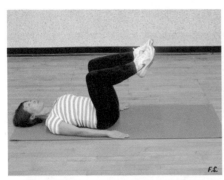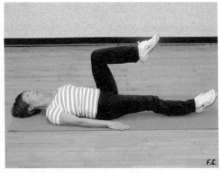

仰卧屈膝屈臀90°，小腿与地面平行，膝盖放松，缓慢伸展一侧臀屈肌，但把脚伸向较远的位置才触碰地面，最终目标是让脚触碰地面时完全伸直

★ *动作2 腹肌收缩、腰椎稳定性训练*

1.仰卧屈膝举单脚碰胸（初阶）

目标 增强脊椎与骨盆的稳定性。

注意 两膝交换抬起时，有短暂时间双脚同时离地，可增加训练强度。

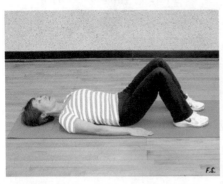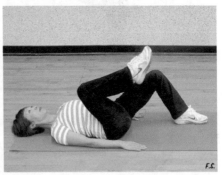

仰卧屈膝，双脚平放于地面，腹部收缩，不影响骨盆中心位置，抬单脚至胸前，然后恢复起始姿势。两膝交替抬起。腹肌需维持收缩或平坦，腰椎及骨盆必须保持中立位置

2.仰卧屈膝举双脚碰胸（进阶）

目标　增强髂腰肌与腹直肌下方的肌力。

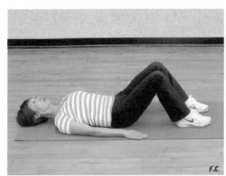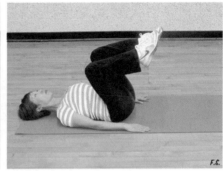

仰卧屈膝，双脚平放于地面，双脚同时抬起，双膝收缩至胸前

★ 动作3　骨盆肌肉启动、腰椎稳定性训练

1.仰卧收腹（初阶）

目标　增加腰椎稳定性，为后续各项动作的基础。

注意　感觉腰部下沉，骨盆后倾。

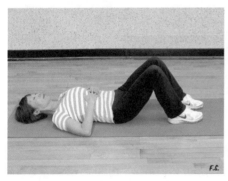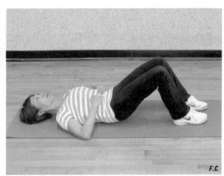

仰卧屈膝，脚掌平放于地面，将腹部向下压，使腰部贴着地面，并慢慢吐气

2.仰卧桥形（初阶）

目标　以大腿肌力抬起躯干，训练腰椎的稳定性。

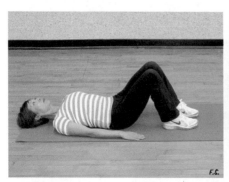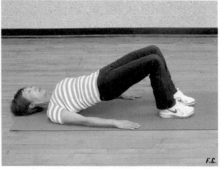

仰卧屈膝，脚掌平放于地面，收缩臀大肌，将骨盆从地面抬起，让肩膀、骨盆及膝盖呈一直线，保持两边骨盆的高度一致

3.桥型直膝抬腿（进阶）

目标　以大腿肌力抬起躯干，训练腰椎的稳定性，是"仰卧桥形"的进阶。

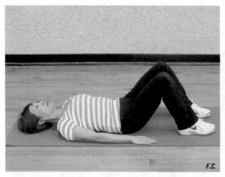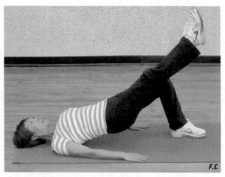

仰卧屈膝，脚掌平放于地面，收缩臀大肌，将骨盆从地面抬起，让肩膀、骨盆及膝盖呈一直线后，抬起一脚伸直。两边骨盆的高度保持一致

⭐ 动作4 屈膝"躯干卷曲"

目标 强化腹直肌。

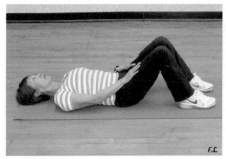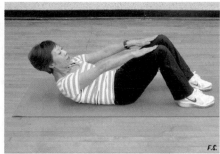

仰卧屈膝，脚掌平放于地面，臀屈45°，屈膝90°，缓慢卷起上半身躯干，同时或相继弯曲臀部；过程中腹部内收，上背离地，双手向膝盖位置前伸

⭐ 动作5 身体中心线训练

1.四足跪姿左右摆动（初阶）

目标 学习在肢体移动时，维持身体中心线的能力。

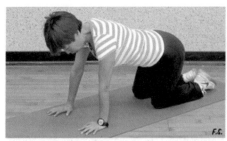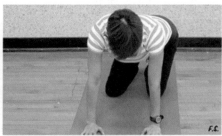

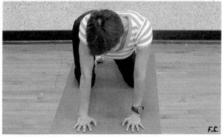

四足跪姿，手与躯干、髋部与躯干垂直，双手及双膝固定，骨盆向左右两方摆动

2.四足跪姿前后摆动（初阶）

目标　学习在肢体移动时，维持身体中心线的能力。

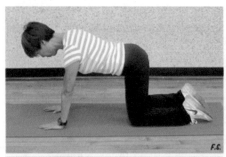
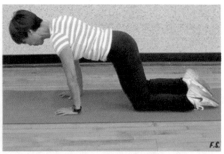
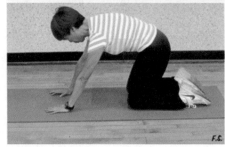

四足跪姿，手与躯干、髋部与躯干呈垂直姿势，双手及双膝固定，让肩膀与骨盆向前后移动。当摆动让臀屈肌大于或小于90°时，注意骨盆仍然要维持中立位置，不可前倾或后倾

3.四足跪姿手脚外伸（进阶）

目标　四足减为二足，加上单手单脚抬起动作，增强训练背部稳定性。

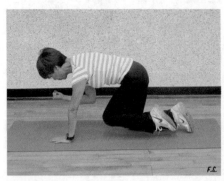
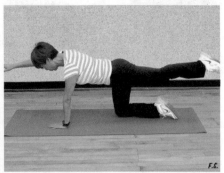

先以四足跪姿支撑身体，手与躯干、髋部与躯干呈垂直姿势，一脚向后抬高至水平高度，同时举起另一侧的手到水平高度；两侧轮流交替进行

4.四足跪姿转平板式

目标　增强核心肌群（腹背部及全身）的稳定性。

注意　逐渐增加支撑时间，量力而为。

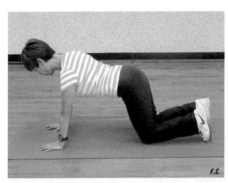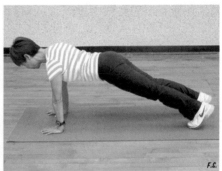

先以四足跪姿支撑身体，手掌与肩膀、髋部与膝盖呈垂直姿势，再把膝盖同时抬高成平板式

⭐ 动作6　臀大肌及大腿后腱肌群的训练（进阶）

目标　训练臀大肌的稳定性及增强腿后腱肌群的肌力。

注意　使脊椎维持正中位置。

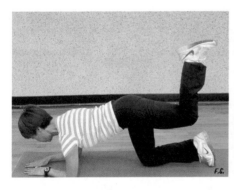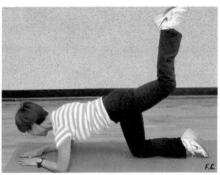

俯卧直腿，双手平放于眼睛下方，一腿屈膝90°，收缩臀部，让屈膝的大腿慢慢向上抬高。为了避免引起骨盆被动前倾，大腿向上抬起须小于15°

✖ 动作7　躯干、腰椎、骨盆稳定性训练

1.侧卧大腿外转（初阶）

目标　训练骨盆外展肌，加强上半身躯干的稳定性。

注意　要避免腰椎及骨盆的前后转动。

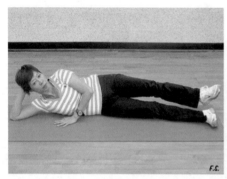 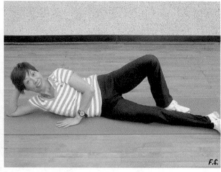

侧卧，躯干及骨盆与地面垂直，大腿伸直向上抬起约20°～30°

2.侧卧大腿外开（转）抬膝

目标　侧卧抬膝，维持躯干与骨盆稳定。

注意　要固定上半身、腰椎及骨盆的姿态，避免前后转动。

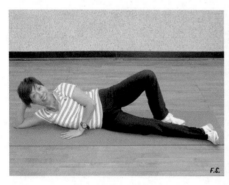 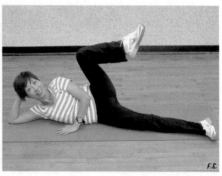

侧卧，躯干及骨盆与地面垂直，一腿屈膝放在另一直腿的后方，屈膝的腿朝身体抬膝

3.侧卧大腿外转直膝上踢（进阶）

目标　侧卧大腿上踢，维持躯干与骨盆稳定。

注意　要固定上半身、腰椎及骨盆的姿态，避免前后转动。

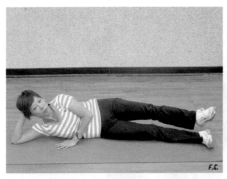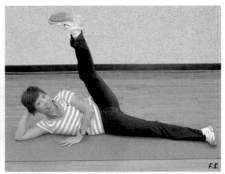

侧卧，躯干及骨盆与地面垂直，两腿伸直，一腿朝身体做踢腿动作

4.侧卧大腿内收直腿上抬

目标　大腿内收上抬，维持躯干与骨盆稳定。

注意　要固定上半身、腰椎及骨盆的姿态，避免前后转动起始姿势。

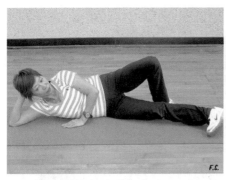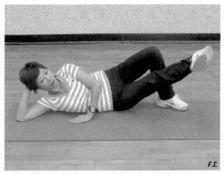

侧卧，躯干及骨盆与地面垂直，一腿屈膝放在下方直腿的后方，直腿抬起

✦ 动作8　腹直肌强化训练（进阶）

目标　仰卧骨盆上提，强化下腹部肌群。

注意　注意腰骶椎交接部位（L5~S1）先动起来，再引导更高腰椎的动作。

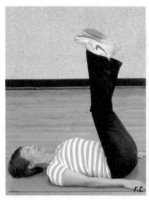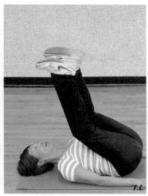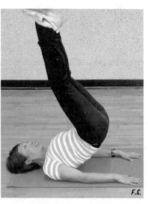

仰卧屈膝及屈髋90°，双手平放于臀部两侧，双腿向上抬起，腰椎屈曲，臀部向上提起，双脚固定

✦ 动作9　臀大肌及腰椎强化训练

1.俯卧夹臀，单脚直膝上提（进阶）

目标　强化臀肌与脊椎稳定性。

注意　为了避免引起骨盆被动前倾，臀部向上抬起时须小于15°。

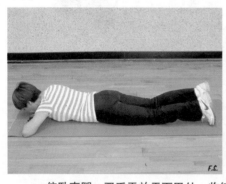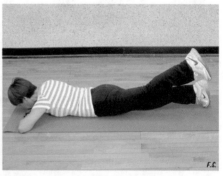

俯卧直腿，双手平放于下巴处，收缩臀部，让直膝的大腿慢慢向上抬起

2.俯卧夹臀，单手单脚上提（进阶）

目标　强化脊椎（上背、下背）、臀肌与稳定肌。

注意　为了避免引起骨盆被动前倾，臀部向上抬起时须小于15°。

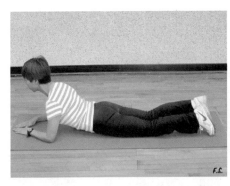 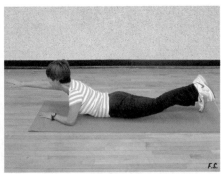

俯卧手肘支撑于胸前，双腿伸直勾起，收缩臀部，右手和左脚慢慢向上抬起；完成后换另一侧进行

⭐ 动作10　背部伸展

目标　婴儿姿势伸展背部及臀部肌群。

注意　此姿势可以在肌力训练中随时进行，每次伸展可以长达10～15秒或更久，当作是肌力运动与运动间的休息。

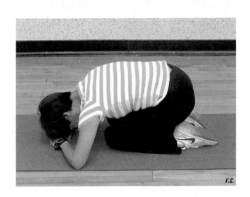

俯卧屈膝，躯干卷曲，双手平放于额头处

(二)腹背（脊椎）及骨盆的伸展动作

椎间盘突出症患者腰椎及骨盆部位的肌肉普遍比较紧绷，需要有规律地进行主动式静态伸展，让久未使用的腰部深层稳定肌及较表层的运动肌群获得拉长及平衡。训练原则是每天3组，每组重复动作2～3次，每个动作的伸展时间约8～15秒。患者需根据自己病症、疼痛状况及过去运动经验作适当的调整。以下逐一介绍这些伸展运动。

★ **动作1　站姿骨盆左右提起**

目标　侧腹肌弯曲和伸展。

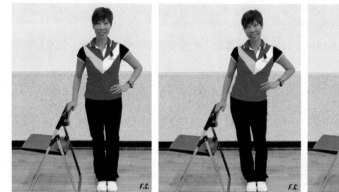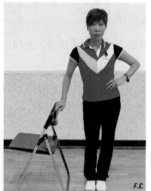

让其中一脚变短，把骨盆侧倾5秒；换另一只脚做。注意肩膀放松，脚趾、脚跟都不离地

⭐ 动作2　站姿骨盆前后倾

目标　骨盆前后倾斜。

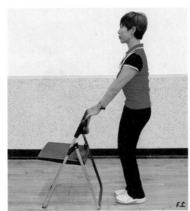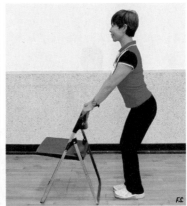

让骨盆向前倾（想象将水由骨盆向前倒出来），维持5秒，保持肩膀及胸部位置固定，再恢复到中立姿势；然后，让骨盆向后倾，维持5秒，保持肩膀及胸部位置固定，再恢复到中立姿势

⭐ 动作3　站姿躯干侧腹斜肌弯曲伸展

目标　躯干侧腹斜肌弯曲伸展。

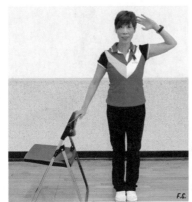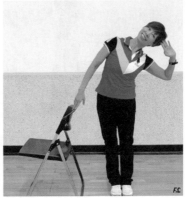

站姿，双腿站直，双手轻放于耳侧，上身躯干侧倾，把脊椎拉长，停留5秒再换另一侧伸展；注意肩膀放松，腹肌微缩，保持骨盆及膝关节固定

⭐ 动作4　坐姿侧腹肌伸展

目标　躯干侧腹斜肌弯曲伸展。

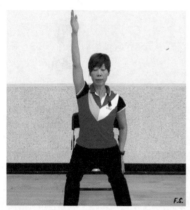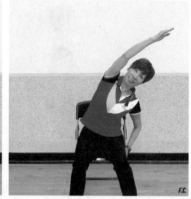

坐姿，单手高举过头，把脊椎拉长，手臂尽量伸直往左拉，另一手支撑椅子，停留5秒再换另一侧做；注意肩膀放松，腹肌微缩，保持骨盆及膝关节固定

⭐ 动作5　半跪姿弓箭步臀屈肌伸展

目标　伸展大腿前方肌群、髂腰肌及臀屈肌

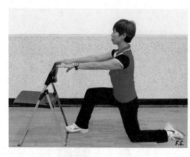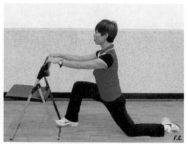

一手扶椅子，半跪姿弓箭步，另一手轻压后腿，使上半身向前移，伸展5秒；注意保持腹部收缩，腰部挺直，避免腰椎过度弯曲

✖ 动作6　猫姿背部伸展

1.四足跪姿猫姿伸展

目标　使骨盆前后倾，伸展背部（竖脊肌）。

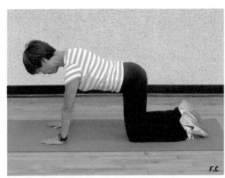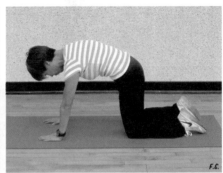

四足跪姿，手部及大腿垂直地面，让下背部向上拱起，维持5秒，再恢复到起始姿势；注意保持肩膀放松及膝关节固定

2.站姿前抱及超人动作

目标　背部及胸大肌伸展。

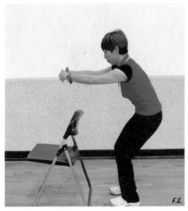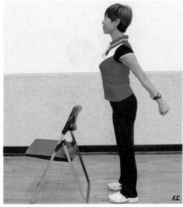

双手十指交扣，手臂前推，背部拱起，尽量感觉到上背肌群的扩展张开；继而把背部挺直，双手向身体后上抬，扩胸拉开，眼睛平视朝前

3.坐姿抱腿

目标　背部伸展。

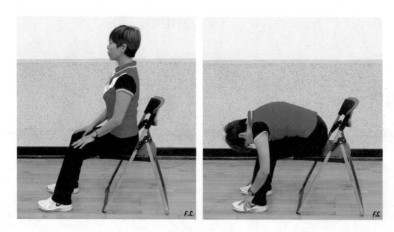

坐姿，上半身向前放松，尽量感觉到上背及下背肌群的扩展张开

★ 动作7　肩部及腹背伸展

目标　伸展肩部及核心肌群。

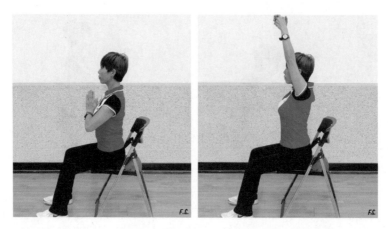

保持身体直立，双手合十向上抬高，手臂试着伸直轻轻触碰耳朵

★ 动作8　坐姿单手旋转触碰椅背

目标　躯干旋转。

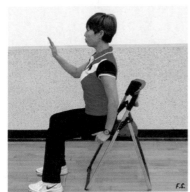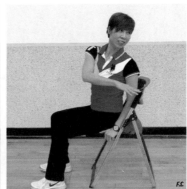

下半身坐稳固定，两脚与肩同宽，一手举起，上半身向左旋转尝试碰触椅背，眼睛看向左后方，感到腹部拉紧

★ 动作9　坐姿腿后腱肌群伸展

目标　下背及大腿后腱肌群伸展。

注意　骨盆姿势要维持固定。

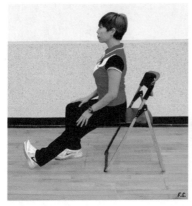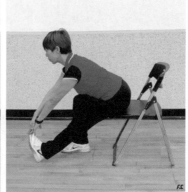

坐姿，背部挺直，保持身体中心线，一脚平放于地面，另一脚前伸，脚背勾起，双手慢慢从大腿移动到膝盖及脚尖处，上身需挺直，感到大腿后方有绷紧的感觉即可停住

⭐ 动作10　坐姿跷脚臀部伸展

目标　伸展臀部。

注意　下背若有不舒适的感觉，必须停止这个动作。

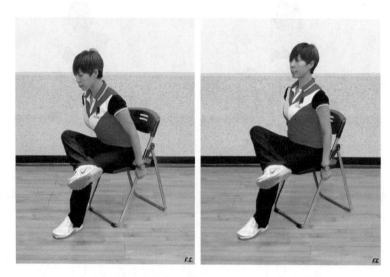

小腿抬起跷脚，双手扶住椅子，上半身往前倾